最新図解

発達障害を考える
心をつなぐ

大人の発達障害サポートブック

聖マリアンナ医科大学 神経精神科学教室 特任教授
東京慈恵会医科大学 精神医学講座 客員教授
小野 和哉 著

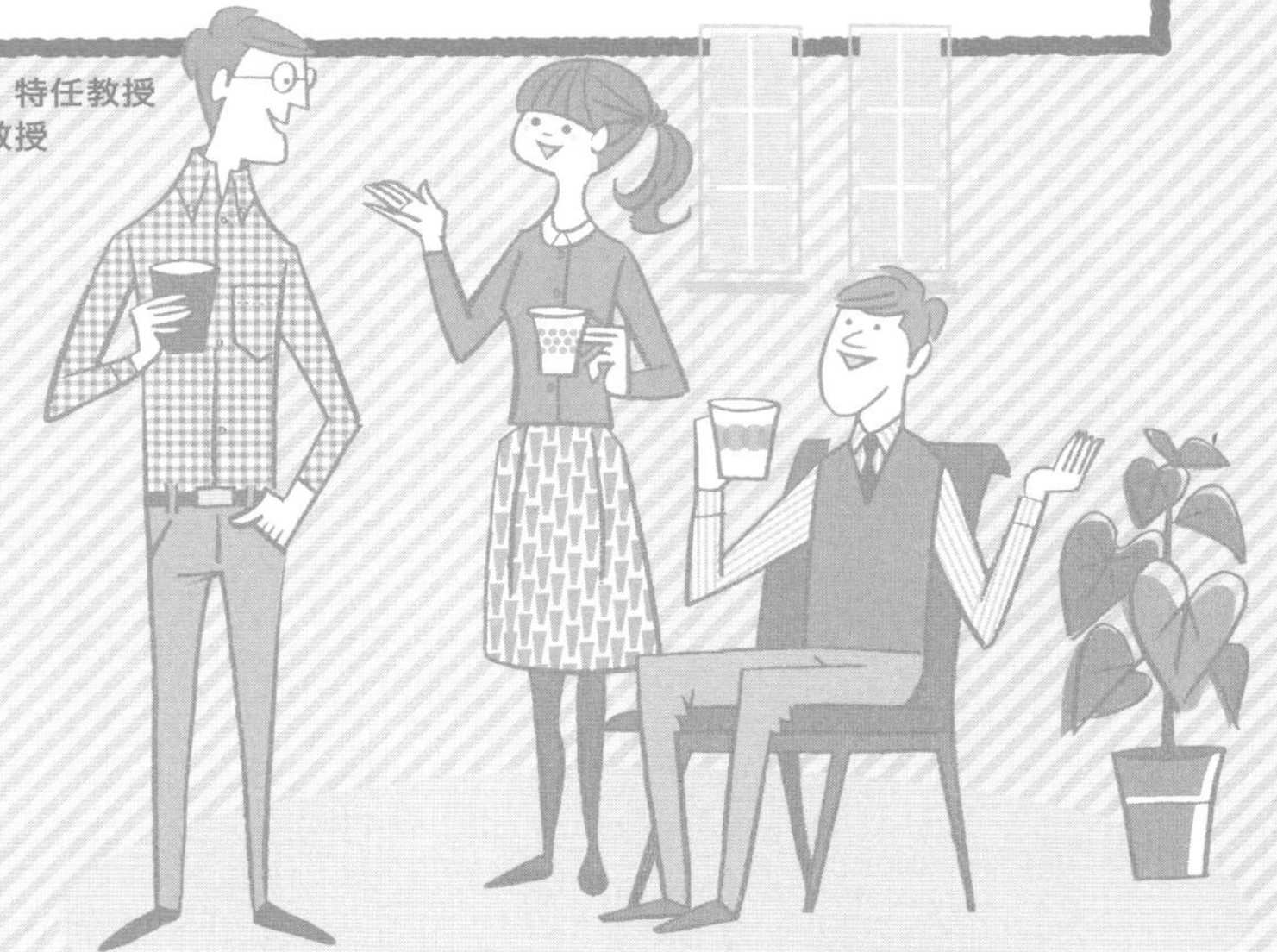

ナツメ社

はじめに

社会の変化を待つのではなく、生き抜く術を身につけることが必要

大人の発達障害は、最近になって知られてきた障害です。障害といっても、障害のない人との境界は明確ではありません。極端にいえば、発達のかたよりはどんな人にもあって、そのかたよりが著しいときに、障害と呼ばれるにすぎないのです。

社会が高度化している現在は、個人に要求される水準が高まり、集中力や社会性、コミュニケーションといった能力も、高く求められるようになっています。

たとえば就労の場でも、社会全体が利潤の追求というシステムで動いていることから、企業は個人の資質を取り込むのではなく、企業に必要な資質のみを確保しようとします。そのため、集団に適応しにくい課題がある人は、就労すること自体が困難となってしまう場合もあります。

しかし、企業にも社会的責任を果たす義務がありますので、現在では一定の割合での障害者雇用が義務化されています。

発達障害を取り巻く社会も少しずつ変わってきてはいますが、その歩みはゆっくりとしたものです。そのため、今を生き抜くには、社会の変化を待っているのではなく、現状のなかで生き抜く術を身につけていく必要があるのです。

本書は、臨床の現場で私ども医師が経験した実例をもとに、その具体的な対応方法について提案しています。この本の活用により、発達に課題をもつ方々が社会のなかで十分に能力を発揮し、正当にその努力が評価されるようになることを望みます。

また、発達の課題をもつ方々に接する人にも、適切な理解と対応をされるための一助となることを願っています。

小野　和哉

大人の発達障害

早わかりQ＆A

発達障害は子どもの障害と考えられがちですが、大人になってもその特性は持ち越されます。
集中力の不足、社会性の乏しさといった特性によるつまずきは、
むしろ社会人として職場や地域で活動するようになってからのほうが、より深刻になります。

Q 金銭管理ができません

欲しいと思うとがまんができず、衝動買いをしてしまいます

お似合いですよ
昨日はステキだと思ったんだけどな…

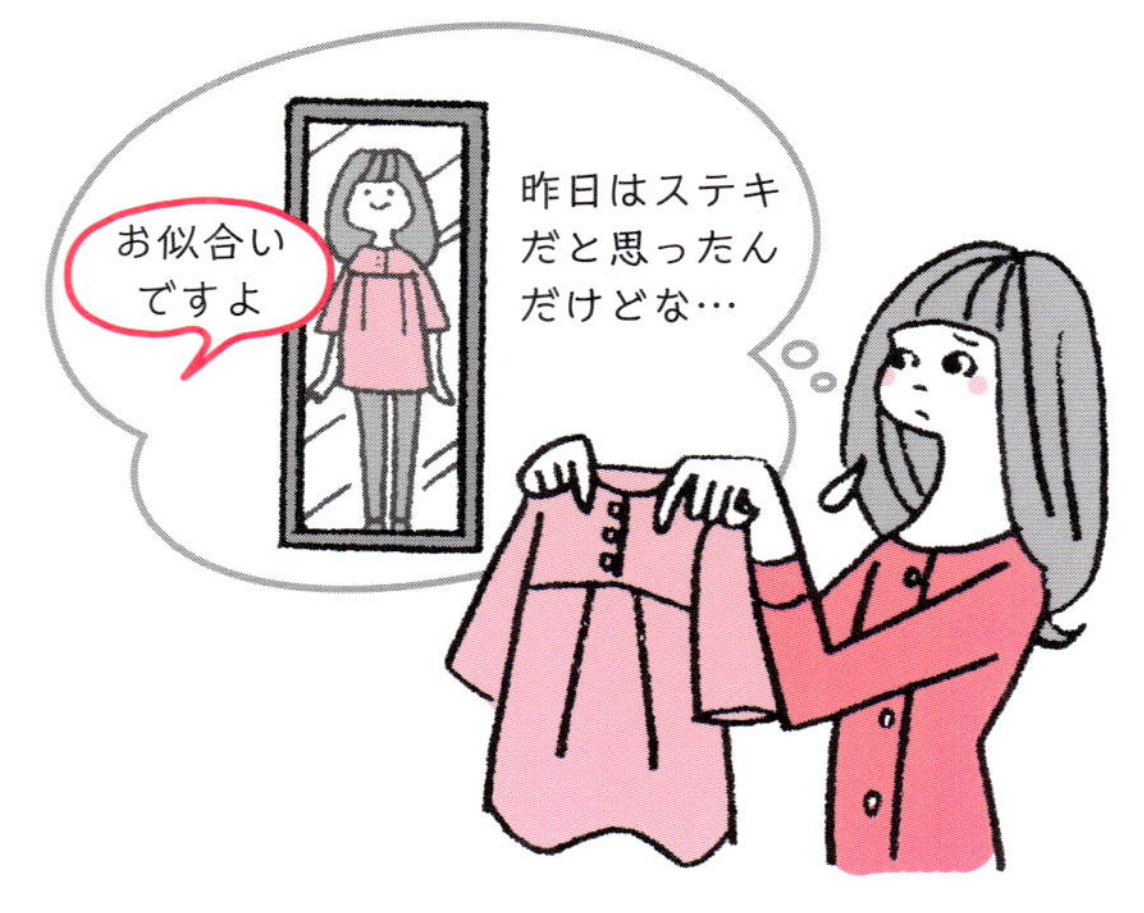

A 自己抑制が利かないのも発達障害の特性のひとつです

とくにADHDの人に、金銭管理が苦手な人がいます。所持金や預金の残高に見合った買い物ができず、衝動性が強いため一時の欲望に任せてクレジットカードで高額な買い物をしてしまい、あとから後悔するケースもめずらしくありません。

→ 64、76ページへ

Q 「空気が読めない」と言われます

すぐに人を怒らせてしまい、みんな離れていってしまいます

あれ？
太りました？

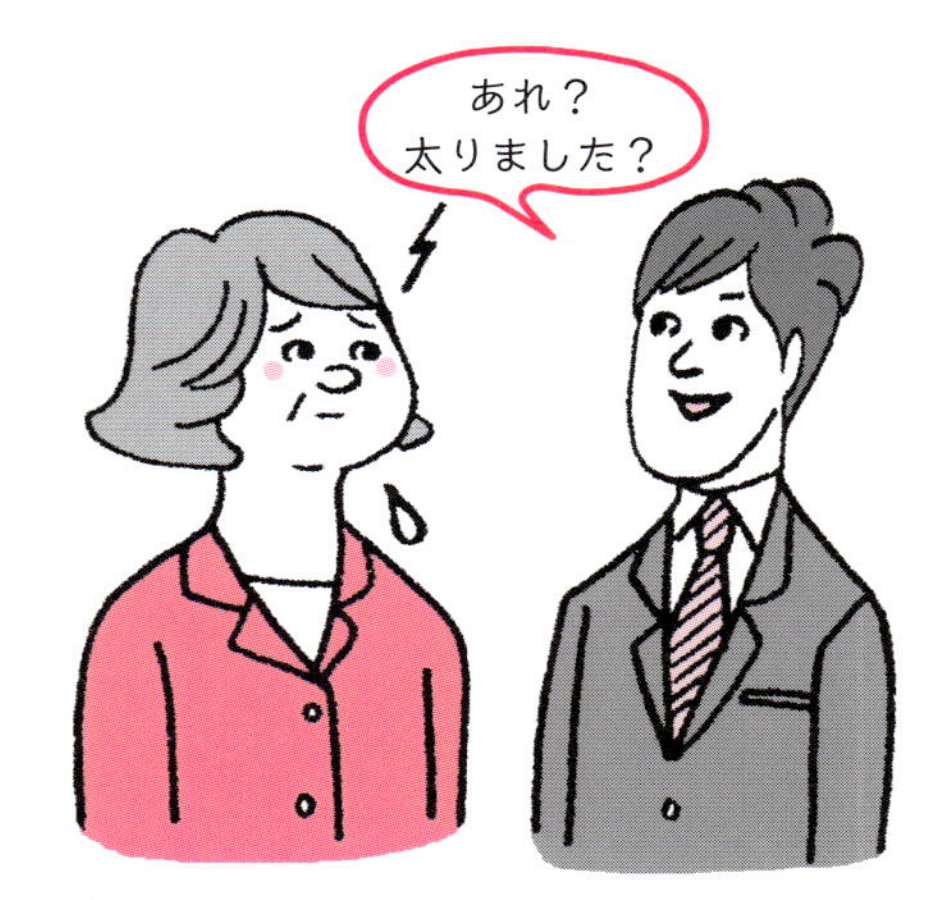

A 状況を把握したり、場の雰囲気を読むことに困難があります

発達障害の特性に、感情を読み取ったり、空気を読むことの困難があります。ふくよかな女性に面と向かって「太っているね」と言うなど、悪気なく見たまま、感じたままを言ってしまったり、状況に応じた柔軟な対応ができなかったりします。

→ 68、102ページへ

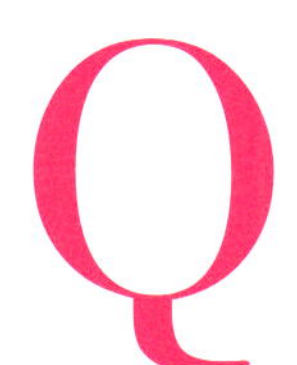

整理整頓が苦手です

部屋の片づけがうまくできません。必要な物をなくしたり、
忘れ物をしたりすることもよくあります

あれ？
ケータイどこに
置いたっけ？

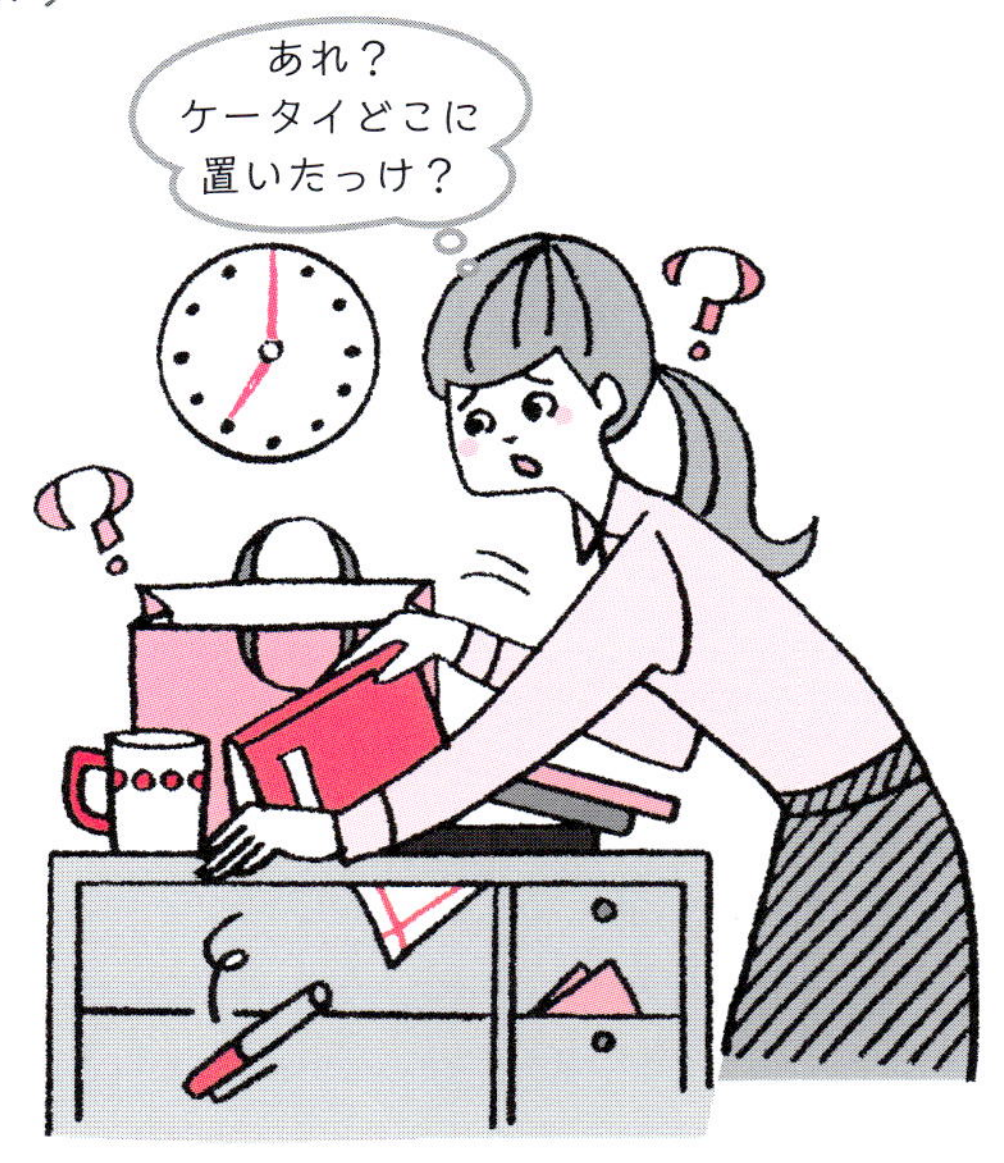

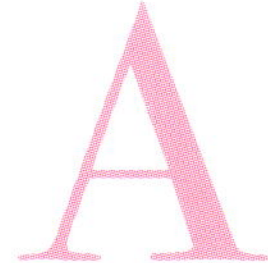

使った物を戻すことを忘れてしまう特性があります

物を元の場所に戻すことができず、部屋が散らかってしまいがちです。そのため、さがし物に時間が費やされることになります。こうした傾向はADHDのある人によくみられます。収納場所をきちんと決め、出した物をすぐにしまう習慣づけを行うとよいでしょう。

→ 58、60、90、108 ページへ

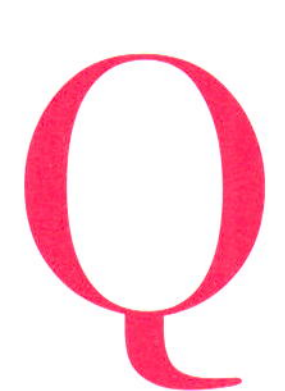

異性と交際ができません

好きな人に交際を申し込んでも、すぐに断られてしまいます。
自分のどこが悪いのかわかりません

ごめんなさい
すみません
女性と
つきあうなんて
ムリだ…

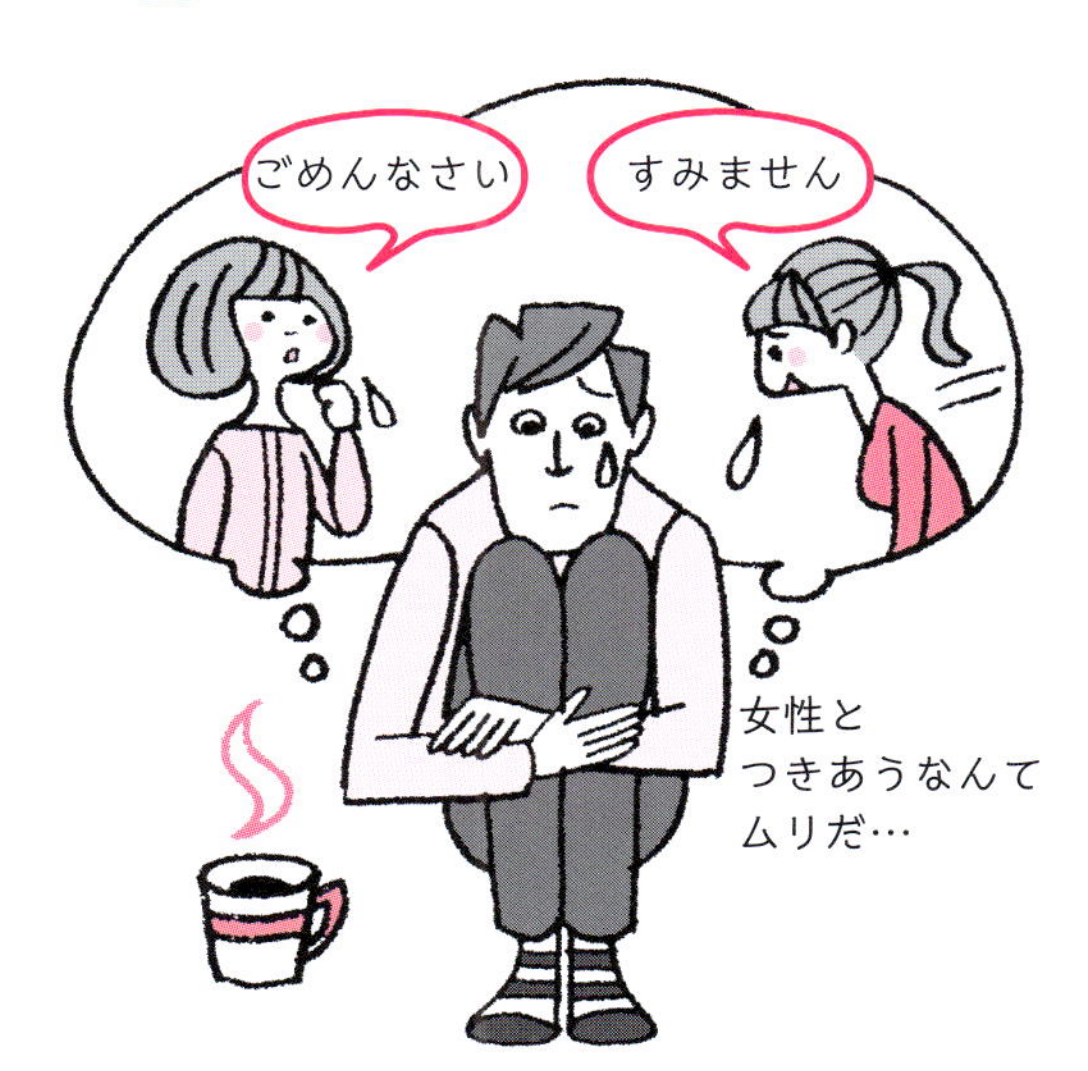

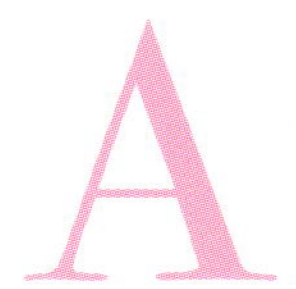

相手がどう感じるかということに、思いが至らないことがあります

人の気持ちを読むことが苦手な自閉症スペクトラムの人に起こりやすい問題です。一方的な気持ちで突き進みがちで、拒絶されてしまうこともあり、異性との交際に消極的になってしまうケースも。相手の気持ちを確かめながら、進めていくプロセスが必要です。

→ 82 ページへ

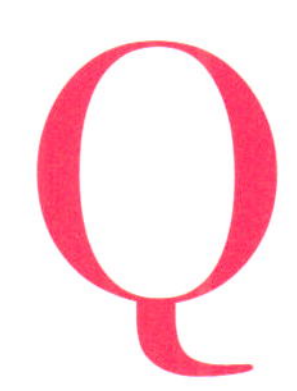

友人がなかなかできません

人と親交を深めることができません。人と一緒にいても何を話したらよいのかわからず、会話も続きません

いまレポートの話をしてたんだけど…
ねえ！昨日８時からのテレビ見た？
TEXT

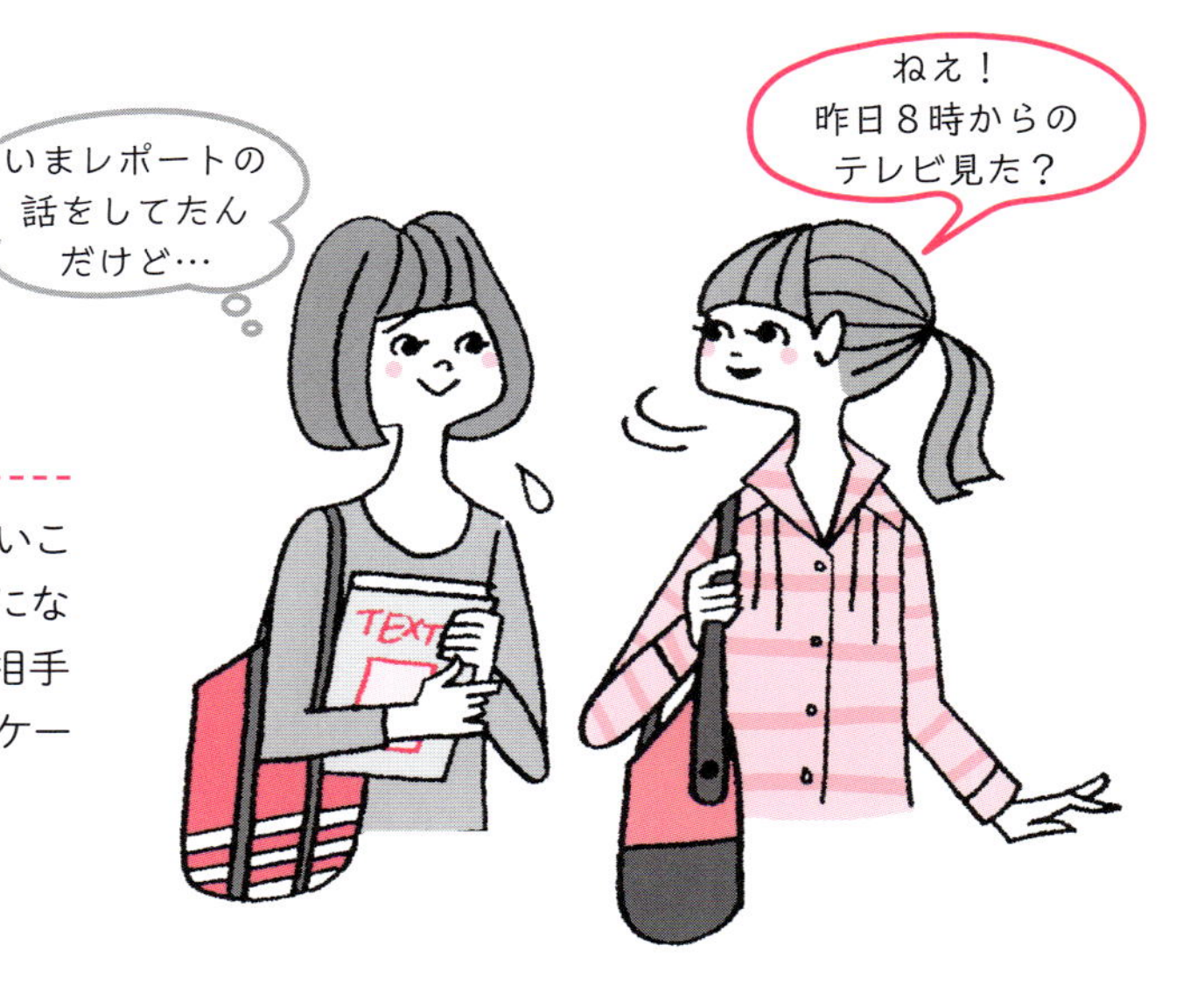

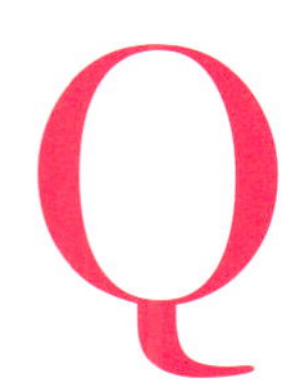

「聞き役」に徹することができない場合があります

発達障害がある人のなかには、自分が言いたいことを一方的に話すだけの人や、興味のないことになると会話にまったく加わらない人もいます。まず相手の話を聞く態度をもつところからはじめ、コミュニケーションを通して、共感し合うことが大切です。

→ 66、68、70 ページへ

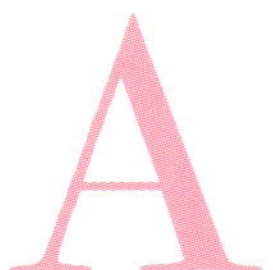

衝動をコントロールできません

せっかちなせいか、判断を誤ったり、すぐにイライラして人と衝突してしまいます

あー！わかりました！この見積書を届ければいいんですね！
いやいや、まず見積書を作り直してからだよ
見積書

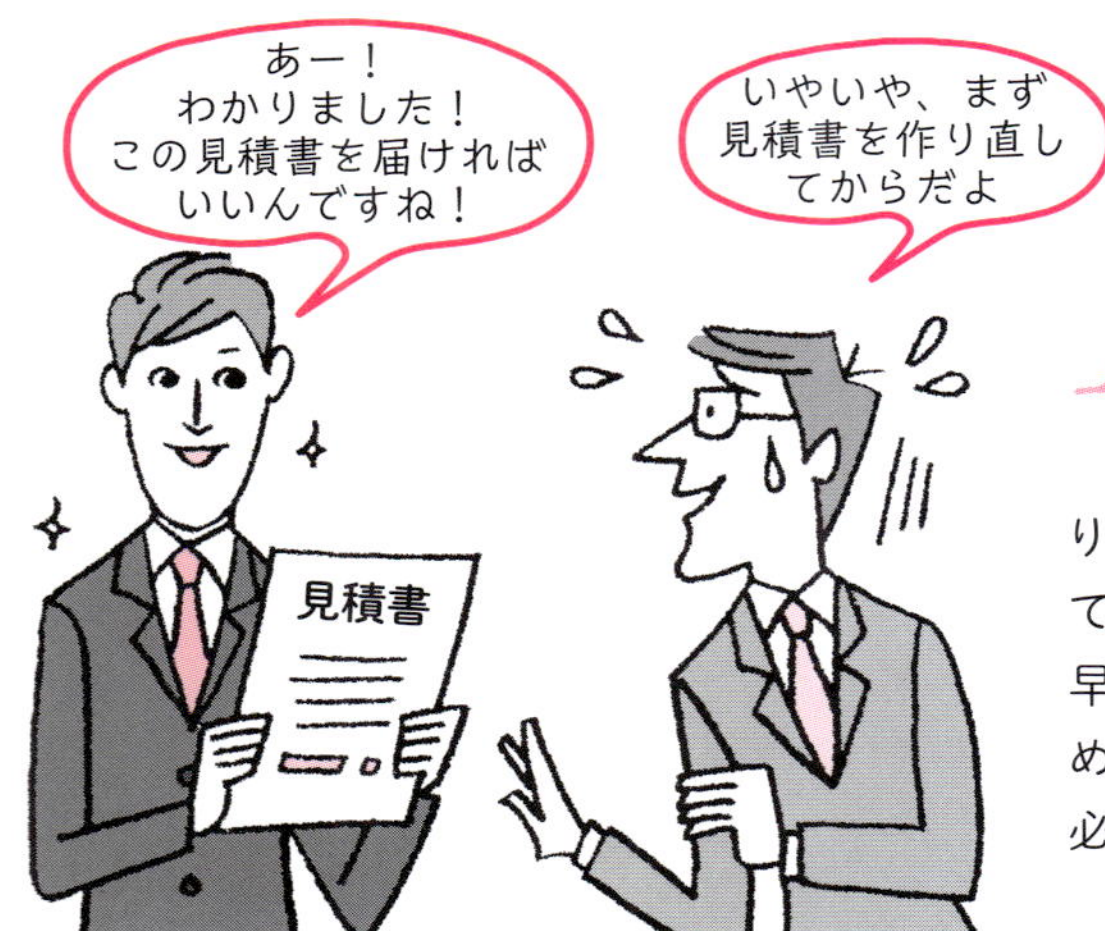

自己コントロールが利きにくい特性があります

ADHDの特性から、結果や結論をすぐに求めたがり、自分のペースに周りがついてこないとイライラして人間関係を悪化させてしまうことがあります。また、早合点をして誤った判断をしてしまうケースもあるため、自分自身の“ブレーキのかけ方”を心得ておく必要があります。

→ 64、84、136 ページへ

定職に就くことができません

求人に応募してもなかなか採用に至らず、
せっかく就職しても仕事が長続きしません

わが社の
ブランドに興味
がありますか？
正直、洋服には
興味がないんで
すけど…

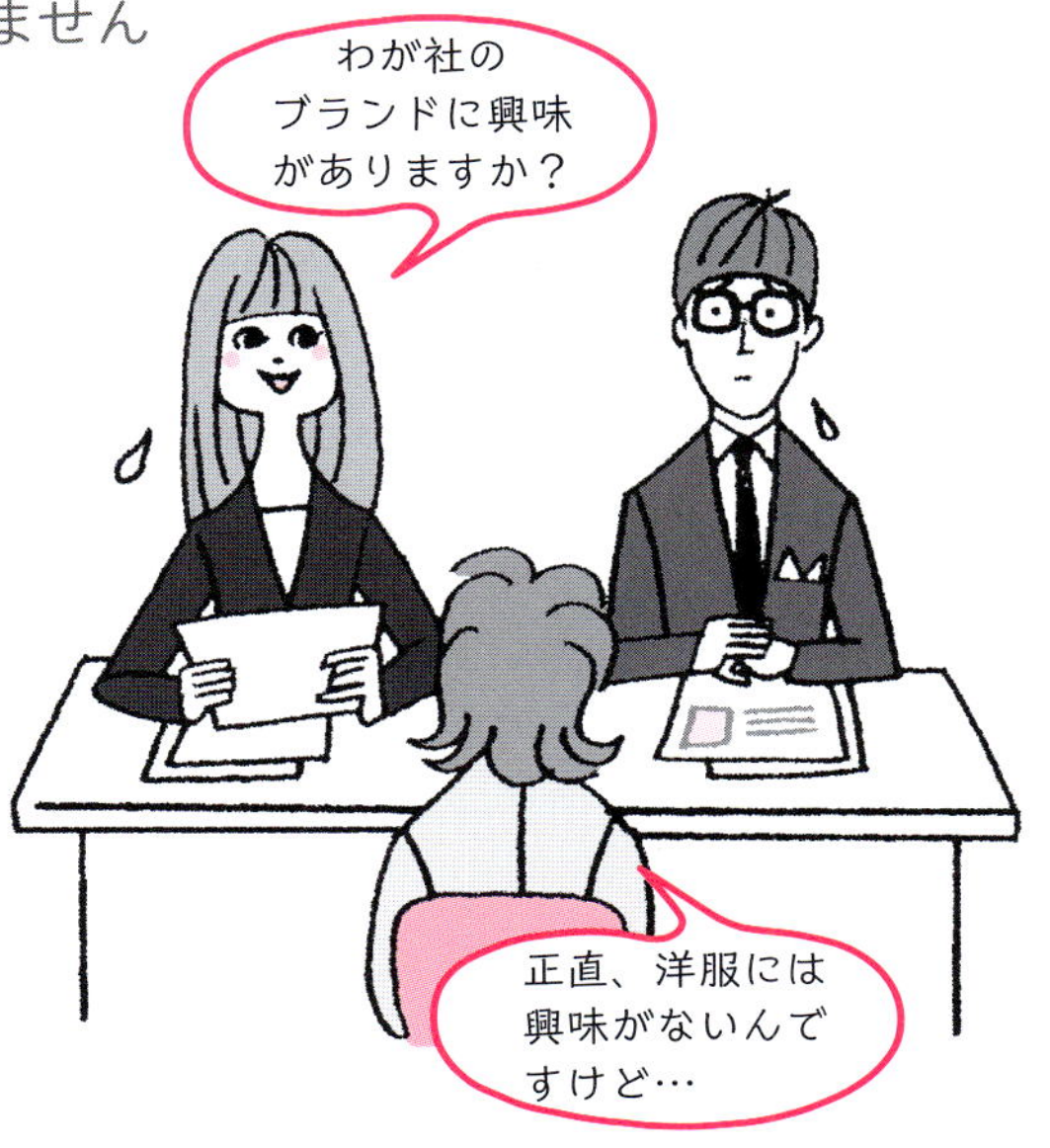

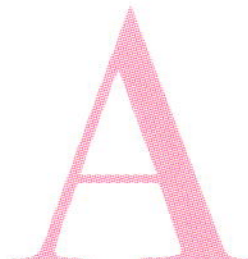

必要な社会的スキルが身についていない場合があります

学生時代には成績優秀だった人が、就職採用試験の面接で場違いな発言をしてしまったり、就職後に常識外れなふるまいをしてしまい、はじめて発達障害とわかるケースがあります。こうしたケースでは、まず、社会や組織のしくみを理解する必要があります。

→ 94、102、104、106、112 ページへ

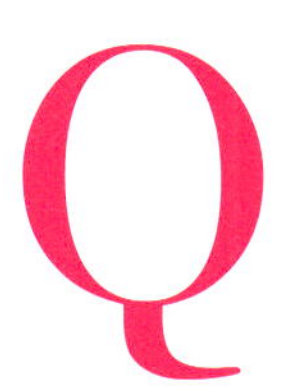

物事を予定通りに終わらせることができません

集中できず、ささいなことにこだわってしまい、
いつも期限を守ることができません

私、番号順に並べ替えてからでないとできないので…
伝票処理
急いでよ！

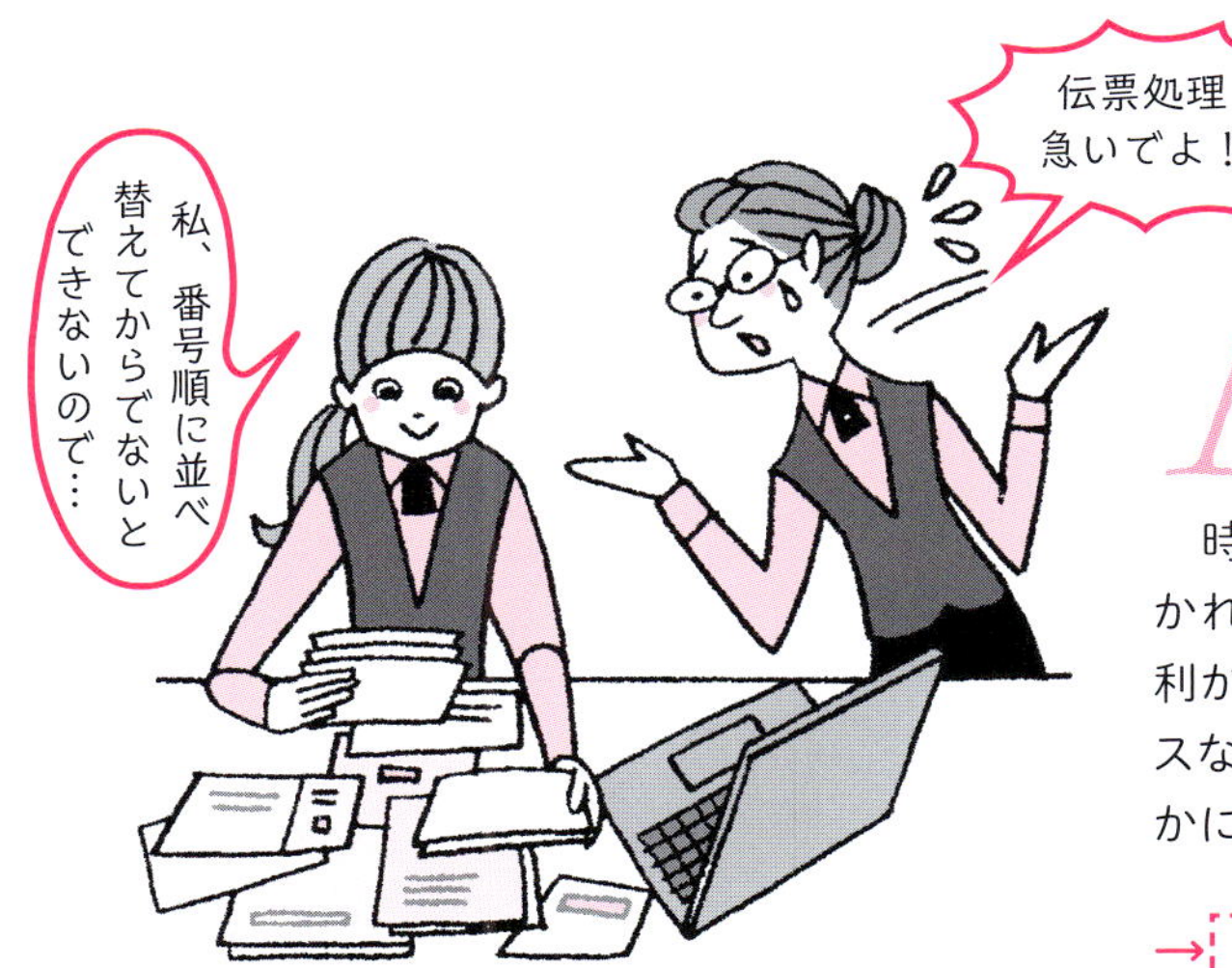

見通しをつけたり、段取りをつけたりすることが苦手な特性があります

時間管理が苦手なケース、物事になかなか取りかかれないケース、スピードアップを図るなどの機転を利かせられないケース、こだわりから先に進めないケースなど、発達障害に起こりがちなパターンです。だれかに進行状況をチェックしてもらう必要があります。

→ 56、114、126、132 ページへ

急な変更への対応ができません

最初に決めたパターンやルールへのこだわりが強く、
その通りに進めないと混乱してしまいます

どうして今日は
荷物の置き場が
違うんですか？
今日は例外！

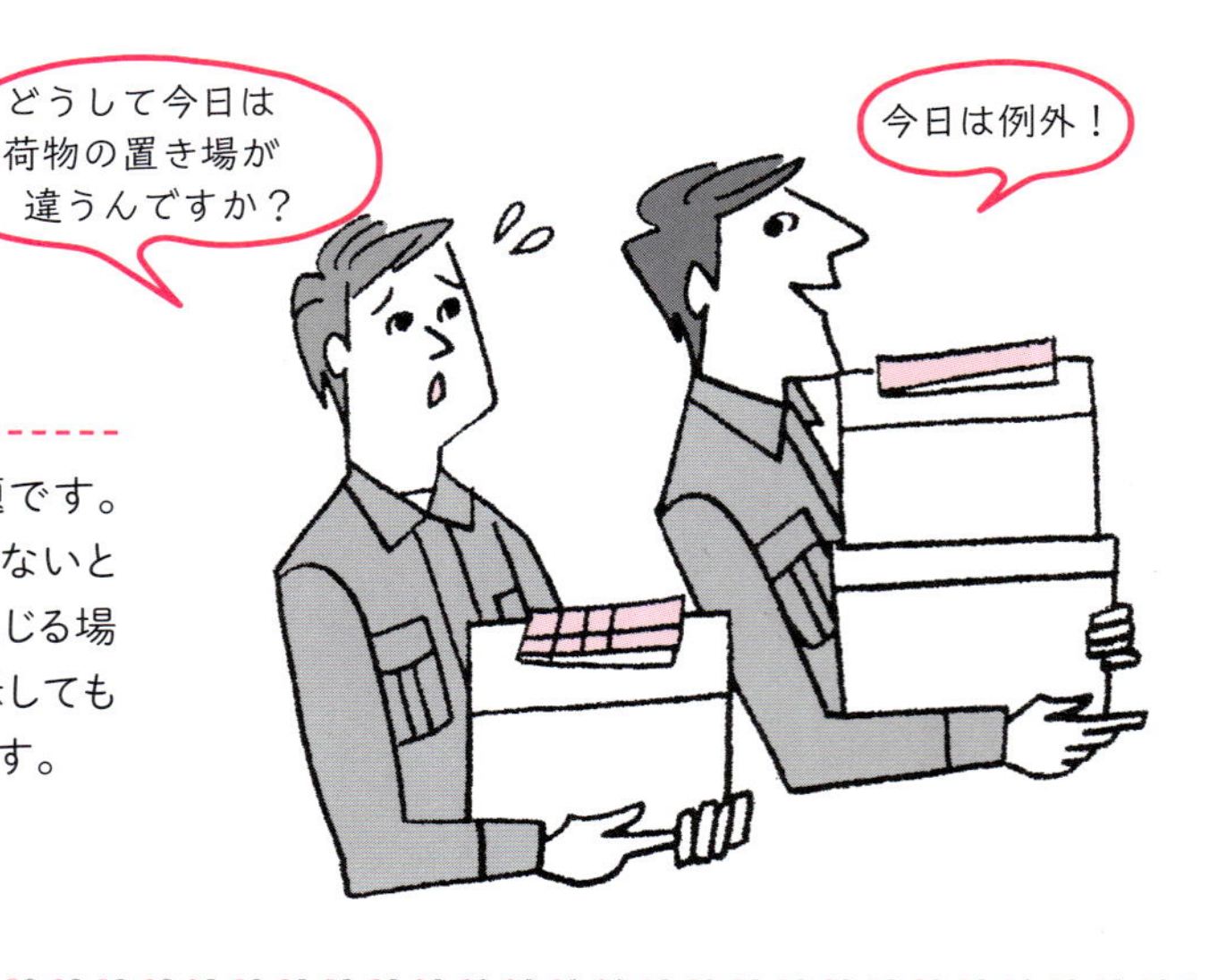

A ルールや方法などに強くこだわる場合があります

自閉症スペクトラムの人によくみられる問題です。ルールや方法などに強くこだわり、それが守れないとひどく混乱してしまうこともあります。変更が生じる場合は早めに知らせてもらったり、視覚的に提示してもらうなどの工夫により、適応できるようになります。

→ 116、134 ページへ

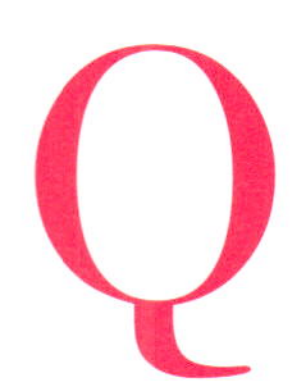

会社で上司に叱責されてばかりいます

一生懸命に努力しているのですが、仕事が覚えられず、
ミスが減りません

えーと
このあと、どのキーを
押すんだっけ？

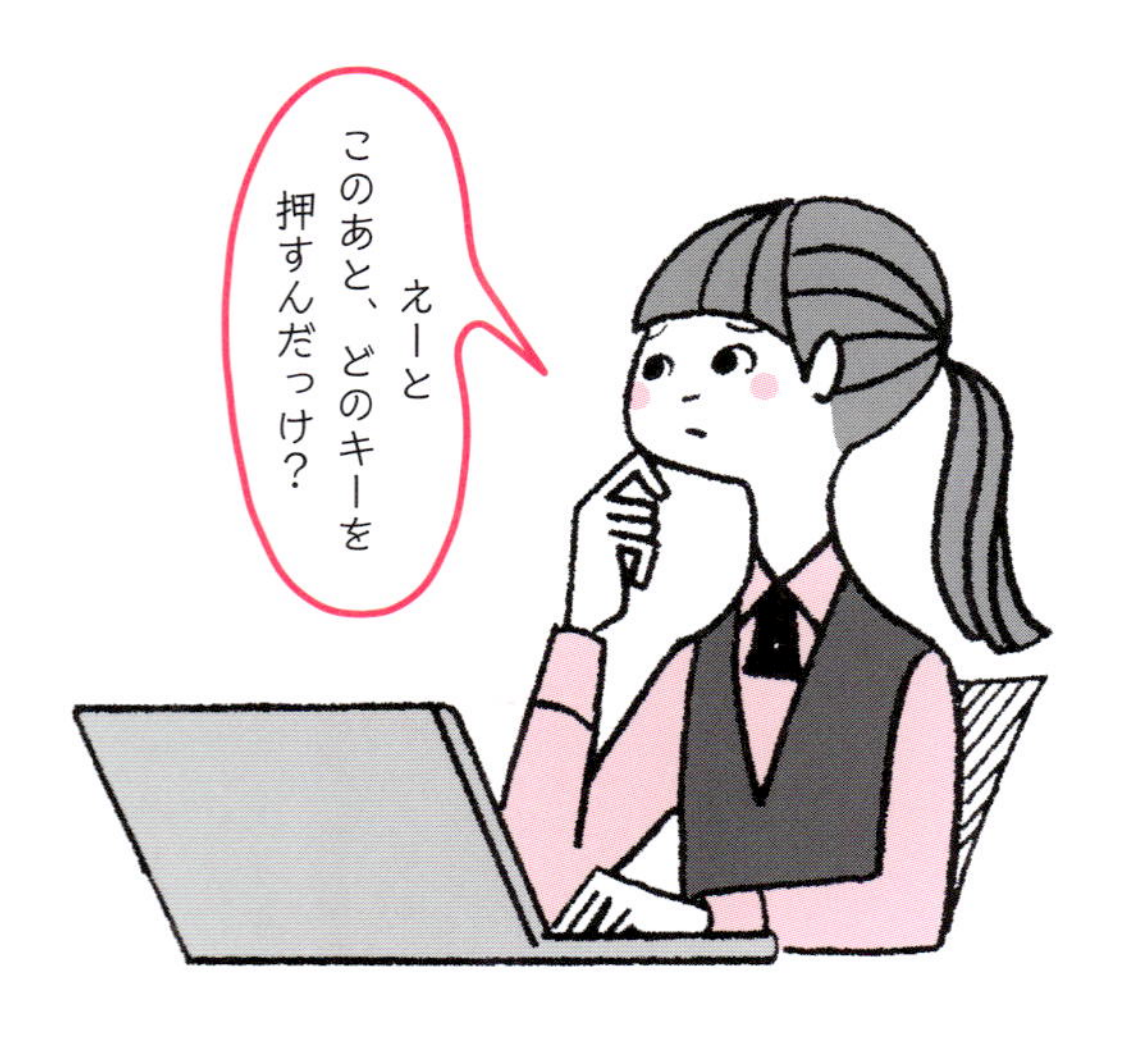

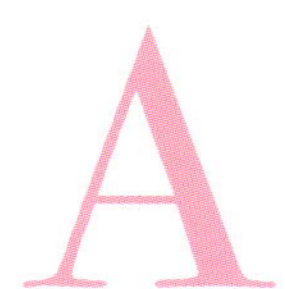

短期記憶に弱さがあり、失敗をくり返してしまうことがあります

発達障害のある人は、指示されたことをすぐに忘れてしまい、同じような失敗をくり返すリスクが高いといえます。指示や注意を受けたときはメモをとり、内容をいつでも確かめられるようにしておきます。また、仕事が正しく進められているかどうか、上司にチェックしてもらうとよいでしょう。

→ 112、126、128 ページへ

大人の発達障害のタイプ

大人になってから気づかれやすい発達障害は、主に「ADHD」と「自閉症スペクトラム」です。それぞれの障害にどんな特性がみられやすく、日常生活でどのようなつまずきが起こりやすいのかをまとめています。

※注）発達障害は併存しやすく、自閉症スペクトラムでありながらADHDの特性をもち合わせているケースや、その逆のケースもあります。

	「自閉症スペクトラム」タイプ	「ADHD」タイプ
主な症状・特性	● 他者への関心が低い ● 人とコミュニケーションをとるのが苦手（会話が成立しにくい） ● 人の気持ちを理解するのが苦手 ● 状況判断が不的確 ● 社会の暗黙のルールがわからない ● 冗談や皮肉が通じず、ことばを字義通りに受け取ってしまう ● ルールや習慣、場所などへの強いこだわりがある ● 予定の変更を嫌う ● 興味にかたよりがあり、自分の関心事のみを一方的に話す ● 聴覚や触覚に独特の感覚過敏・鈍麻がある	● 集中力を持続させられない ● 注意散漫である ● 約束や持ち物を忘れやすい ● 物をなくしやすい ● 整理整頓が苦手 ● 地道な作業、単調な作業が苦手 ● せっかちで思いついたことは言わず（やらず）にはいられない ● カッとなりやすい ● イライラしやすい ● ゲームやギャンブルにのめり込みやすい ● 欲しいと思った物を買わずにがまんできない ● 万能感があり、頼まれごとを安請け合いしやすい
生活上のつまずき	● 友人ができにくく、学校や職場で孤立しやすい ● 人を不快にする失言をしてしまい、良好な人間関係が保てない ● 組織の上下関係が理解できないため、仕事上の失敗が多い ● こだわりが強く、「融通が利かない」と疎まれる ● 人に合わせることが苦手なために、チームやグループで行う活動（仕事）がうまくいかない ● 不安や緊張が強まるとパニック状態になってしまう	● 集中できず、作業や仕事に時間がかかる ● 注意力の不足や忘れやすさから、ミスが多い ● 片づけが苦手なため、だらしない人と思われる ● 早合点して失敗することがある ● すぐにカッとなり、人と衝突しやすい ● 買い物依存症、アルコール依存症などになりやすく、家族関係にも支障をきたす ● 交通事故を起こしやすい ● 飽きっぽく、婚姻関係なども長続きしにくい

2章 自分や家族が「発達障害かもしれない」と思ったら

3章 「生活」で自立するために——ポイントと改善法

女性に多い悩み

ストレスの回避 社会からの孤立

column

4章 「社会」で円滑に過ごすために――マナーと適切な支援

社会生活を円滑にするマナー

周囲のサポート

1章

社会のなかで
「生きにくさ」
を感じている人たち

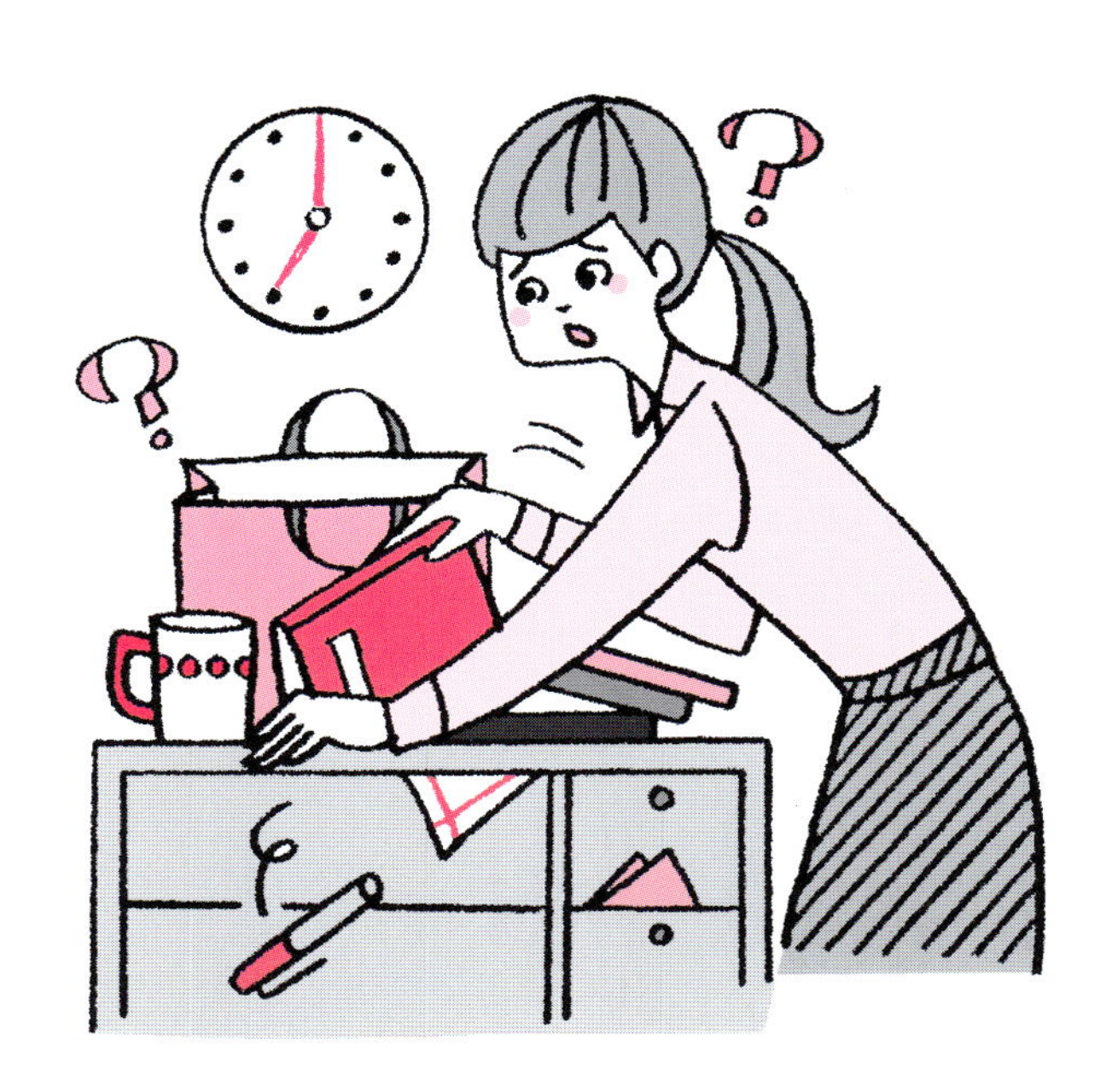

大人になって受診する人が増えている

近年、発達障害が注目されるようになり、生きにくさを感じている人たちが、医療機関を受診するケースが増えています。

子どものころから現れる特徴

ここ数年、「発達障害」への社会的な関心が少しずつ高まってきました。

以前は、発達障害というと「子どもの障害」と思われていました。しかし、最近ではさまざまなメディアでも取り上げられるようになり、大人になってからもその特徴が持ち越され、「空気が読めない」「片づけられない」「仕事をこなすことができない」などといった問題を抱える人たちがいることが、広く知られるようになってきました。

発達障害とは、脳機能の一部に障害があり、認知や行動などにかたよりが現れる障害で、学校や職場での社会生活にうまく適応できなくなるのが特徴です。

人によって不適応の程度や現れ方はまちまちですが、困難の度合いが大きい場合には、支援が必要になります。

発達障害は生まれつきのもので、子どものころから、特有の症状がみられます。とくに、園や学校での集団生活では目立ちやすく、「先生の言うことをきかない子」「ちょっと変わった子」と周囲に思われがちです。

就学前後に、身近にいる大人が子どもの発達障害に気づき、適切な支援を受けさせることができる場合もありますが、障害が目立たず、つまずきに気づいてあげられなかったり、親の育て方が悪かったのだろうと誤解されたりしたために、発達障害そのものが見過ごされてしまうこともあります。

本人も周囲も障害に気がつかないまま大人になってしまった場合は、社会に出てはじめて問題が表面化することもあります。社会に出ると生活環境は大きく変わります。また、社会的なマナーを身につけ、さまざまなルールに即して行動できるのが当たり前とみなされます。

しかし、それは発達障害の人にとっては簡単なことではないため、何かと生きにくさを感じるようになります。そして、人とどこか違う自分は、もしかしたら発達障害なのではないかと思い、医療機関を受診するようになるのです。

大人の場合は診断が難しい

大人の発達障害の診断は、子どもの発達障害以上に診断が難しい場合があります。発達障害の特性の現れ方は成長とともに変化する可能性がありますし、なかには著しい問題行動が治まっていくケースもあります。

その一方で、うつ病などほかの精神疾患を発症するようになる人も少なくありません。そうした場合、精神疾患の症状のみに基づいた診断しかされず、ベースにある発達障害が見過ごされてしまうことがあるのです。

子ども時代の特徴と見過ごされやすい理由

子どものころからちょっと変わったようすがみられる

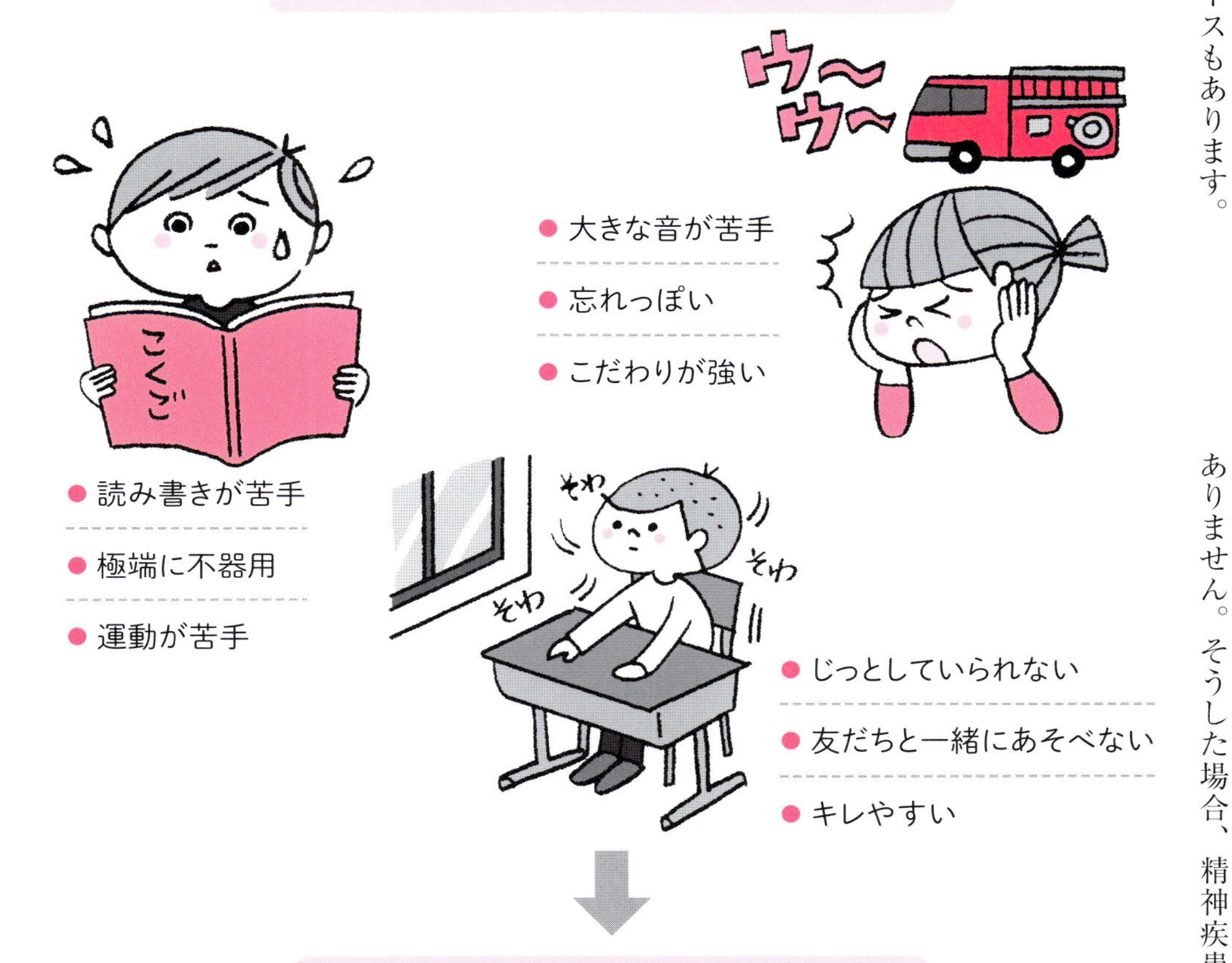

大人の発達障害が見過ごされてしまうのは…

性格や個性だと思われる
成長とともに症状が変化することがある
詳しい専門医が少なく、精神疾患と誤診される
学力が高く気づかれなかったり、学校などで問題視されてこなかった

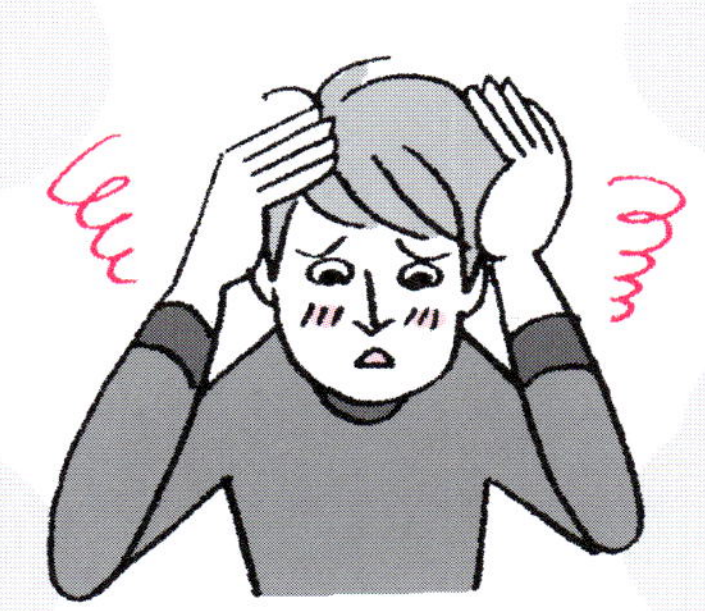

発達障害とはどんな障害か

発達障害は、脳の機能障害によって、その場に適した言動が難しくなる障害です。
同じ障害名であっても、症状の現れ方は人により異なります。

認知や行動にかたよりがある

発達障害とは、生まれつきの脳機能の障害によって現れる認知や行動のかたよりが著しいために、社会不適応を起こしている状態をいいます。

発達障害には、「自閉症スペクトラム」「ADHD（注意欠如・多動性障害）」「学習障害（LD）」などがあり、現れる特性や困難も、その種類によって異なります。

このなかのひとつの障害と診断されても、障害の特徴が多く現れる人も、一部の症状しか現れない人もいます。また、同じ症状でも、強く出る場合と、それほど強く出ない場合があります。

このように、同じ障害名であっても、症状の現れ方は複雑で、個人差も大きいのです。そのときの年齢やおかれた環境により目立つ困難が変化することもあり、一度受けた診断名が、のちに変わる場合もあります。

なお、知的障害も医学的には発達障害に分類されていますが、「発達障害者支援法」で定義している発達障害には含まれていません。そのため本書でも、純粋な知的障害は発達障害として扱っていません。

精神疾患と間違われやすい

以前は、自ら発達障害を疑い、医療機関を訪れる人はほとんどいませんでしたが、発達障害への社会的な関心が高まり、「自分も発達障害では」と考えて、受診する人が増えています。

また、生きにくさを感じて医療機関

発達障害の主な種類と特徴

学習障害	ADHD	自閉症スペクトラム
「読む」「書く」「計算する」などの学習のうち、特定の領域の習得とスキルの使用に著しい困難を示す（ひとつでも複数でも）	「不注意」「多動性」「衝動性」の３つの特徴がある。落ち着きがなく、注意力が散漫で、思慮のない行動をとってしまいやすい	「社会性の障害」「強いこだわり」といった２つの特徴と、感覚過敏や感覚鈍麻がみられ、知的障害のある自閉症から、知的レベルの高いアスペルガー症候群まで含む

を受診し、一度は「うつ病」などの精神疾患と診断されたものの、あとになって実は発達障害だったとわかるケースもあります。

精神疾患は、ストレスや本人の性格など、さまざまな要因が影響し、後天的に引き起こされるものです。

しかし、発達障害は生まれつきの脳の機能障害が原因であり、幼少期から特有の症状が現れているということが、精神疾患との大きな違いといえます。つまり、発達障害は「心の病気」ではないということです。

発達障害が精神疾患と間違われやすい原因として、大人の発達障害に詳しい専門医がまだ少ないことや、発達障害のなかに精神疾患と似た症状が現れるものがある（52ページ参照）ことなどがあげられます。誤った診断や治療を受けると、症状が改善しないだけでなく、やがて二次障害（40ページ参照）などを引き起こしてしまう可能性もありますので、正しい診断を受けることが重要だといえます。

精神疾患と間違われやすい

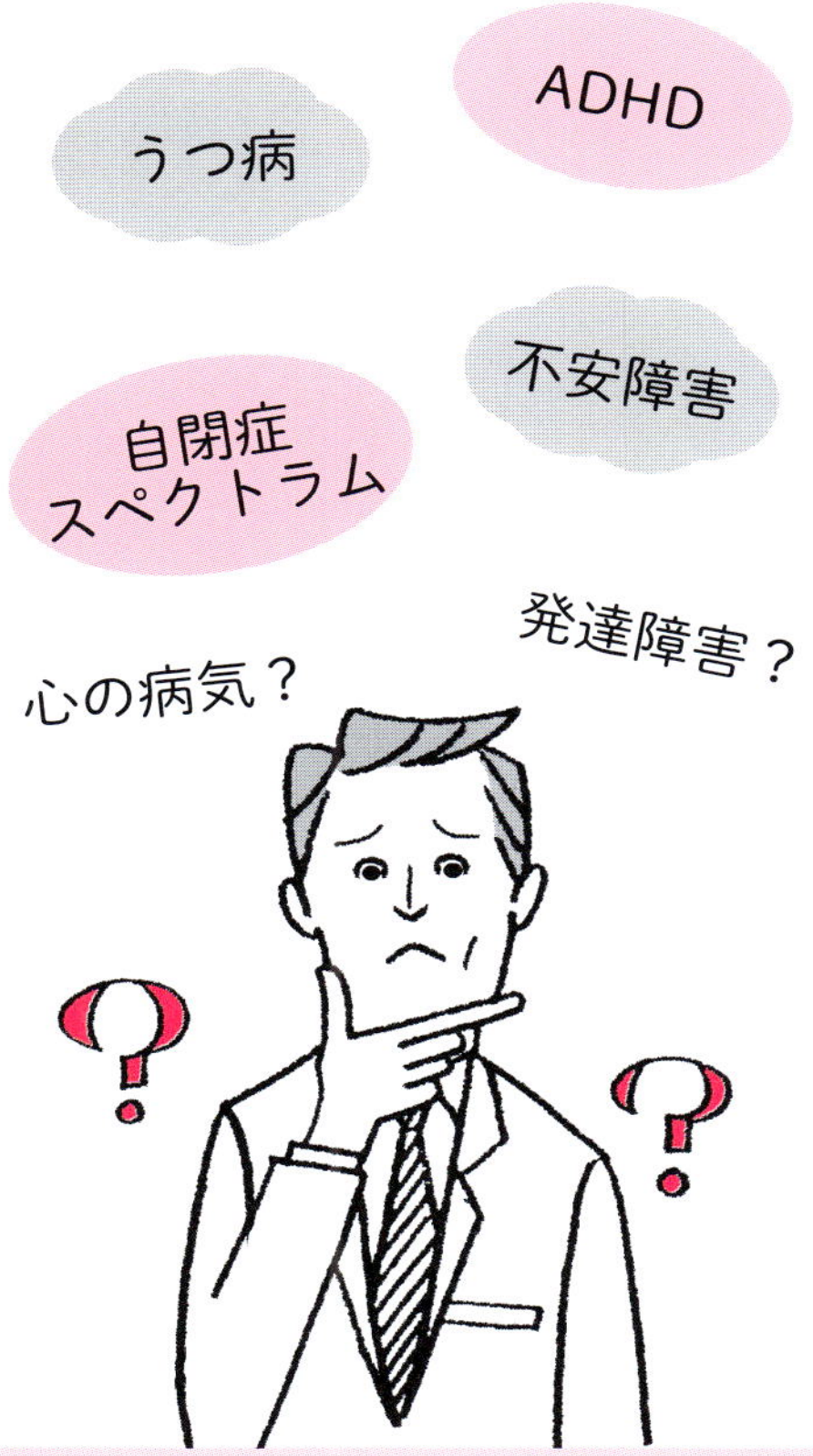

発達障害に詳しい専門医が少なく、似た症状も現れるため、誤診されやすい

発達障害の定義

「発達障害者支援法」では、発達障害とは「自閉症、アスペルガー症候群そのほかの広汎性発達障害、学習障害、注意欠陥多動性障害、そのほかこれに類する脳機能の障害であって、その症状が通常低年齢において発現するもの」と定義されています。

これは、ＷＨＯ（世界保健機関）による疾病分類（ＩＣＤ-10）や、アメリカ精神医学会による診断基準（ＤＳＭ-5）による定義とは異なり、発達障害の定義やとらえ方については、統一されたものはありません。

２０１２年にＤＳＭが改訂され、障害の概念や、診断名などが一部変わりました。しかし、臨床の現場では今でも「アスペルガー症候群」などの改訂前の診断名が使われています。

本書では、ＤＳＭ-5の診断基準を提示しつつも、以前に診断を受けていた人が混乱しないように、従来の診断名をそのまま使用します。

自閉症スペクトラム

自閉症やアスペルガー症候群などを含めた自閉性障害の総称です。コミュニケーションの困難さや、強いこだわりなどの特徴がみられます。

スペクトラムとは「連続体」を意味する

1943年に、アメリカの精神科医レオ・カナーが、社会性や言語の発達に障害のある子どもたちに対し、「自閉症」という用語をはじめて用いました。その子どもたちの多くに知的障害があったため、自閉症は知的障害をともなうものと考えられていました。

しかし、その後、イギリスの児童精神科医ローナ・ウイングらが、社会性や言語の発達に障害があっても、知的障害のない「アスペルガー症候群」や「高機能自閉症」の症例について自らの論文で取り上げ、これらの障害も本質は自閉症と同じであると発表しました。

そして、「同じ特性がありながら、機能（知的レベル）の高低には幅があり、各障害の境界が明確でない、広がりのある障害」ととらえて、「自閉症スペクトラム」と呼ぶことを提唱しました。

社会性の障害

自閉症スペクトラムの人によくみられる特性として、社会マナーや暗黙のルールがわからない、場の状況を理解したり人の気持ちを察したりすることができないなど、対人関係を築くうえで必要なスキルを身につけることの困難があげられます。

たとえば、人と良好な関係を築くためには、自分の言動に対して相手がどう思うかを想像し、コミュニケーションをとる必要があります。ほとんどの人は、そうしたスキルを成長過程で自然に学びとっていきますが、自閉症ス

スペクトラムの概念図

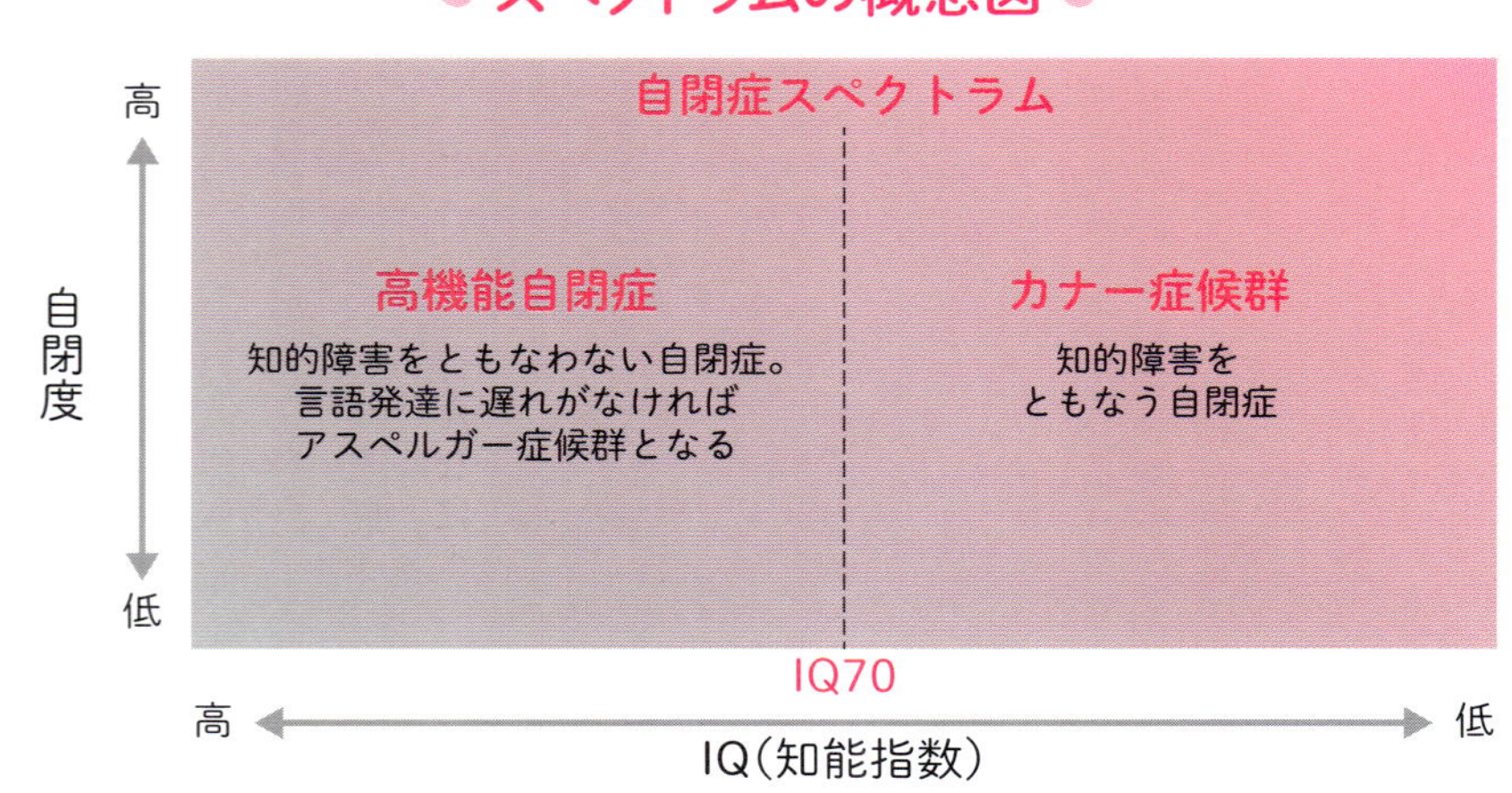

社会性の困難

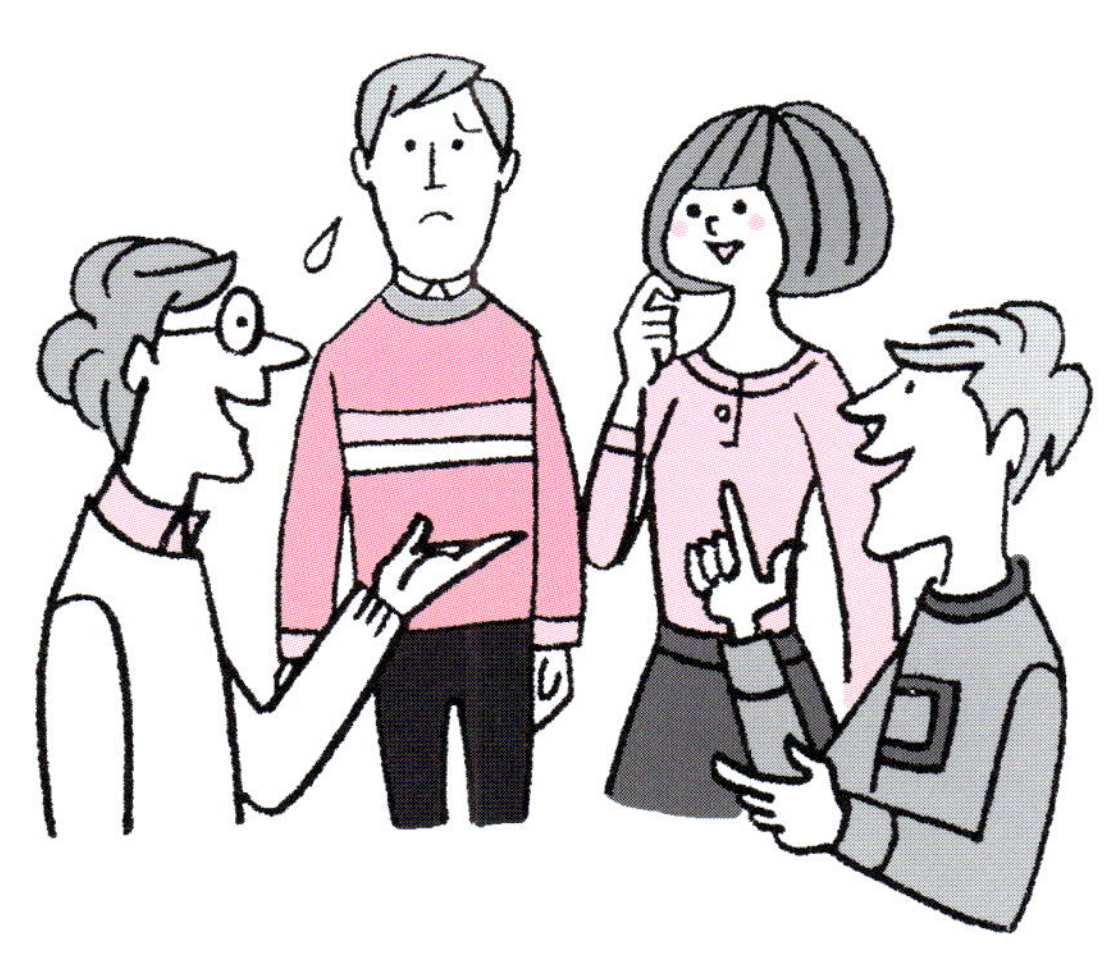

- 人と親しくつきあえず友人がいない
- その場の空気を読むことができない
- 人に合わせて行動できない
- 思い込みが激しい

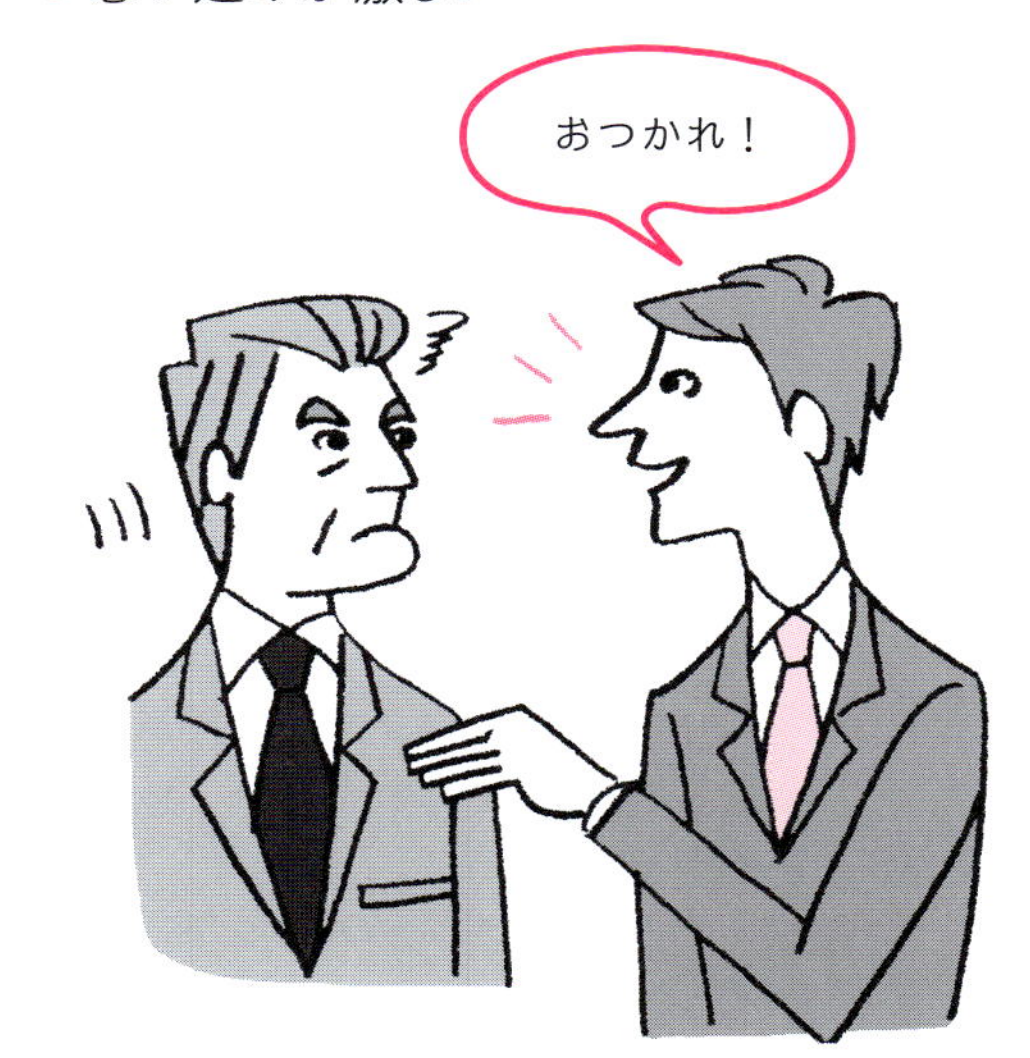

- 時と場に合ったことばづかいや服装ができない
- 暗黙のルールがわからない
- 相手との適切な距離感がわからない
- 社会的なマナーが身についていない

相手の気持ちや場の状況を理解することが苦手なため、「マナーを知らない」「常識がない」などと非難されることも

ペクトラムの人は、「社会性」を理解し、必要なスキルを自然に身につけることは困難です。自分が言ったことに対して相手がどう思うかを想像できないために、「その洋服は似合わないよ」「どうしてそんなに太っているの？」などと、感じたことをそのまま口にしてしまいます。

また、結婚式やパーティーなどのフォーマルな場に、ジーンズなどの普段着で出掛けたり、上司や目上の人に対して友だちと話すようなことばづかいをしたりして、「マナーを知らない」「常識がない」と非難されることもあります。

しかし、本人に悪気はないため、自分のどこが悪いのかがわからないまま、疎外感や孤独感をもって深く悩んでいることが多いのです。

また、子どものときから批判され続けてきたケースでは、何をやるにしても「嫌われるのではないか」「批判されるのではないか」と過剰に心配して、思うように行動できなくなってしまうこともあります。

コミュニケーションの困難

- おせじや冗談、皮肉などが通じない
- たとえ話や、あいまいな表現が理解できない
- 会話の内容を正確に理解できない

長い物には巻かれろだよ
え!?
ぐるぐる

ペラ
ペラ
……

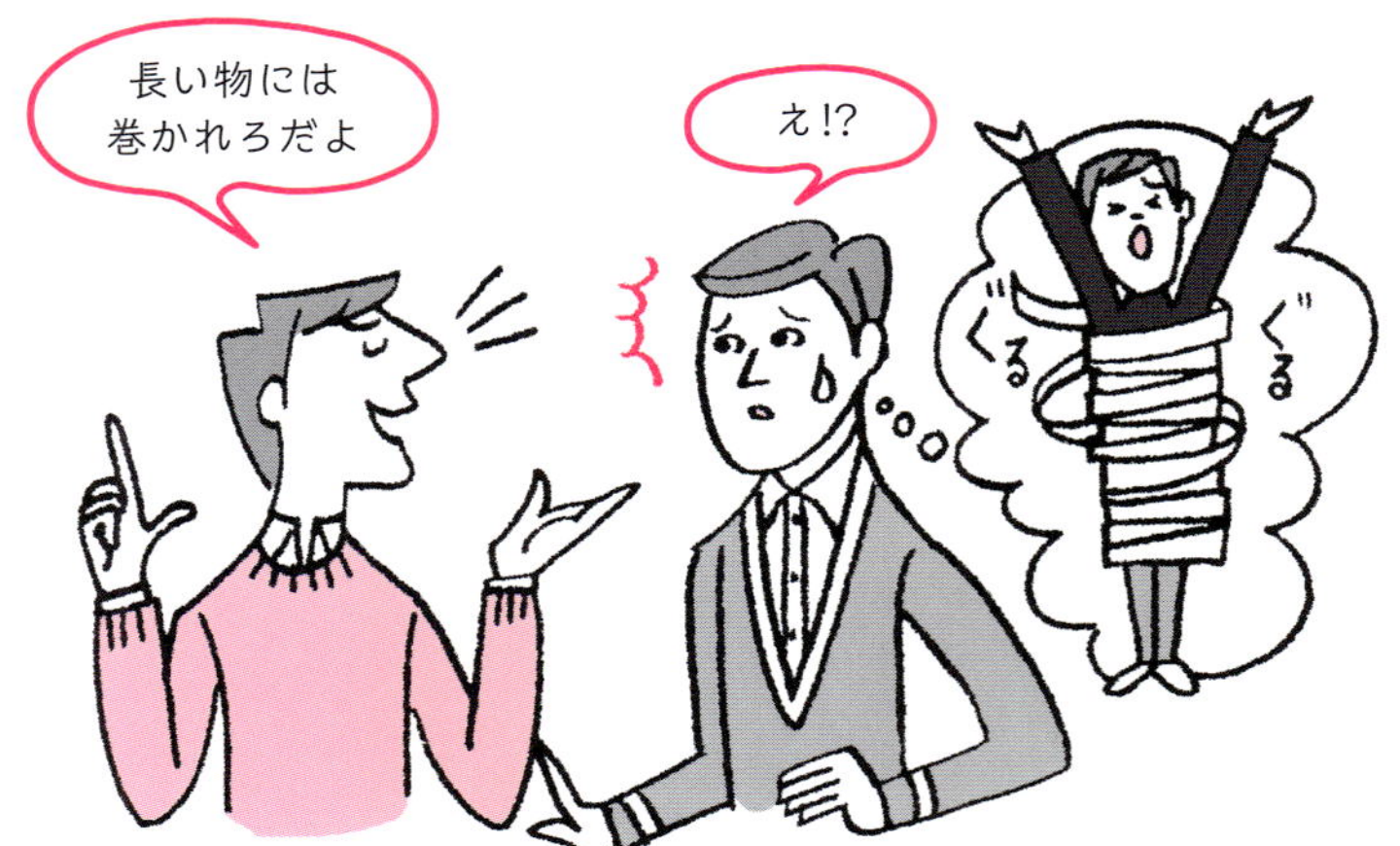

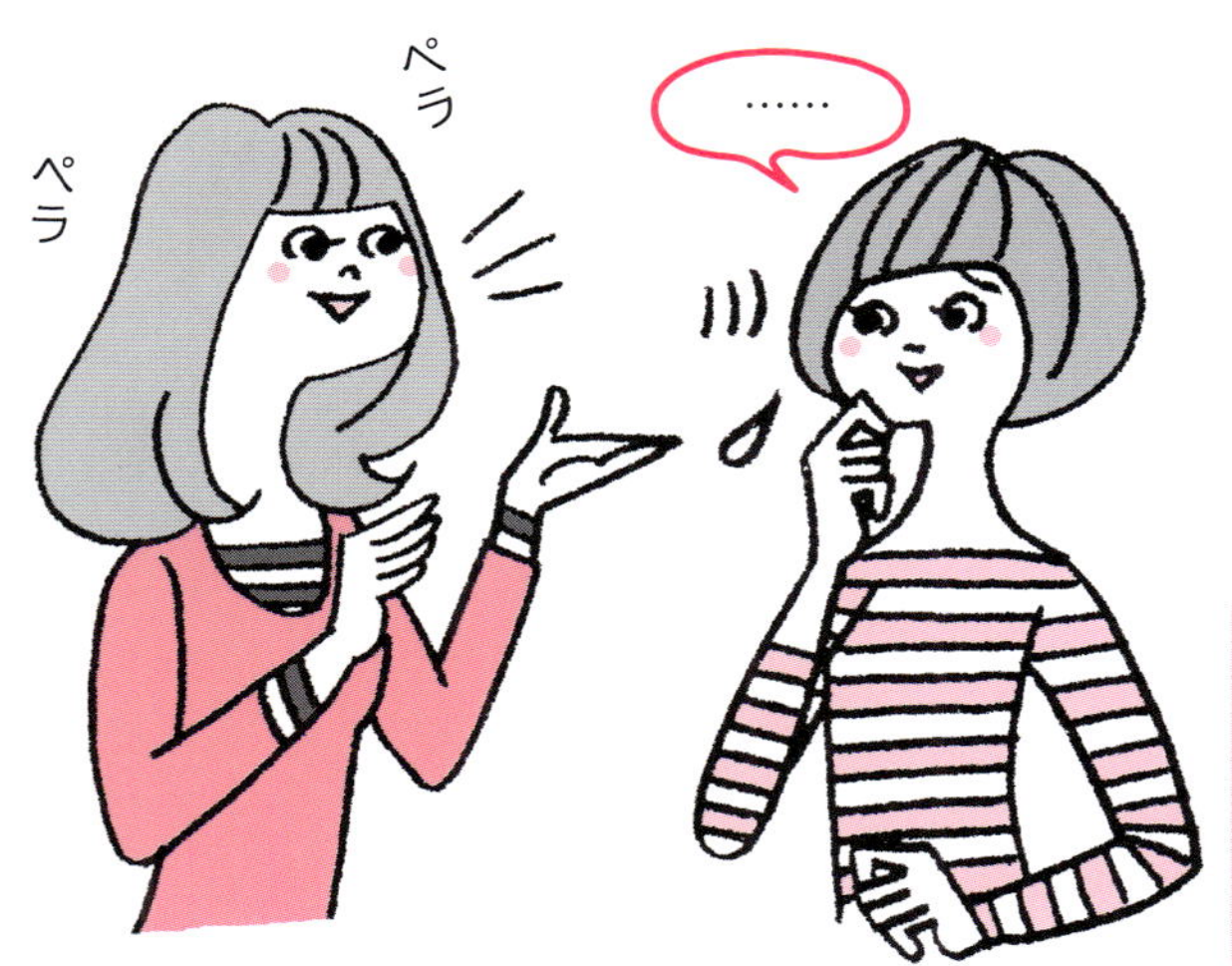

- 相手を気にせず一方的に話す
- 自分の考えや感情を表現したり、人に伝えられない
- ことばの理解や使い方、イントネーションなどが独特

人との会話が成立しにくいことがあり、周りの人が交流を避けるようになったり、本人がコミュニケーションをとることに消極的になってしまうことも

人との意思疎通や共感が難しい

自閉症スペクトラムの人は、ことばを字義通りに受け取ってしまう傾向があり、言外に込められた意味を汲みとることが苦手なために、冗談や皮肉などが通じにくいといえます。

そのため、軽く言われた冗談に本気で怒り、トラブルを起こしてしまうこともあります。

また、場の状況を察知しにくく、人の話を聞かずに、自分の話したいことを一方的に話し続けてしまって、相手が迷惑していることに気づかないこともあります。そのようなことが積み重なると、「人の話を聞かない困った人」とみなされ、周囲の人が離れていってしまう場合もあります。

悪気はなくても、気づかないうちに人を不快な気持ちにさせていることもあるので、障害について正しく理解してくれている身近な人に、「気になることがあれば指摘してほしい」と、率直にお願いしてみることも大切です。

想像することの困難

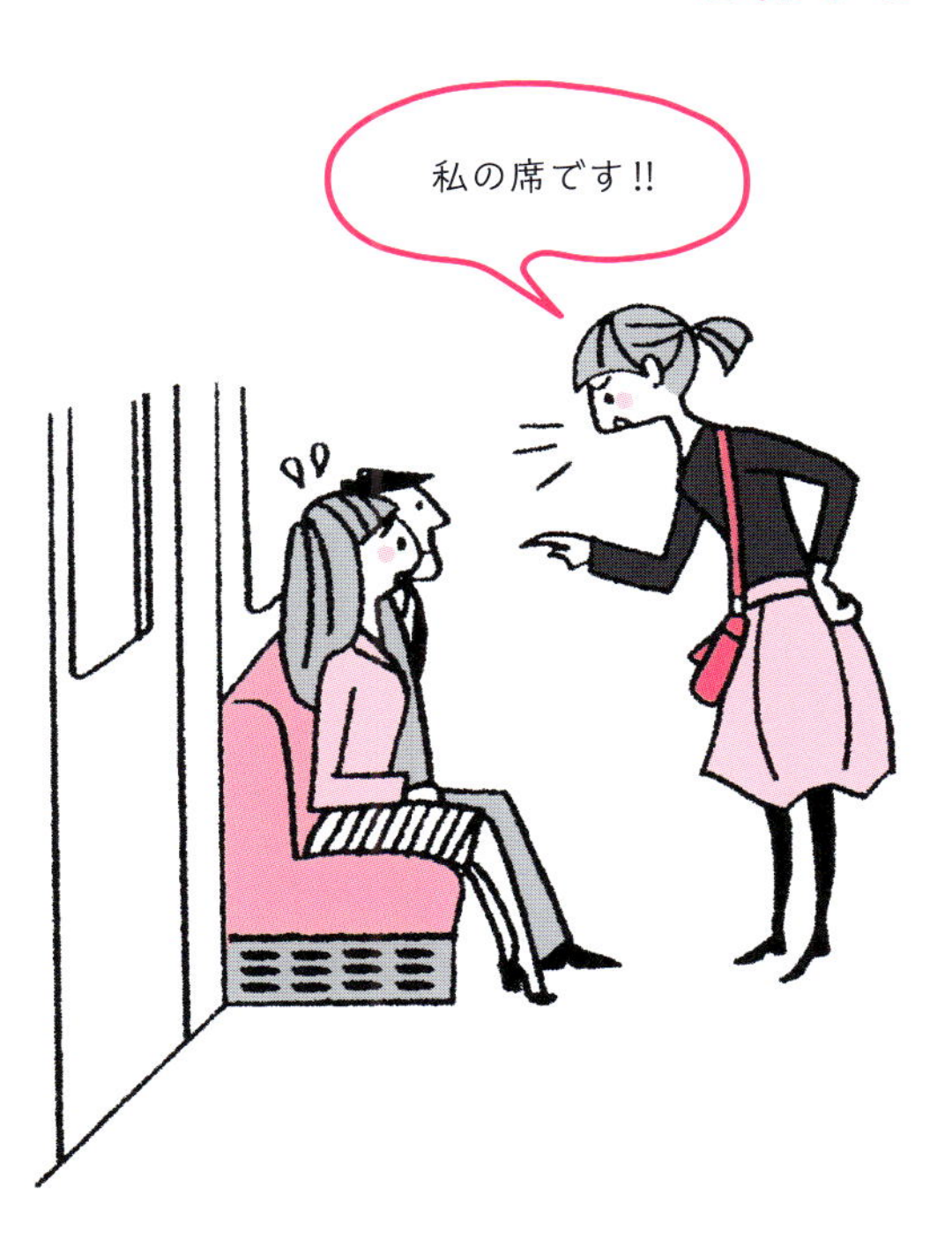

- 規則やルール、生活パターン（場所、時間、食事メニューや道順など）にこだわる
- 完璧主義
- 興味や関心がせまく、かたよりがある

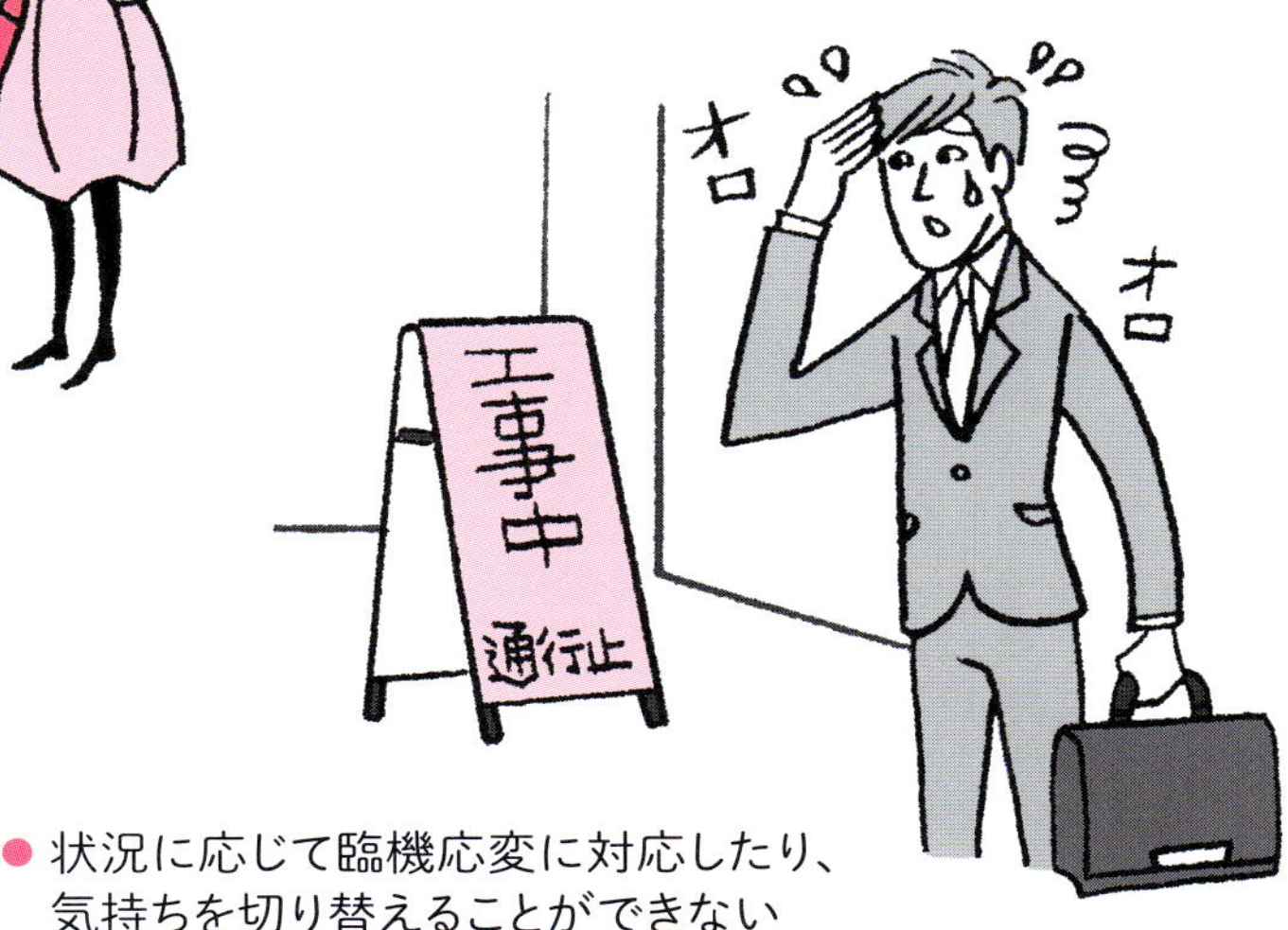

状況の変化に対応できず、急な変更などに強い不安を感じるため、かたくなに同じパターンを守ろうとすることも

- 状況に応じて臨機応変に対応したり、気持ちを切り替えることができない
- 急な変更などで、物事が予定通りに進まないと混乱する

変化を嫌い強いこだわりがある

ほかにも、自閉症スペクトラムの人に共通する特性として、変化を極端にいやがり、順番やルール、同じやり方やパターンなどへの強いこだわりがあります。こだわりの強さは、変化に対する強い不安が背景にあると考えられています。

たとえば、急なスケジュールの変更や、いつも通っている道が通行止めで通れないなど、想定外の出来事に遭遇すると、臨機応変に対応できずにパニックを起こしてしまうこともあります。

こうしたこだわりは、「興味の対象が限定的」といった形で現れることもあります。自分の好きなことには集中することができ、素晴らしい能力も発揮するのですが、一方で、興味のないことにはまったく関心を示さず、学業や仕事に関することであっても、疎かにしてしまうことがあり、周囲から「わがまま」「融通が利かない」などと思われてしまいがちです。

ADHD（注意欠如・多動性障害）

「不注意」「多動性」「衝動性」の3つの特徴が現れます。衝動をうまくコントロールすることができず、仕事や人間関係でつまずいてしまうこともあります。

発達障害のなかで最も多い

ＡＤＨＤは、「不注意」「多動性」「衝動性」などといった特性が強く現れる障害です。そのため、社会生活に支障をきたすこともあります。

ＡＤＨＤは、特性の現れ方によって次の３つのタイプに分けられます。

不注意優勢型

◯気が散りやすく集中できない
◯忘れっぽい
◯物事の順序だてが苦手

多動性・衝動性優勢型

◯落ち着きがない
◯カッとなりやすい
◯思いつきで行動してしまう

混合発現型

◯不注意と、多動性・衝動性の両方の特性を同じ程度もつ
◯ＡＤＨＤ全体の80％がこのタイプだといわれる

ＡＤＨＤは、発達障害のなかで最もよくみられる障害だといわれています。また、不注意優勢型は女性に、多動性・衝動性優勢型は男性に多い傾向があります。

症状のうち、多動性は大人になるにつれて、さまざまな社会経験を通して少しずつコントロールができるようになり、目立たなくなる場合もあります。

しかし、ほとんどの症状は大人になっても持ち越されるため、不注意のために仕事で失敗したり、衝動的な言動が原因でトラブルを起こしたりしてしまうこともあります。

とくに不注意は、大人になっても持ち越しやすく、思春期以降に最も目立ちやすい特性といえます。

日本の社会では、女性には「気が利く」ことや「きちんとしている」こと、「しっかりしている」ことが、男性よりも求められやすい風潮があります。不注意優勢型は女性に多い傾向があるため、ＡＤＨＤの女性は、社会や家庭で低く評価されがちです。

家庭や職場では、自分をよく見せようとするのではなく、あえてＡＤＨＤであることを公表し、障害特性を正しく理解してもらうのもひとつの方法です。家族や信頼のおける同僚などには、サポートをお願いするとよいでしょう。

また、ＡＤＨＤには薬物療法が有効なことがわかっています（50ページ参照）。適切に治療することで、特有の症状をコントロールすることが十分に可能です。

大人のADHDにみられる困難

多動性・衝動性優勢型

- 気が散りやすく物事に集中できない
- 落ち着きがなくソワソワしていて、常に体の一部を動かしている
- カッとなりやすいが、すぐに冷める

ソワソワ
キョロ
キョロ

ねえ！　昨日のテレビ見た？
それでね…

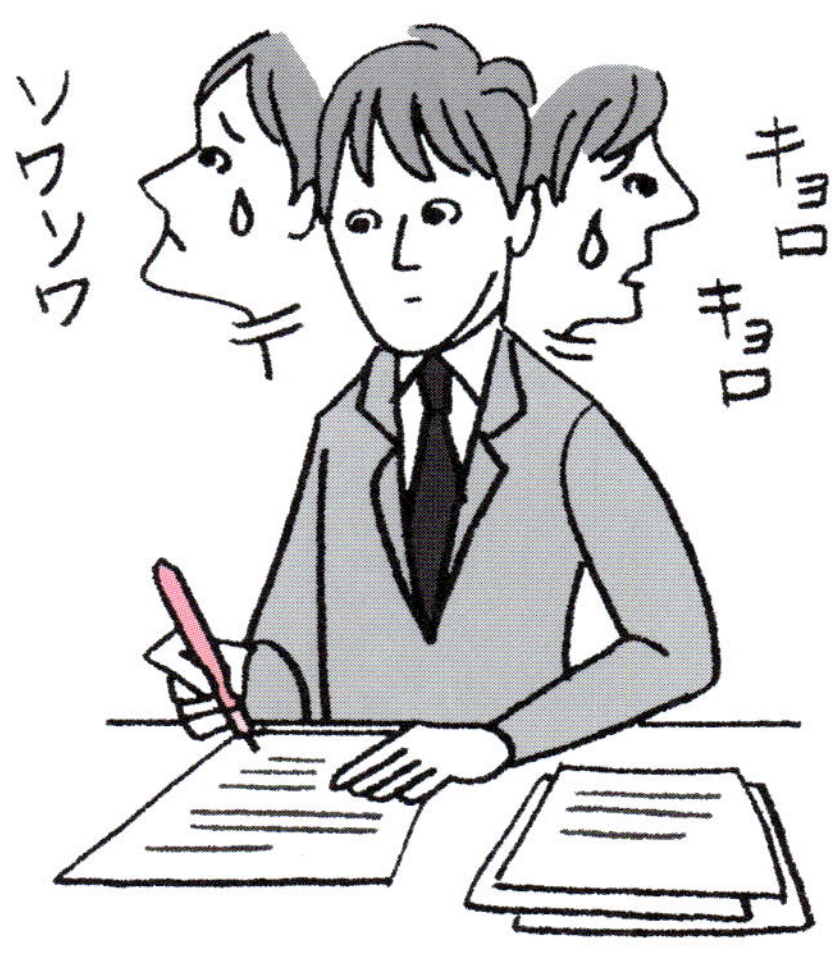

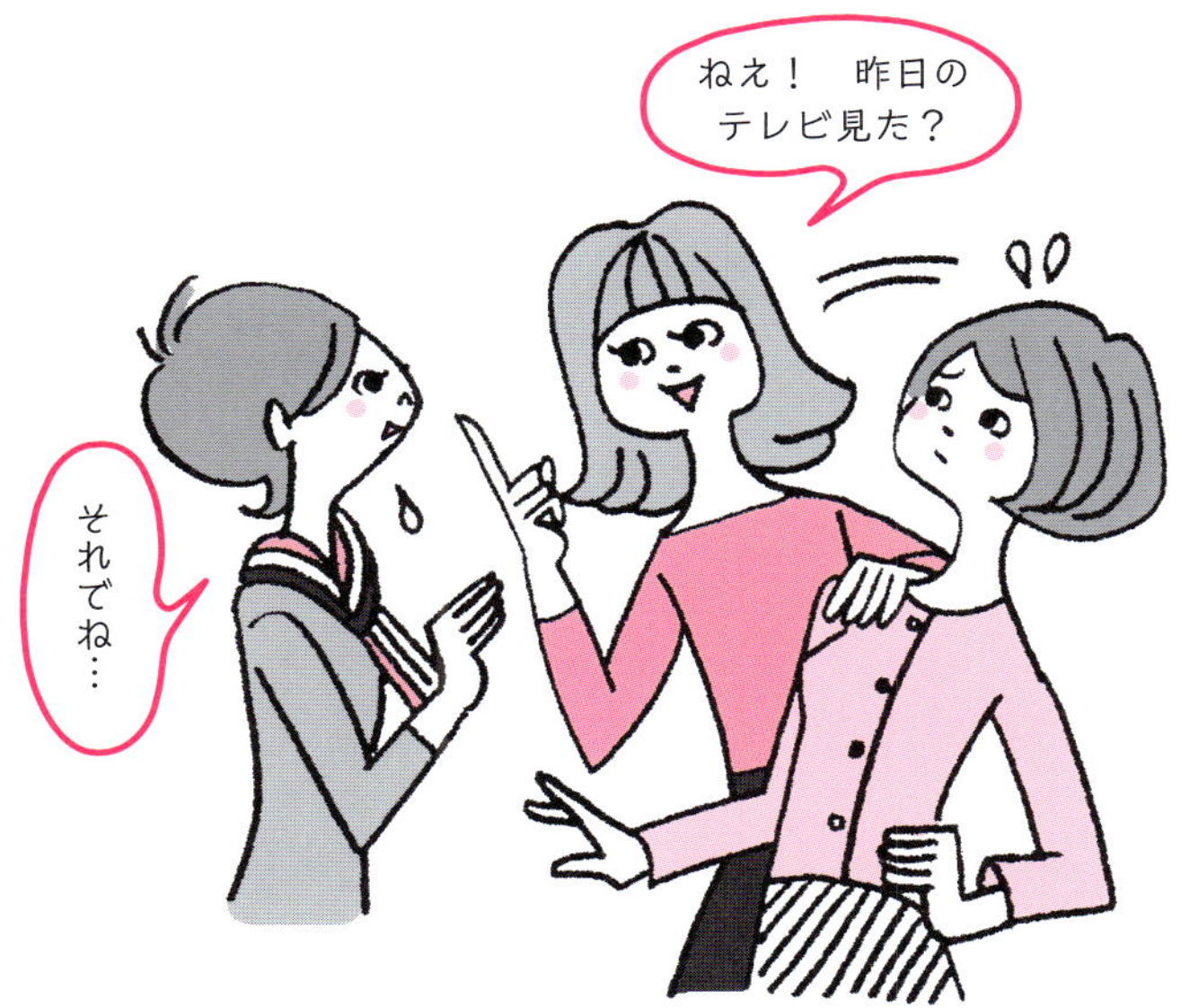

- 人の話の途中で割り込んでしまう
- けがをしたり事故にあいやすい
- 思いつきで行動してしまう

不注意優勢型

- 忘れっぽく、なくし物や忘れ物が多い
- 整理整頓ができない
- 計画を立てたり、物事を順序だてて行うことができない
- いつも時間に間に合わせることができない

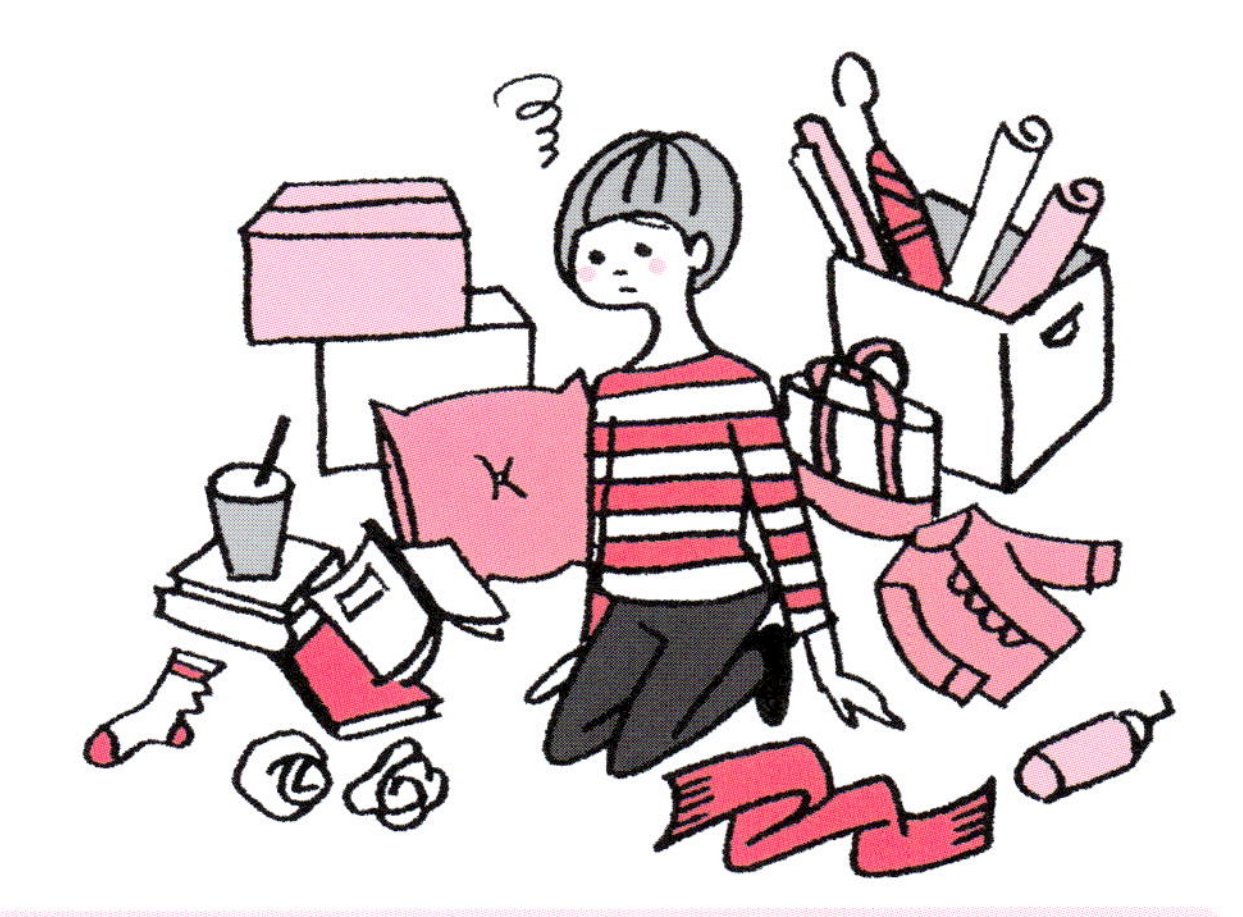

多動性は大人になるにつれて少しずつ目立たなくなる傾向があるが、不注意は持ち越しやすいといわれている。不注意は女性に、多動性・衝動性は男性に多くみられる傾向がある

学習障害（LD）

知的な遅れがないのに、読み書きや計算などの基本的な学習能力のうち、特定の能力に困難が生じる障害です。

特定の学習能力に困難がある

学習障害とは、知的な遅れがないのに、「読み」「書き」「算数」などといった能力の一部に、困難が生じる障害です。文字を正しく書けない、会話はふつうにできるのに、書かれた文章はスムーズに読めない、簡単な足し算や引き算も指を使わないとできないなど、現れ方はまちまちです。

中核となっている障害は、読み書きの能力に著しい困難がある「ディスレクシア（読み書き障害）」で、学習障害の8割がこの症状を抱えているといわれています。学習障害は、認知にかたよりがあり、脳から正しい情報を引き出せなかったり、情報を引き出すのに時間がかかったりするために起こると考えられています。

薬による治療法はありませんが、それぞれの問題に対する効果的な対応法が開発されています。

ただし、一部の学習障害についてはまだ有効な対応法がありません。苦手なことを克服するという考え方ではなく、たとえば、書くことが不得意な場合はパソコンで入力したり、聞き取ることが苦手な場合はボイスレコーダーで録音したりして、別の形で補うというアプローチのしかたが有効です。

困難の現れ方はさまざま

「読むこと」につまずくタイプ

目で文字を追う動きがスムーズにできないために、行数の詰まった文章ではどこを読んでいるのかわからなくなったり、読み飛ばしたりします。

また、ことばをまとまりで認識し、適切な位置で区切って読んだり、読んだ文章の意味を理解したりすることが苦手な場合もあります。

「書くこと」につまずくタイプ

読むことはうまくできるのに、文字を書くときはマス目や行から大きくはみ出したり、鏡文字（左右反転）になるなど、書字に困難のある状態です。

視覚認知の弱さや、目と手の協調運動がうまくいかないことなどが原因で、こうした特性が現れると考えられています。

「算数」につまずくタイプ

数を数えるのに時間がかかる、簡単な計算でも指を使わなければできない、推論ができないなど、数量の概念をとらえるのに困難がある状態です。

学習障害のさまざまなタイプ

読むことにつまずく

- 単語をまとまりで読めず、一文字ずつ読む
- どこを読んでいるのかわからなくなり、文字や行を読み飛ばす
- 小さい「っ」や「しょ、しゃ」などの特殊な音が発音できない
- 似ている文字と読み違える　など

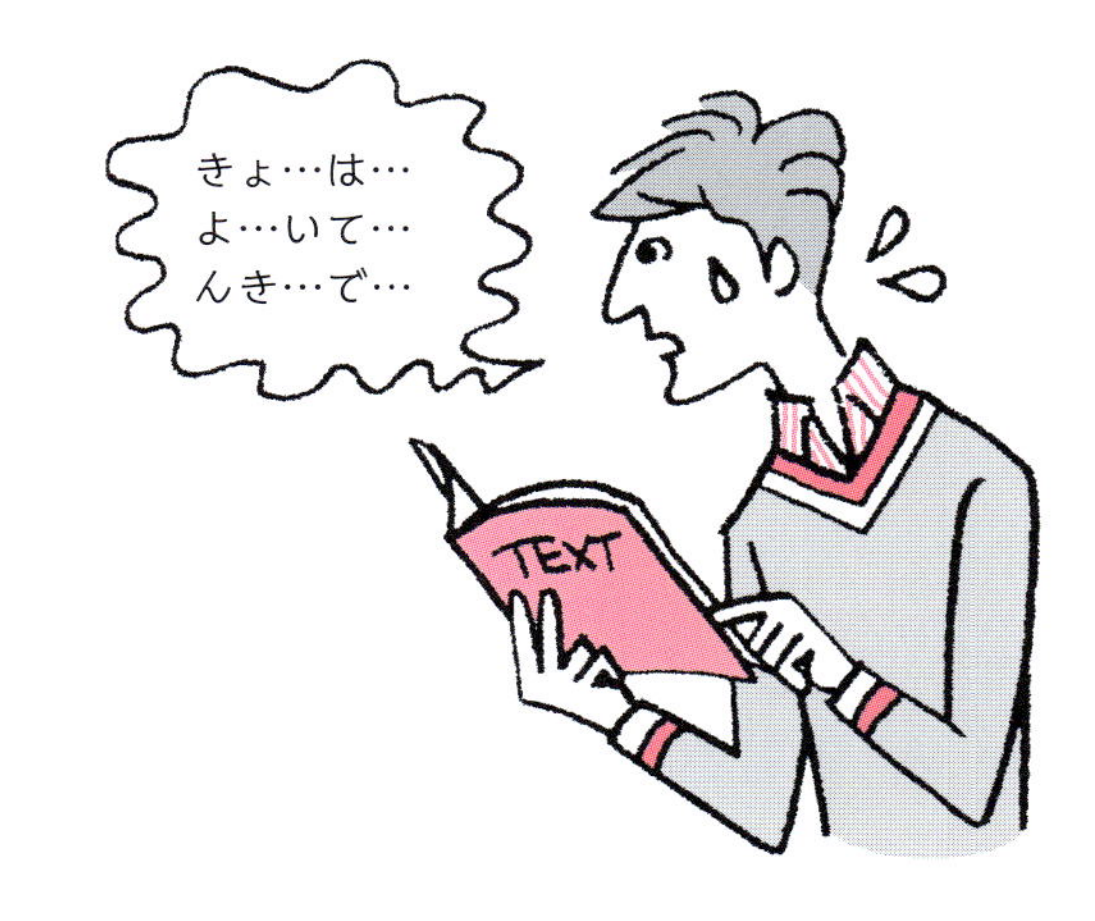

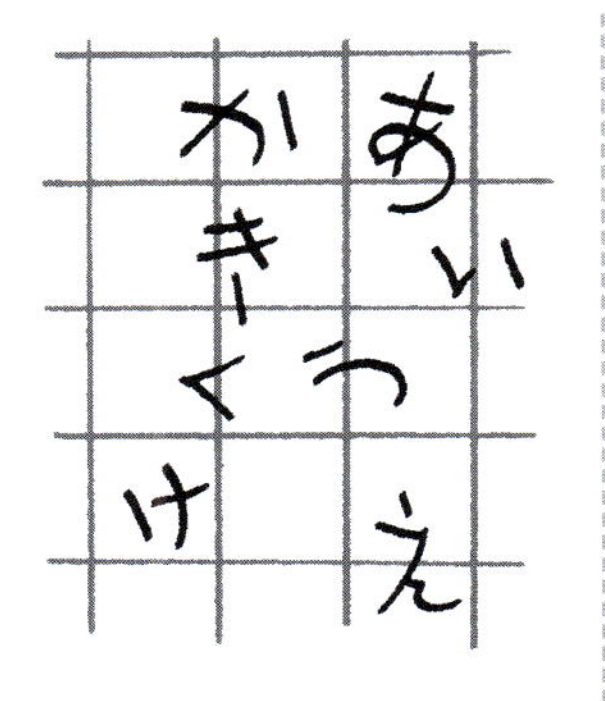

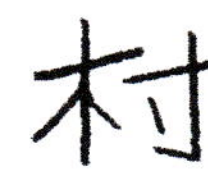

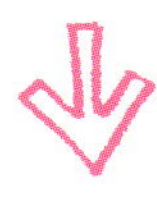

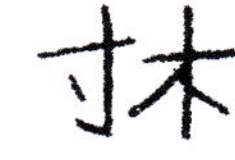

書くことにつまずく

- 漢字を正しく覚えられない（鏡文字になったり左右が逆、線がたりないなど）
- 筆記具をうまく操作できず筆圧が安定しない
- 文字の大きさや形がバラバラでマス目や罫線からはみ出る　など

算数につまずく

- 九九が覚えられない
- 暗算ができず、簡単な計算でも指を使う
- くり上がりやくり下がりの筆算ができない　など

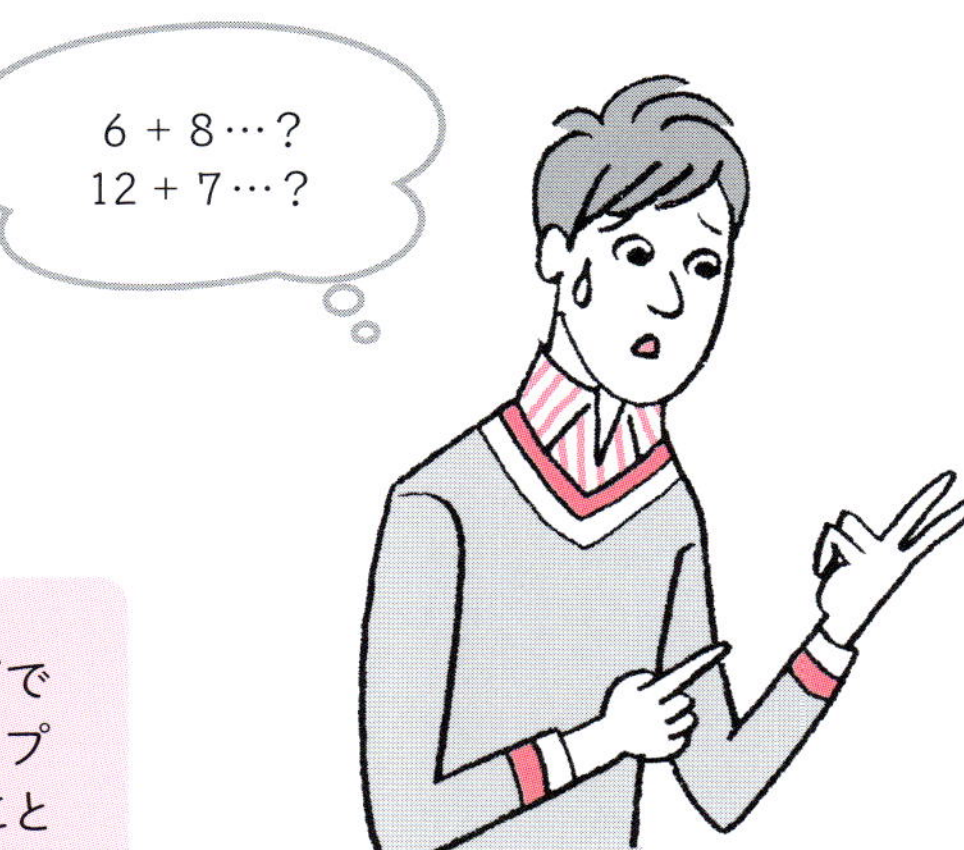

そのほか、頭に浮かんだことがスムーズにことばで表現できないなど「話す」ことに困難があるタイプや、相手の話を正確に聞き取れない、聞いたことをすぐに忘れてしまうなど「聞く」ことに困難があるタイプもある

そのほかの障害

そのほか代表的な発達障害には、チックなど自分の意思ではコントロールすることが難しい体の動きや、音声が現れる運動障害、ことばの使用や理解に困難のあるコミュニケーション障害などがあります。

運動障害

チック障害

「チック」とは、本人の意思とは関係なく、顔や体の一部がけいれんしたり、突発的に声が出たりする障害です。激しくまばたきをする、目を回す、肩をすくめるなどの運動チックと、声を出す、鼻を鳴らす、咳ばらいをするといった音声チックがあります。この両方が複数、長期間現れる重症なチック障害は、「トゥレット症候群」と呼ばれています。

主に幼児期に発症し、ほとんどの場合は思春期以降から成人までに改善するといわれていますが、症状が継続したり、悪化する場合では、薬による治療や、認知行動療法などが行われます。

●トゥレット症候群●

運動チック

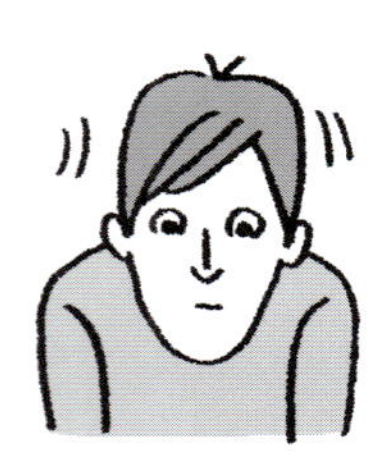

● 肩をすくめる

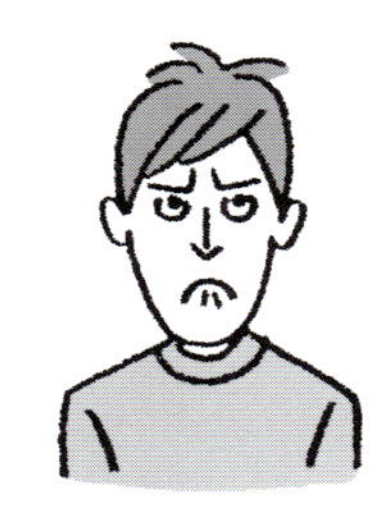

● 顔をしかめる

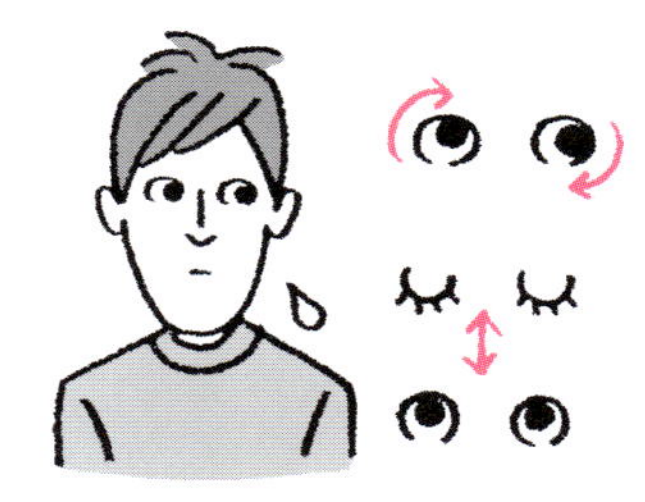

● まばたきや目を回す

音声チック

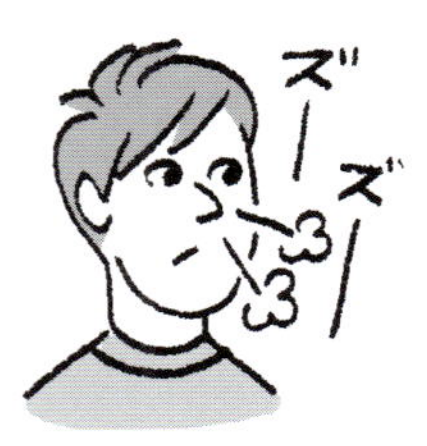

● 鼻を鳴らす

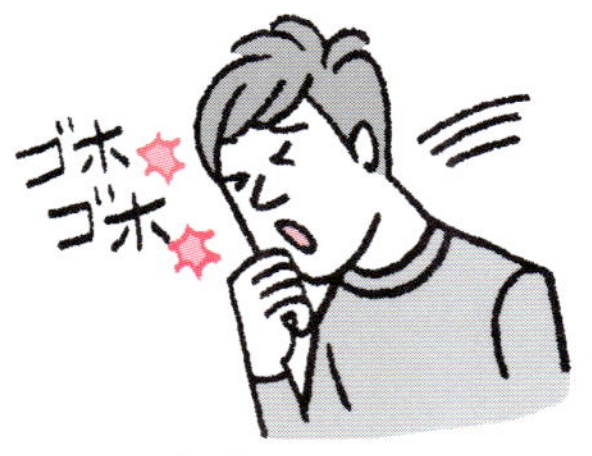

● 咳ばらいをする

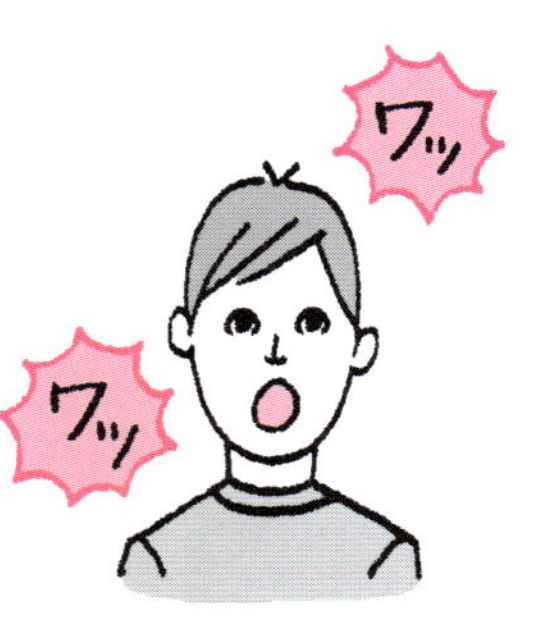

● 短い奇声を上げる

重症化したトゥレット症候群の治療には、抗ドーパミン薬による薬物療法のほかに、認知行動療法や心理療法が効果をあげる場合もある

発達性協調運動障害

手と足を一緒に動かしたり、何かを目で見ながら動くといった動作の連動（協調運動）がうまくいかず、全身運動や細かい指先の操作がスムーズにできない障害です。

筋肉や関節から受ける感覚が脳に伝わりにくかったり、筋肉の緊張が弱かったりするために起こると考えられています。子どものころから体のバランスが悪く、キャッチボールやなわとびなどの複雑な動きを組み合わせる運動が苦手だったり、手先が不器用でハサミなどの道具をうまく使えなかったりします。大人になるにつれ、症状は目立たなくなっていきますが、不器用さや体のバランスの悪さは残りやすいといえます。このほか、発達障害の運動障害には、意味のない行動をくり返す「常同運動障害」なども含まれます。

コミュニケーション障害

コミュニケーション障害には、「言語障害」「語音障害」「吃音（小児期発症流暢性障害）」など、ことばを用いた表現や、理解の困難さを特徴とする障害が含まれます。

また、こだわりや感覚異常はなくても、社会的なコミュニケーションに困難がある人を自閉症スペクトラムとは分けて、「社会的コミュニケーション障害」と呼びます。

吃音（小児期発症流暢性障害）

「吃音」とは、スムーズに話すことが困難な状態のことで、一般的には「どもり」とも呼ばれます。

たとえば、「これは」と言いたい場合に、「こ、こ、こ、これは」とはじめの文字をくり返したり、「こーれは」と伸ばす、「…っこれは」と、詰まってしまうなどの症状が現れます。

大人になると軽快する傾向にありますが、思春期以降でも症状が目立つ場合は、医療機関の受診をおすすめします。

吃音の症状の例

くり返し　ことばの一部をくり返す

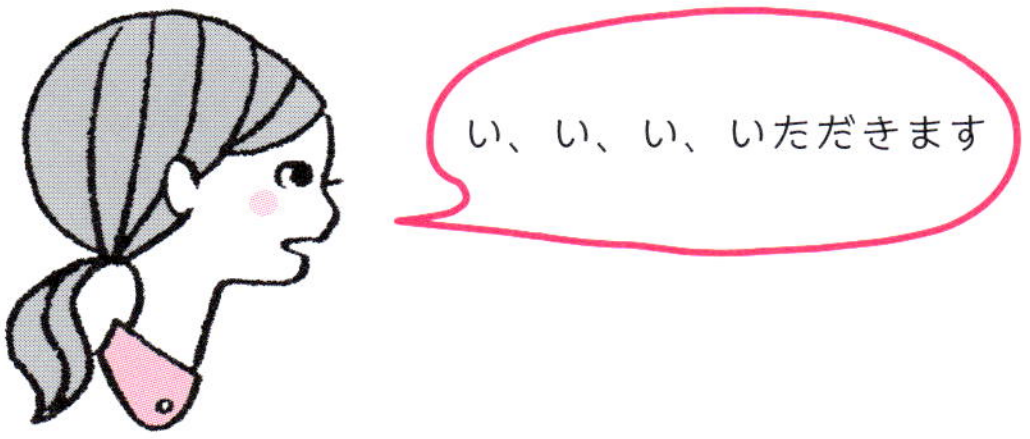

い、い、い、いただきます

引き伸ばし　はじめのことばを引き伸ばす

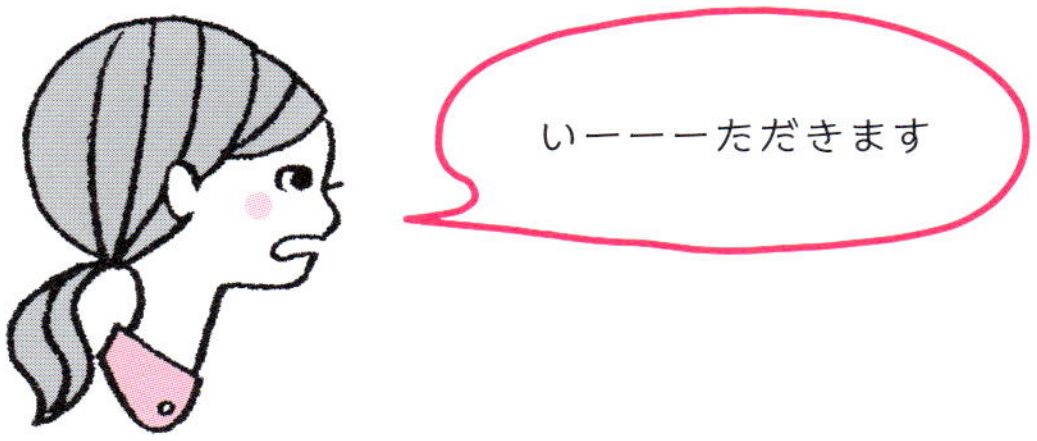

いーーーただきます

詰まる　はじめのことばが詰まって出ない

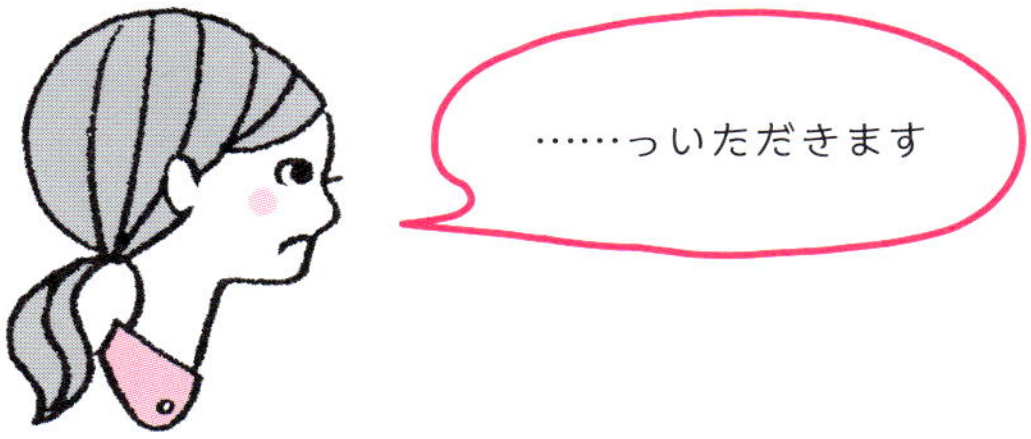

……っいただきます

複数の障害を併せもつことも

特性の違う発達障害を同時に併せもったり、ほかの気質が原因となって現れる疾患などが併存したりする場合もあります。

障害が同時に発症することも

自閉症スペクトラム、ADHD、学習障害は、それぞれ異なる特性をもつ発達障害ですが、個々の障害が単独で現れるとは限らず、複数の障害を「併せもつ」場合もあります。

たとえば、自閉症スペクトラムと診断されていても、ADHDの特性である「不注意」や「衝動性」などの特性が同時にみられる場合があります。こうしたケースではADHDを併せもっていると考えられます。

これまで自閉症スペクトラムとADHDを併存している場合は、「自閉症スペクトラム」という診断名が優先され、ADHDを診断することができませんでしたが、2012年に改訂されたアメリカ精神医学会の診断基準（DSM-5）により、自閉症スペクトラムとADHDを一緒に診断することが認められるようになりました。

このように複数の障害が併存している場合は、本人が生活上で感じる「生きにくさ」もそれだけ強く、複雑になります。また、障害の特性の現れ方が複雑になることで、治療や対処法にも、より綿密な対応が求められるようになります。

そのため、生活の困難さを改善するにも、より長い時間がかかる傾向があるのです。

併存しやすい疾患がある

ほかにも、発達障害には併存しやすい疾患があります。

障害が併存すると困難も増す

障害が重なることで
特性の現れ方も複雑になる

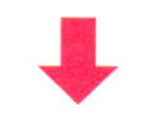

生きにくさが増し、
改善に時間がかかることも

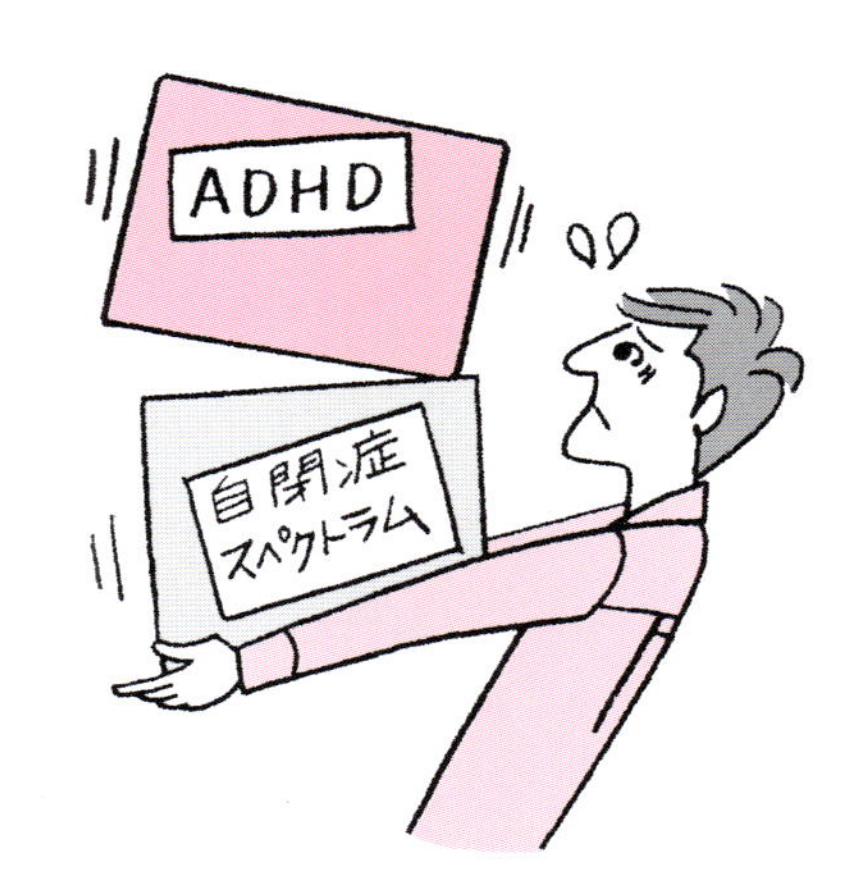

てんかん

自閉症スペクトラムは、「トゥレット症候群」（26ページ参照）や、けいれんや発作が現れる「てんかん」を併発することもあります。これは、脳の神経回路内で電気的に活動している脳細胞の機能異常によって、手足や全身がけいれんしたり、失神を起こしたりする疾患で、100人に1人の割合で発症します。

ほとんどのてんかんは、特発性てんかんと呼ばれる原因不明のものです。発達障害の人には併存しやすいので、脳波検査をしておく必要があります。

感覚異常

私たちには目、耳、鼻、舌、皮膚などの感覚器があり、そこで得られた知覚情報を脳などで認識しています。

また脳には、人間にとって大切な情報とそうでないものを選別する機能があります。たとえば、少し騒がしい場所にいても、雑音の中から自分が会話をしている相手の声を聞き分けることができるのは、そうした選別機能があるからです。このような機能を「選択的注意」といいます。

しかし、発達障害のある人は、この機能がうまく働かないため、すべての音を同じように認識してしまいます。そのような「感覚のアンバランス」が、聴覚だけでなく、視覚、嗅覚、味覚、触覚などでも起こるのです。その結果、ふつうの人とは違った見え方、聞こえ方、感じ方をしてしまうと考えられています。

感覚異常の例

味覚	● 好き嫌いや偏食が激しく、決まったものしか食べられない ● いろいろな食材が混ざっている料理などが食べられない
嗅覚	● いろいろなにおいや、人いきれに耐えられず人混みなどに行けない
視覚	● ふつうの光でも、目を開けられないほどまぶしく感じる ● 見たいものと周囲のものを見分けることができない
聴覚	● 大きな音や苦手な音が鳴るとパニックになる
触覚	● そっと触れられても強く叩かれたように感じる ● 特定の素材にこだわる
運動覚	● 運動音痴 ● 手先が不器用
温痛覚	● 疲れを感じにくかったり、痛みに鈍感 ● 温度の変化に鈍く、洋服などを適切に調節できない

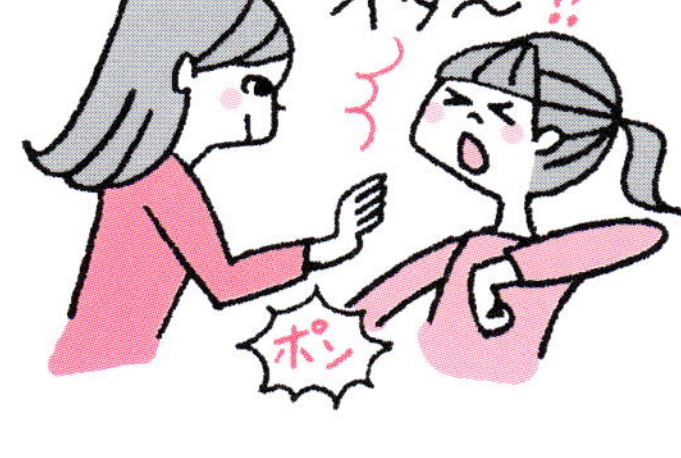

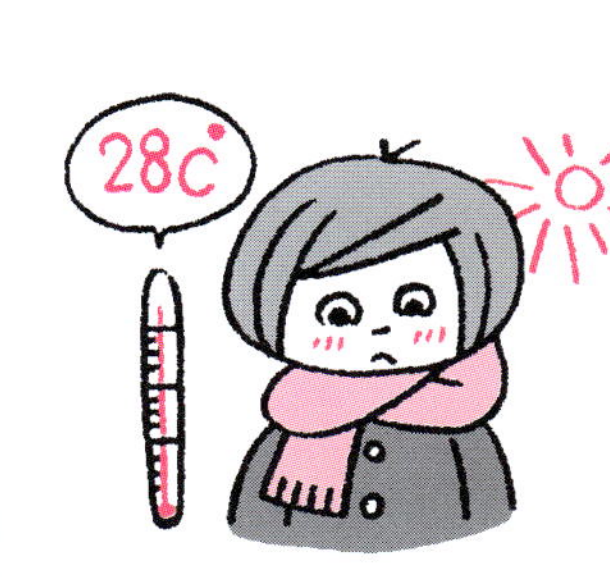

発達障害の原因

発達障害の原因はまだ解明されていませんが、脳の神経伝達に何らかの異常があり、脳機能にかたよりが生じていることが原因ではないかといわれています。

脳の機能特性がかかわっている

発達障害が起こる背景については、さまざまな原因が考えられています。

現時点では、まだ解明されていませんが、前頭前野、尾状核、側頭葉、扁桃体といった、脳のいくつかの部分の働きに障害があるために、神経ネットワークや、認知機能に特有のかたよりが生じているのではないかといわれています。

また、セロトニンやドーパミン、ノルアドレナリンなどといった、心身の働きに重要な「神経伝達物質」の働きの低下や量の過不足などが影響しているとの報告もあり、さまざまな要因が、複合的にかかわって起こっていると考えられています。

● 発達障害にかかわる脳の部位 ●

前頭前野

記憶（ワーキングメモリーを含む）や感情をコントロールするなど、脳の司令塔的な働きをする部分

場にふさわしい行動をとったり人の気持ちを推測したりする

尾状核

行動や運動の調整、学習や記憶（とくにフィードバック機能）にかかわる部分

動作の切り替えをスムーズにする

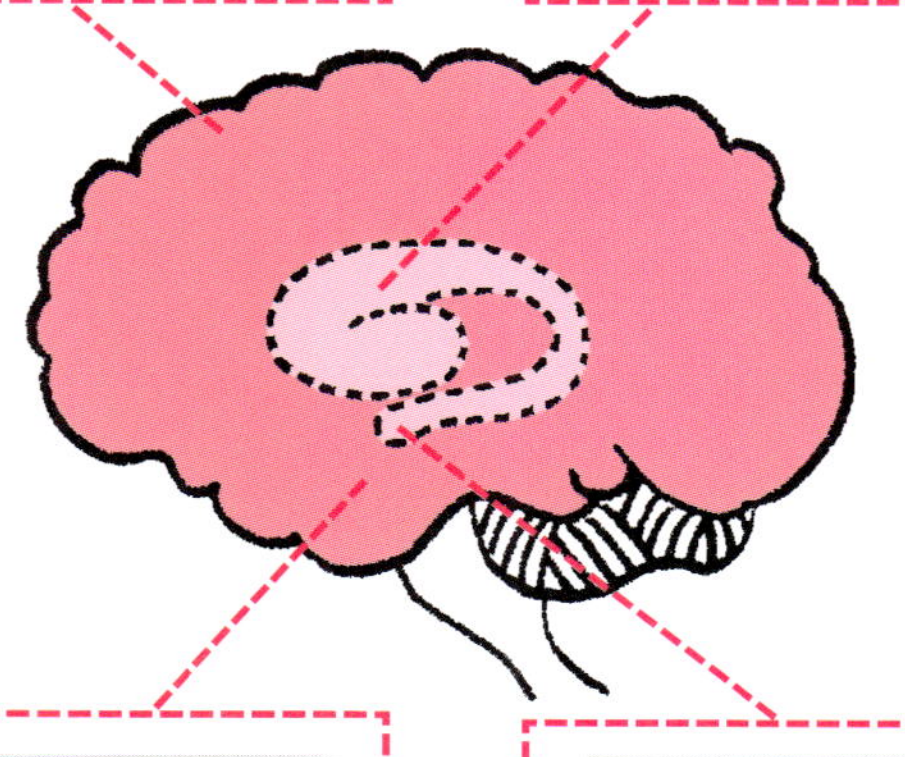

側頭葉

言語の理解や記憶、視覚情報（形や色）の区別、聴覚や嗅覚の情報処理にかかわる部分

人のしぐさや顔の表情などを理解する

扁桃体

恐怖、快不快、好き嫌いなどの情動にかかわる部分

それらの情動を記憶したりコントロールしたりする

親の育て方が原因ではない

かつて、発達障害は親の育て方やしつけが原因で発症すると考えられていた時代もありました。

そのため、発達障害の子どもをもつ親は、周囲から「甘やかしているからだ」「子どもへの愛情が不足している」などと非難されることも少なくありませんでした。

こうした非難から、親は自責の念を強め、子育てがますます窮屈になり、子どもに厳しく接することで、子どもの不適応が悪化するという悪循環に陥っていたともいえます。

現在は、発達障害は生まれつきの脳の障害であるということが広く理解され、そのような偏見や誤解は否定されています。

発達障害には家族性がある

発達障害の原因はしつけや育て方？

しつけや育て方が原因で起こるのではなく、
家族性があると考えることが大切

遺伝子を受け継いでいることも

発達障害の要因には、遺伝的な要素もかかわっていることが、さまざまな研究でわかってきています。

発達障害は、家族性があることが知られており、親やきょうだいなどに発達障害があると、発症率が高くなると言われています。しかし、双子など、限りなく遺伝子が近くても、必ず発達障害を受け継ぐということではありません。「発達障害が出現しやすい脳の特性を受け継いだ」と理解しましょう。

たとえば、親子間での糖尿病などの成人病リスクのもちやすさや、きょうだいどうしで性格や顔が似るというのと同じであるととらえるべきでしょう。

また、発達障害の原因として、遺伝子のように生まれつきもっている要因のほかに、後天的な外からの要因が関係しているのではないかという説もあります。

Column 天性の能力をもつ「ギフテッド」

発達障害のある人のなかにも多くいる

みなさんは、「ギフテッド」ということばを聞いたことがあるでしょうか。

ギフテッド（英：Gifted, Intellectual giftedness）とは、たとえば、知的能力や言語能力、記憶能力などといった能力が、ふつうの人よりも飛び抜けて優れた人のことを表すことばです。英語で贈り物を意味する「ギフト」が語源で、生まれつき天から授けられた素晴らしい能力のことを指し、発達障害のある人のなかにもたくさんいるといわれています。

しかし、その能力は必ずしもよい面ばかりではなく、学業的、社会的な成功に直結するとはかぎりません。

飛び抜けた資質をもっていたとしても、それをうまく生かす環境や、周囲の理解がなければ、かえって子どもにとって、生きにくさにつながってしまうこともあるのです。

能力によって生きにくさを感じる場合も

たとえば、IQが130を超えるような高い知能を持っている場合は、学校生活などで不適応を起こしてしまうこともあります。

ギフテッドの人は、能力の高さとともに、感受性も高い場合があり、そのために傷つきやすかったり、疎外感をもちやすかったりするような場合も少なくないのです。

また、教室のなかでのさまざまな刺激に耐えられなくなり、パニックなどをおこしてしまうこともあります。

人間の能力は多面的で、いわゆる「IQ」だけでは評価できませんが、それを適切に評価できる教育システムは、まだ十分構築されていません。

欧米では、こうした人たちに対する専門の学校もあり、適切な処遇が図れるようにさまざまな試みがなされています。

日本でも最近になり、ギフテッドに対応する医療機関などがつくられはじめていますが、まだまだ普及していないというのが現状です。

感受性の高さから、さまざまな刺激に耐えられず、パニックになることもある

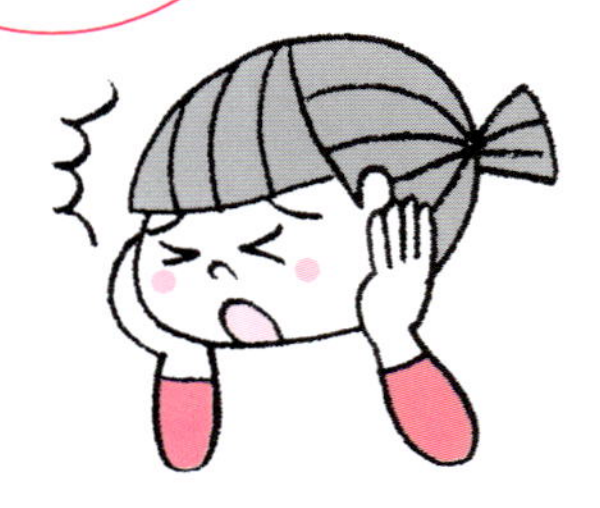

2章

自分や家族が「発達障害かもしれない」と思ったら

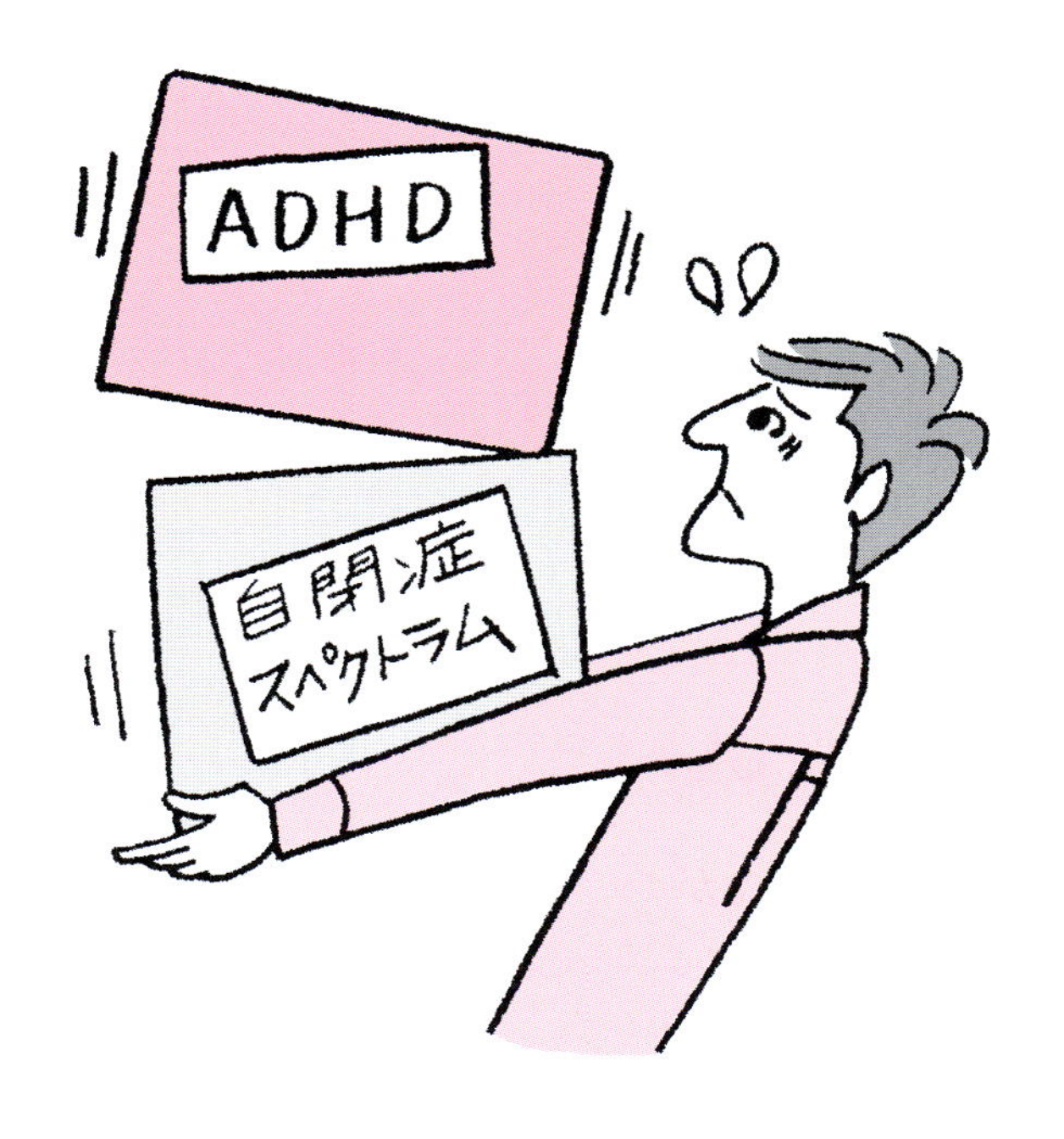

発達障害の相談機関

大人の発達障害の場合は、一般的には精神科を受診します。そのほか、各地の発達障害者支援センターなどで相談することもできます。

大人の発達障害は「精神科」を受診する

発達障害かもしれないと思ったとき、どこに相談すればよいのでしょうか。子どもの場合は、「児童精神科」や「児童思春期精神科」が診療を行っていますが、大人の場合は、子どものころから継続して受診していた人以外は、どちらの診療科も基本的に対象外となります。そのため、一般的には「精神科」を受診します。

これまで、大人の発達障害の診断はごく限られた医療機関でしか受けられませんでしたが、「発達障害」が広く知られるようになり、抵抗感も少なくなってきたことから、受診したいと思う人が増えてきました。

こうした傾向を反映し、大人の発達障害を診る医療機関も少しずつ増えてきています。

しかし、発達障害の診断は難しいうえに、多くの発達障害者を診察した経験のある医師も限られているのが現状です。信頼のおける医療機関を選ぶのは容易なことではありません。

発達障害に詳しい医師に診てもらう

医療機関を受診するときは、大人の発達障害を診断してもらえるか、発達障害の診断経験のある医師がいるかどうかを確認することが大切です。

発達障害の場合、強迫性障害などの症状の似た精神疾患と誤診されやすく、うつ病や不安障害など、二次的に発症した症状の陰に、発達障害が隠れてしまう場合もあります。

とくに大人の場合は、発達障害によるストレスを長年抱えてきており、二次的に精神的な疾患を発症しているケースが少なくありません。

実際に、これまでうつ病や強迫性障害などの精神疾患と診断されて治療していたにもかかわらず、まったく症状が改善されず、あとから発達障害だとわかったというケースもあります。こうしたことからも、発達障害を専門的に診る医師の存在を確かめることが重要です。

また、発達障害は受診してすぐに診断がつかないことも多く、一度の治療で改善することもないため、医師とも長くつきあっていく必要があります。このような観点からも、話しやすく、信頼して小さなことでも気兼ねせず相談できる医師を選ぶことが大切になります。

発達障害を熟知した医療機関を選ぶ必要性

別の病気と誤診されてしまうと…
精神疾患
不適切な治療
必要のない服薬
根本の障害の放置
症状は改善しない
新たな症状が現れたり、発達障害の症状が悪化してしまうことも
発達障害に詳しい認定医は、「日本児童青年精神医学会」のホームページを利用して探す方法もある
http://child-adolesc.jp/nintei/ninteii/

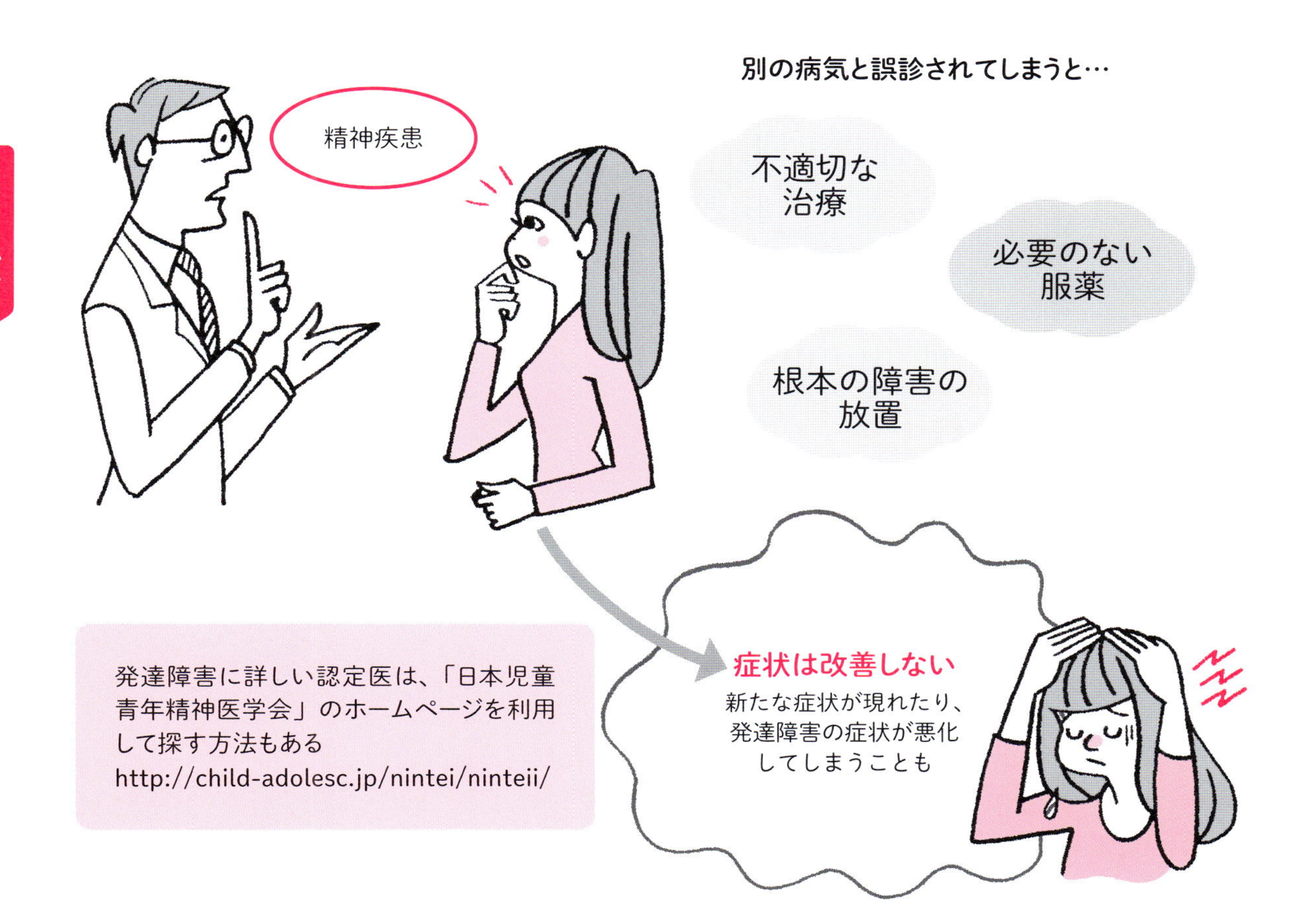

自治体などに相談する方法も

発達障害の相談先・受診先がわからなかったり、近くに適切な医療機関が見つからなかったりした場合は、地域の自治体や保健所、精神保健福祉センターなどに問い合わせましょう。

また、各都道府県や指定都市が運営している公的機関の「発達障害者支援センター」に相談する方法もあります。発達障害者支援センターは、発達障害のある人やその家族の生活上の問題や、悩みを解決するために助言や支援をしてくれる専門的機関です。医療機関を紹介してくれるほか、活用できるサービスなどについて情報を提供してくれます。

ただし、地域によって十分な情報提供が受けられなかったり、利用者が多すぎて予約が取りづらく、何か月も待たされるといった場合もあります。そのようなときは、発達障害に詳しい認定医を紹介しているウェブサイトなどを活用してもよいでしょう。

精神科での診断の流れ

発達障害は、一度の受診ですぐに診断がつくものではありません。現在の状況や幼少時のようす、さまざまな検査結果をもとに総合的に判断していきます。

さまざまな状況から総合的に判断する

発達障害の診断は、現在の症状をはじめ、いろいろな検査の結果などをみたうえで、診断基準に沿って行われます。

現在、最も広く使用されている診断基準は、アメリカ精神医学会の「DSM-5（精神疾患の診断・統計マニュアル第5版）」、またはWHO（世界保健機関）の「ICD-10（国際疾病分類第10版）」です。この診断基準をもとに、行動や思考の特徴を確認し、診断へとつなげます。

初診では、医師からの問診により、現在抱えている生活上の悩みや人間関係の問題、仕事の状況などについて聞かれます。さらに、幼少のころのようすや家族関係などについてもたずねられます。

医師は、こうして得られた情報をもとに、患者さんの話し方や表情なども参考にして総合的に診断をしていきます。

発達障害の特性は、乳幼児期や学童期から現れるため、生育歴はとくに重要な情報となります。

そのほかに、発達に関するスクリーニング検査（その病気である可能性を探る検査）や心理検査、初診時には身体的な疾患と鑑別するための血液検査や、施設によってはCT、MRI、脳波、NIRS（光トポグラフィー検査）なども行われます。

発達障害の診断には、現在のところ診断を確定するための生物学的指標（バイオマーカー）はありません。そのため、正しい診断結果が出るまでにはそれなりの時間がかかるということも心得ておくことが大切です。

初診でたずねられる内容

- 生育歴
- 家族環境・家族歴
- 今抱えている悩みや心身の症状
- 自分の性格や人との関係
- これまでの仕事の状況や環境
- 現在使用している薬や既往歴　など

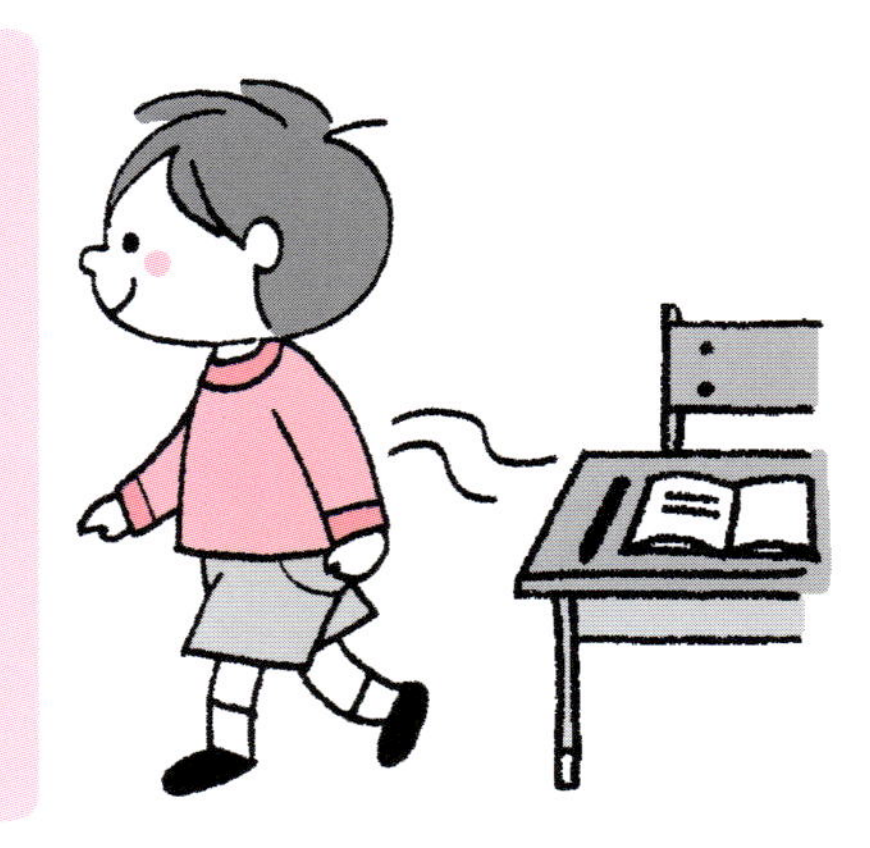

家族も付き添う

発達障害の診断では、生まれたときの状況や、生育過程などの情報が重要になります。しかし、発達障害のある人は、自らの心身の状態を客観的に説明できなかったり、診察時の緊張などから、診察室でスムーズに答えられなかったりする場合もあります。そのため、子どものころのようすや家庭環境をよく覚えている家族や身内に、受診に付き添ってもらうほうがスムーズです。

本人よりも、家族からのほうが客観的で正確な情報を得やすく、適切な診断につながりやすいといえます。

また、すでに、うつ病や不安障害、強迫性障害などといった、二次的な心の病気を発症している場合には、とくに家族や周囲の人によるサポートが不可欠になるため、障害の理解と適切な支援の方法を知ってもらうために、一緒に医療機関に来てもらうことが望ましいのです。

家族と受診するメリット

不安や緊張を感じずに診察を受けられる
適切な診断につながりやすい
障害への理解を得やすい

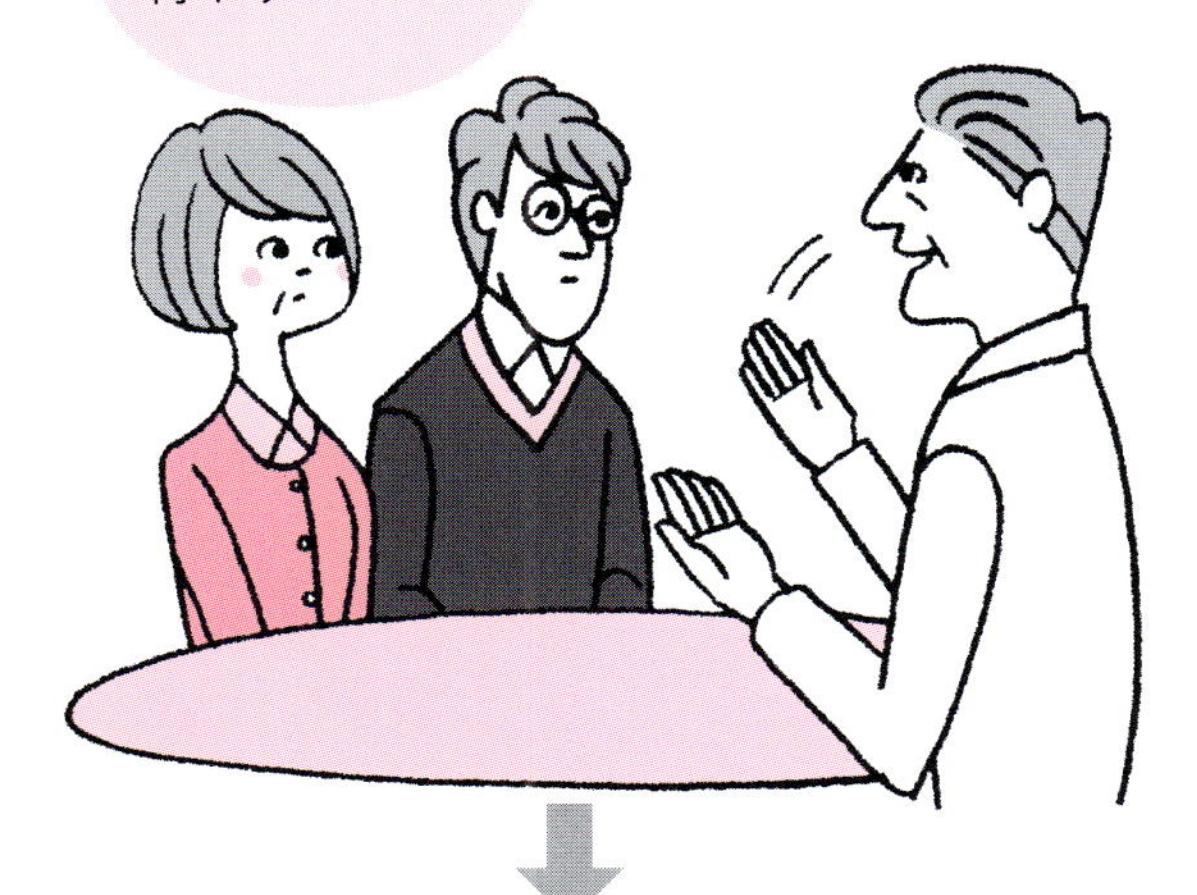

二次障害へのサポートにもつながる

家族に医師の診断を直接聞いてもらうことは適切な支援のためにも大切になる

発達障害のある人は、社会に適応できない特性について、身近な家族からも「甘えだ」「怠(なま)けているだけだ」などとせめられている場合があります。

また、本人が一人で受診した場合、医療機関で発達障害と診断されて、医師から聞いた説明を家族に話しても、なかなか理解してもらえないということも少なくありません。

「発達障害」という名前だけは世間に浸透してきましたが、多くの人が正しく理解していないのが現状です。家族でさえも障害に対して誤解や偏見をもっていることがあるのです。逆に、家族だからこそ「障害」を認めたくないという人も少なくないのです。

本来、一番の理解者になるはずの家族に受け入れてもらえないということは、当事者にとって大変つらいことであり、無理解が積み重なることで症状を悪化させてしまう可能性もあります。

そうならないように、家族が本人と一緒に受診して医師の話を聞き、発達障害への理解を深めることが大切なのです。

診断時に行われる知能検査

16歳以上の診断には、ウェクスラー成人知能検査が行われます。この検査で、行動や認知の特性や、実生活の困難さを把握していきます。

知能検査で能力の特性を確認する

発達障害の診断では、現在の症状や生育歴とあわせて知能検査を行い、能力のアンバランスさを確認します。

大人の発達障害の診断には、「ウェクスラー成人知能検査（WAIS-Ⅲ（ウェイス））」がよく用いられます。

ウェクスラー成人知能検査では、ことばの知識や、それを扱う能力、聴覚的な情報処理能力などの「言語性ＩＱ」と、先を読み物事を進める能力、視覚や空間的な情報処理能力といった「動作性ＩＱ」などがわかります。言語性ＩＱは、耳から情報を受け取ってことばで応答する「言語性検査」、動作性ＩＱは、目から情報を受け取って動作で応答する「動作性検査」を行います。

この検査の結果をもとに次の４つの領域が視覚化され、能力のアンバランスさ（発達のかたより）がわかります。

言語理解
言語的な知識を生活のなかで生かしたり、状況に合わせて応用できる能力。

知覚統合
視覚的な情報を取り込み、それらの要素を関連づけて分析・まとめる能力。

ワーキングメモリー
注意を持続させて、聴覚的な情報を取り込んで記憶する能力。

処理速度
視覚的な情報を、事務的に数多く正確に処理する作業スピードの能力。

これらの結果は、自分の行動や認知の特性、実生活の困難さなどを客観的に理解することにも役立ち、生活や仕事などに生かすこともできます。

ウェクスラー成人知能検査の知能指数と知能発達水準

知能指数（IQ）	知能発達水準
130以上	非常に高い
129～120	高い
119～110	平均の上
109～90	平均
89～80	平均の下
79～70	境界域
69以下	知的障害

ウェクスラー成人知能検査

項目	下位項目	検査内容	把握できる能力
言語性検査	知識	一般的な事がらに関する知識について答える	一般的事実についての知識量
	理解	日常的な問題解決や社会的ルールなどについて答える	実践的知識を表現する力、過去の経験を利用する力、慣習的な行動の基準についての知識
	算数	算数の問題を、暗算で制限時間内に答える	計算力、量的推理
	類似	2つのことばに共通する概念を答える	論理的で抽象的な思考能力
	単語	単語の意味を答える	言語発達水準、語彙(ごい)力
	数唱	聞いた数字を、同じ順番、または逆の順番で答える	聴覚的な短期記憶
	語音整列	数字とかなの組み合わせを聞き、数字を小さいものから大きいものの順に、また、かなを五十音順に並べ替えて答える	五十音や数字の順序の熟達
動作性検査	絵画完成	絵カードを見て、その中に欠けている重要な部分を指で示すか、ことばで答える	視覚刺激にすばやく反応する力、視覚的長期記憶
	符号	簡単な記号を見て書き写す	事務処理速度、正確さ、視覚的短期記憶などの精神運動速度
	積木模様	積木模様を見て同じ模様をつくる	全体を部分へ分解する力、非言語的概念を形成する力
	行列推理	一部分が空欄になっている図版を見て、その下の選択肢から空欄に当てはまるものを選ぶ	類推的推理、時間制限がともなわない場合の非言語的問題解決
	絵画配列	絵カードを、物語の意味が完成するように制限時間内に並べる	結果の予測、時間的順序の理解および時間概念
	記号探し	記号グループの中に見本と同じ記号があるかどうかを判断する	視覚的探査の速さ
	組み合わせ	ピースを組み合わせて具体物の形を形成する	視覚－運動フィードバックの利用、部分間の関係の予測、思考の柔軟性

発達障害で起こりやすい「二次障害」

発達障害の特性から失敗をくり返したり、障害への周囲の無理解から非難や叱責が続くと、二次障害が引き起こされてしまうことがあります。

二次的に別の疾患を引き起こす

発達障害がベースにあることにより、二次的に発生する別の健康上の問題を「二次障害」といいます。

大人の発達障害の場合、多くのケースで何らかの二次障害が起こっていると考えてもよいでしょう。

本人は、もともとある認知や行動のかたよりのために、長年、劣等感や周囲との軋轢(あつれき)に悩まされ、その結果、相当なストレスにさらされてきたと考えられます。

そのようなストレスの結果、睡眠障害や不安障害(パニック障害を含む)、強迫性障害、うつ病、依存症、パーソナリティ障害などを併発してしまっている人が少なくないのです。

二次障害から発達障害がわかることも

大人の発達障害の場合、こうした二次障害が深刻化し、発達障害があることがわからないまま医療機関を受診するケースが多くみられます。

医師が表面的な症状だけをとらえてしまうと、睡眠障害や不安障害という診断しか受けられず、それに対する治療しか行われません。そうすると、一時的に少し症状は改善するのですが、しばらくすると、また症状の悪化がみられるようになり、なかなか治癒(ちゆ)しません。そこではじめて医師も気づき、問診していくうちに、睡眠障害や不安障害を引き起こしていた根本の原因が「発達障害」だったとわかるケースもあるのです。

二次障害によって隠されてしまう

このように、不眠や抑うつなどといった、表面に現れている症状のみを短絡的にとらえてしまうと、発達障害があるということにすぐには気づかないことがあります。

不眠や抑うつを訴えてくる患者さんに、発達障害が潜んでいるのではないかと疑い、慎重に診断してくれる医師はそれほど多くないという現実も知っておかなければなりません。

そのような状況から、医師がいつまでも発達障害に気づかなければ、方向性の間違った治療を続けることになり、二次障害がさらに悪化したり、別の二次障害が引き起こされたりする可能性もあります。

二次障害が起こる過程の例

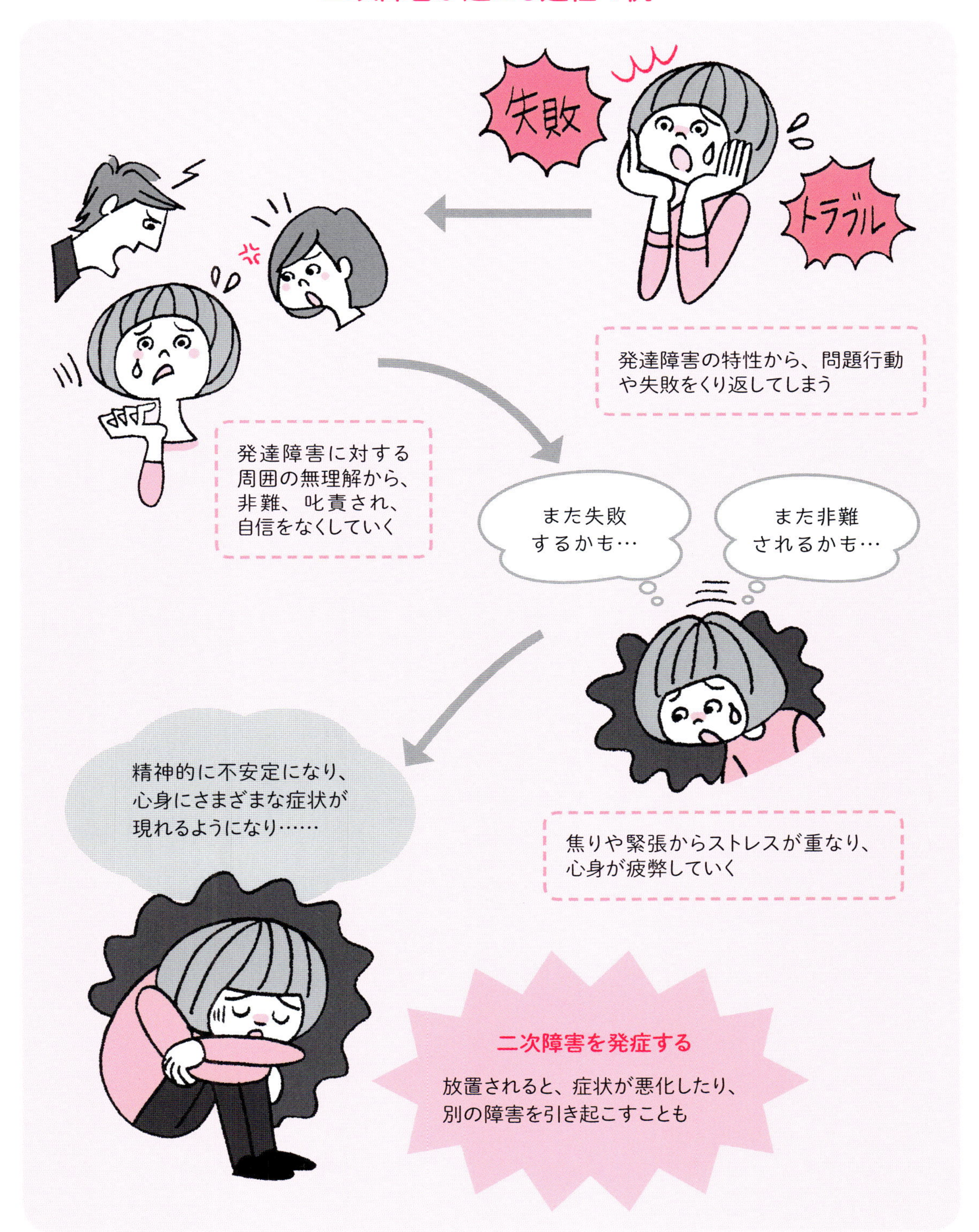

起こりやすい二次障害

うつ病

症状

- 気分が激しく落ち込む
- 興味や意欲が減退し、何も楽しめなくなる
- 食欲不振や不眠がある　　など

ストレスや本人の性格など、さまざまな要因が複雑に絡み合って発症する病気です。発達障害のある人は、周囲から叱責や非難されることも多く、そのストレスから発症しやすいといえます。

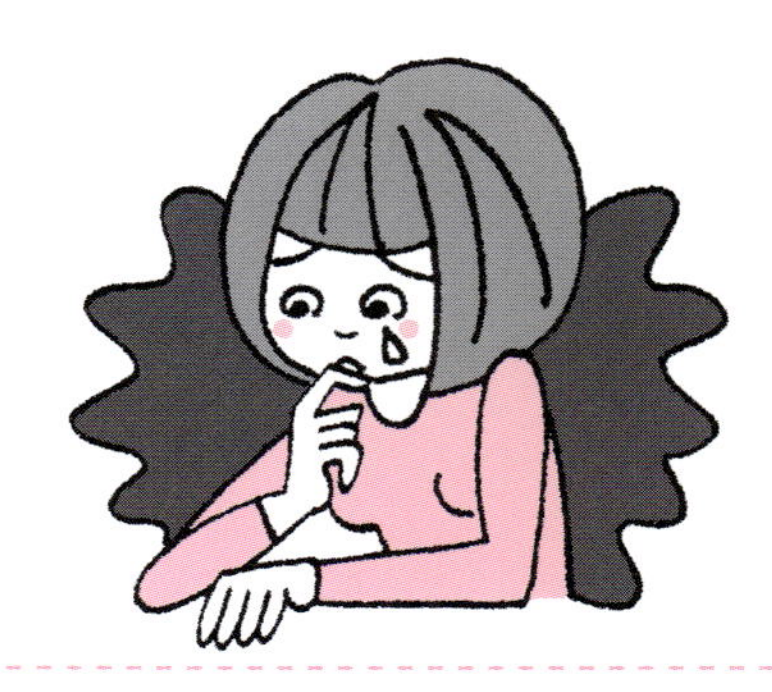

とくに、ADHDのある人は自己肯定感が低下しやすく、うつ病を発症する確率が高いといわれている

ひきこもり

症状

- 部屋にこもり、家族とも接触を避ける
- 家から出られず、学校や会社に行けない　　など

家族以外、または家族ともまったく交流をせず、自宅または自室にひきこもり、仕事や学校にも行かない状況が半年以上続いている状態をいいます。本人も、解決したいと悩みもがいている場合も少なくありません。

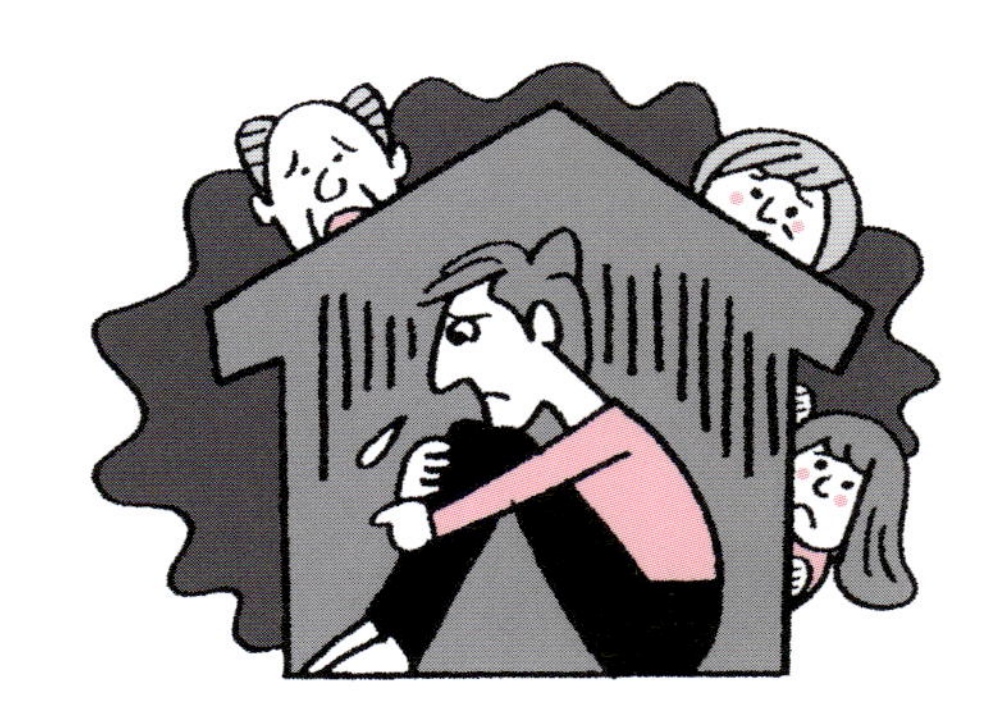

焦りや不安、苦しみの感情が家族に向いてしまうと、家庭内暴力へとエスカレートしてしまうことも

睡眠障害

症状

- 夜寝つきが悪く、朝起きられない
- 夜中に何度も目覚めてしまう
- 十分に睡眠をとっているのに、日中に強い眠気を感じて居眠りをしてしまう　　など

睡眠障害には、寝つきが悪く途中で目覚めてしまう「不眠」や、十分に睡眠をとっていても強い眠気を感じる「過眠」、脚がほてったり、むずむずするような不快感を感じる「異常感覚」などの種類があります。

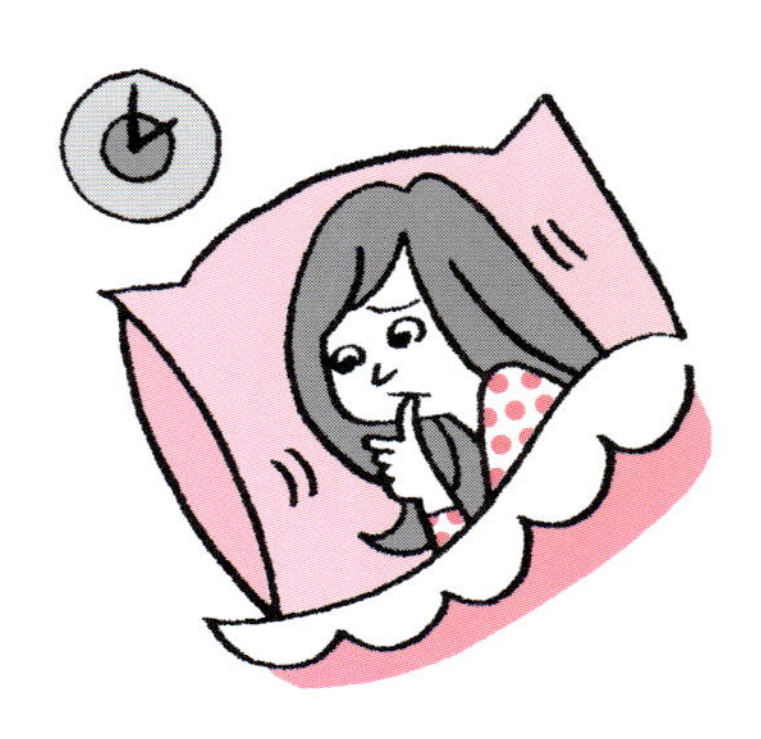

睡眠障害があると、集中力の低下や日中の倦怠感などを引き起こし、事故やけがにつながってしまうことも

社会（社交）不安障害

症状
- 人前に出ると強い不安や緊張を感じる
- 激しい動悸がしたり、大量に汗をかく
- 顔が赤くなったり、体が震える　など

注目されたり、失敗や恥をかいたりすることに強い不安や苦痛を感じる症状です。ふつうの人にはなんでもないようなことでも、不安や緊張から体が震えるなど、さまざまな心身の症状が現れます。

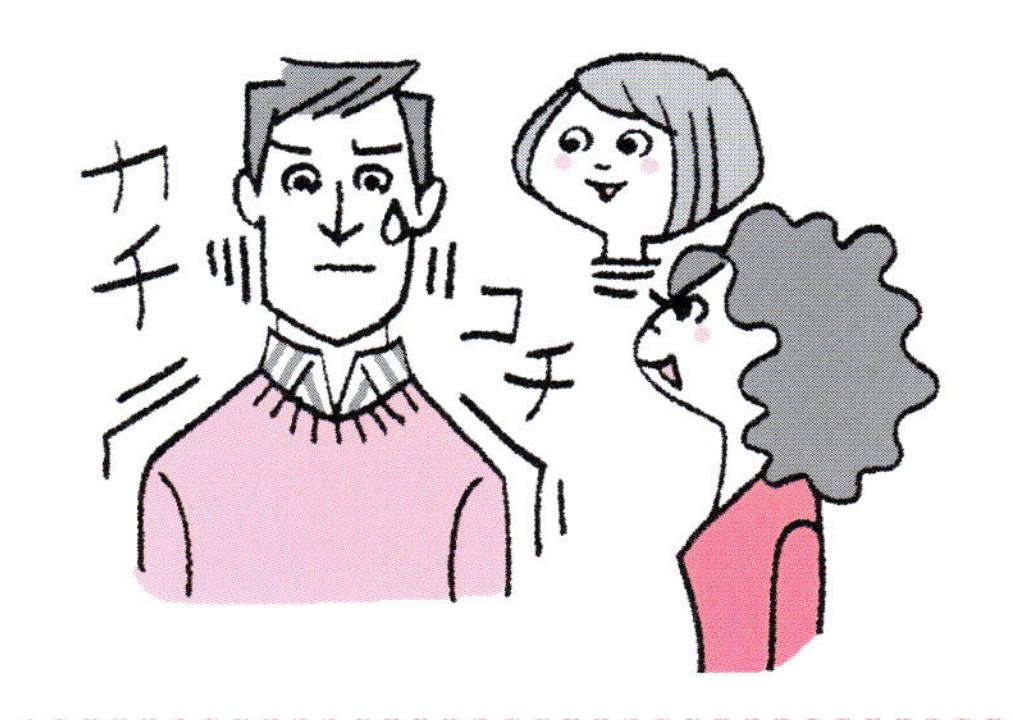

人との接触を避けるようになったり、ひきこもったりするなど、日常生活に支障をきたしてしまうことも

パニック障害

症状
- 突然に強い恐怖や不安を感じて、激しい動悸や震えなどの「パニック発作」が起こる
- 発作が起こるのではないかという不安が強まり、外出できなくなってしまう　など

人混みのなかなどで、突然に激しい動悸や恐怖に襲われます。一度発作を起こすと、また発作が起きるのではないかという不安に襲われ、人混みや外出そのものを避けたりするようになってしまいます。

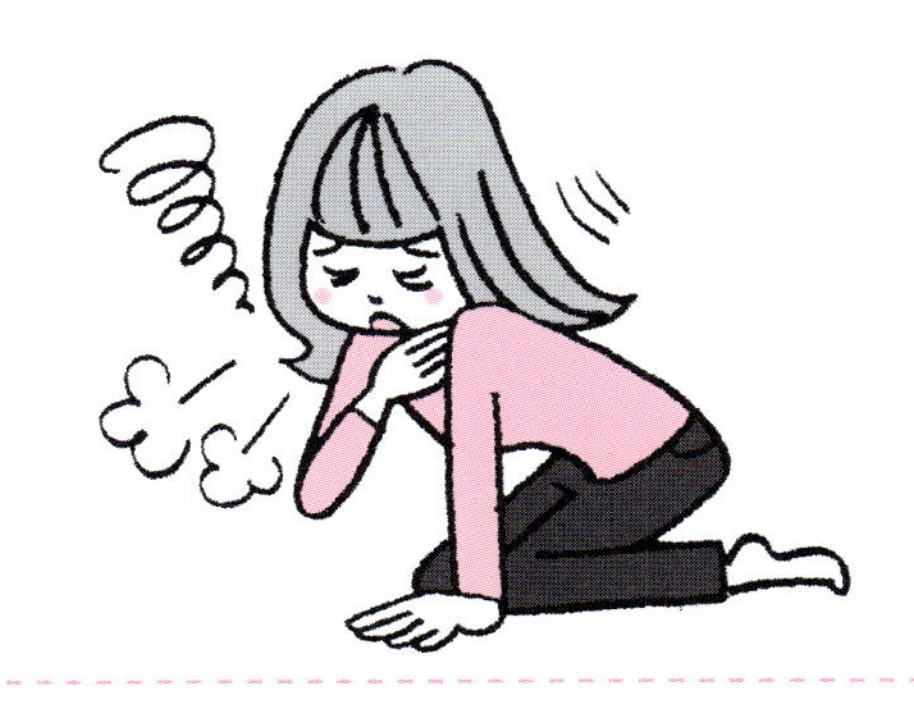

通常の社会生活が送れなくなり、やがて、うつ病などを併発することも

依存症（物質依存・行為依存）

症状
- アルコールやたばこ、薬物などがやめられない
- 過剰な買い物やギャンブルがやめられない
- 異性や恋愛に依存する　など

強い不安や緊張、憂うつな気持ちの解消手段として、さまざまなものに依存してしまう病気です。発達障害のある人は、ストレス耐性の弱さや衝動性、こだわりなどの特性から、依存症になりやすい傾向があります。

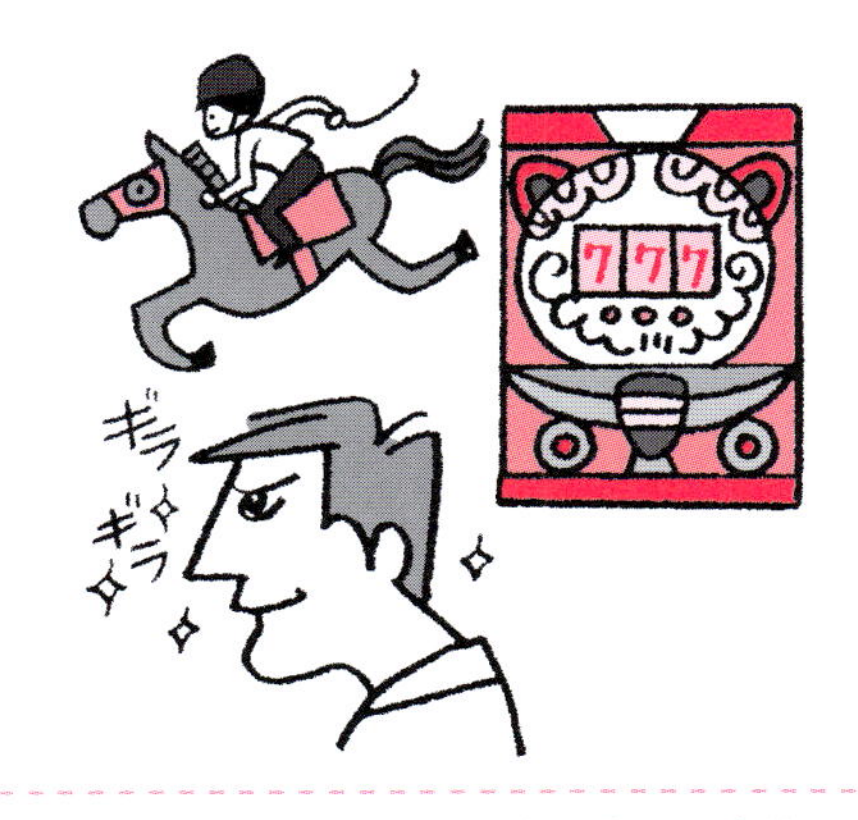

依存症がエスカレートすると、心身や生活、家族関係などが破綻してしまうことも

発達障害との向き合い方

発達障害と診断されたときは、現状の生きにくさを改善するために
どんな対応策が有効か、どのような支援が必要なのかを考えることが大切です。

診断されて安心する場合も

発達障害のある人は、子どものころから人と同じようにできないことへの劣等感や、周囲から非難や叱責（しっせき）をされることで受けるストレスを、強く感じ続けてきたといえます。

とくに、大人になるまで発達障害に気づかれずにきたケースでは、社会に適応できない原因や、改善の方法も見いだせないまま漠然とした不安を抱えてきたり、自分を責めてきた人も少なくないのではないでしょうか。そのような人が診断を受け、これまでうまくいかなかった原因が発達障害にあったのだとわかったとき、むしろホッとするという話もよく聞きます。

原因がわかるということは重要なことです。原因が明らかになることで適切な治療が受けられ、環境を改善したり、必要なスキルを身につけたりして、生活上の困難を軽減していくことが可能になるからです。

「得意なこと」を知ることもできる

診断を受けた結果、自分の苦手なこと、できないことばかりに目が向き、落ち込むことがあるかもしれません。ほかの人には当たり前にできるようなことが、自分は努力しても簡単にはできないのだと認めることは、つらいことでしょう。

しかし、苦手なことや不得意なことは、だれにでもあるものです。

また、自分の「不得意」な部分を見つめ、課題や問題点を知ることができれ

漠然とした不安が解消することも

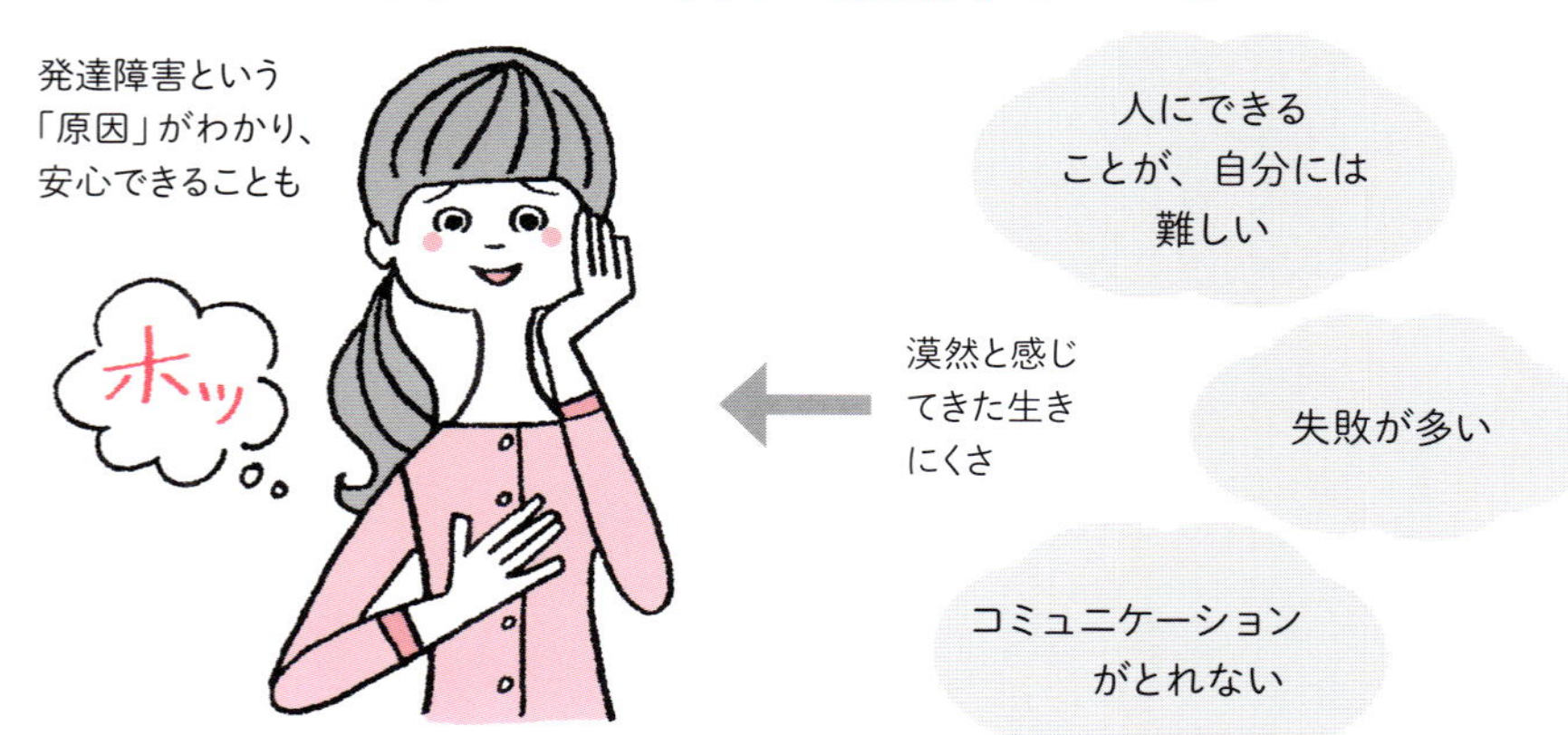

ば、起こりやすいトラブルを予測し、回避するための対策をとることができるようになります。

そして、不得意な部分だけでなく、「得意なこと」にも目を向けることがきわめて大切です。得意なことが何か自分でわからないときは、身近な人に聞いてみるとよいでしょう。得意なことがわかれば、それを生かしていくことと、その方面で活躍していくことができるようになります。

発達障害のある人にとっては、自分の得意と不得意の両方を理解しておくことが、生きにくさを解消するとともに、自信をもって豊かな人生を歩んでいくために重要なことなのです。

「診断名」にとらわれすぎないこと

正確な診断を受けることは重要ですが、「診断名」にこだわりすぎないことも大切です。複数の発達障害を併存することが多く、それぞれ症状も似ているところがあるために、鑑別診断が難しい場合があります。

そのようなケースでは、早く正しい障害名を知ることよりも、生活で抱えている困難をできるだけ早く取り除き、安心して日常を過ごせるようにすることのほうが先決といえます。つまり、障害名が何かということより、現状のつまずきや困難が何かを突き止め、それをどう解消するかということのほうが、より重要なのです。

たとえば、人とコミュニケーションをとるとき、相手を不快にしてしまうというつまずきがあるなら、不快にしてしまうのが何の障害によるものなのかを追求するよりも、不快にせずにすむスキルを早く身につけることのほうが大切だということです。

診断名にとらわれすぎず、実生活でいかに社会に適応していくか、困難や生きにくさを軽減していくかということを重視すべきではないでしょうか。そうすることが、発達障害を抱えながらも、生活や人生を豊かにすることにつながるのです。

原因を知ることは生きやすさにつながる

生きにくさや
ほかの人とのズレ

原因や問題点がわかれば…

トラブルを
回避できる
自分の得意な
ことを知るこ
とができる
得意なことを
生かし社会で
活躍すること
もできる

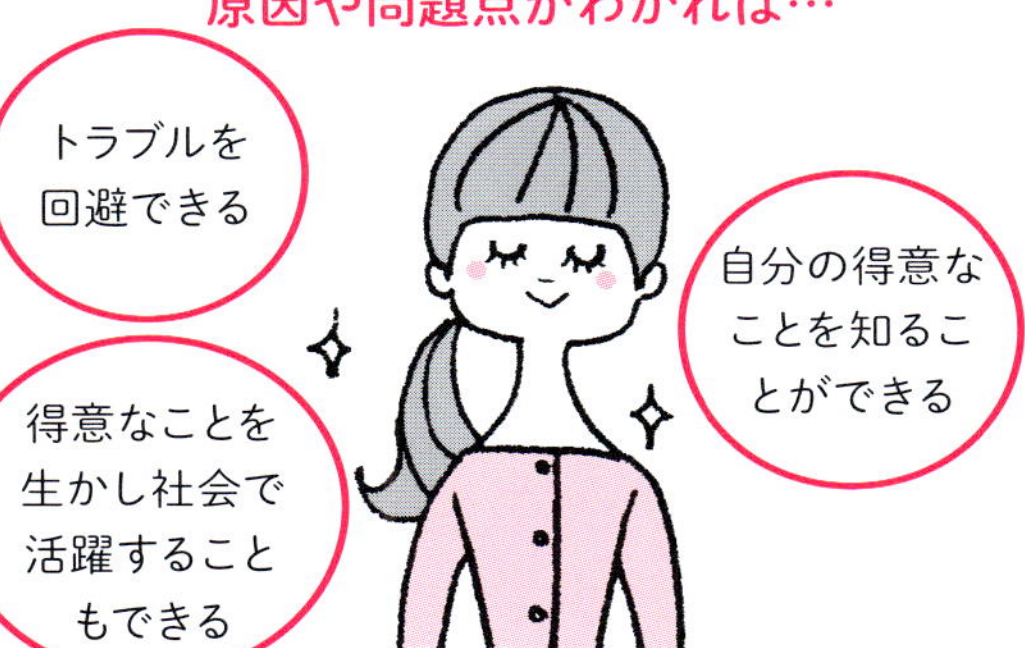

原因がわかれば、解消の方法を考え、必要な支援をお願いすることができる

発達障害の治療法・対応法

生まれつきの脳の機能障害そのものを治すことはできませんが、環境を改善したりスキルを習得したりしていくことで、社会に適応していくことは十分に可能です。

さまざまな対応法を組み合わせる

発達障害の原因である脳機能のかたよりは先天的なものであり、今のところ根治療法はありません。しかし、発達障害の特性が原因で起こる不適応行動については、さまざまなアプローチである程度は改善することができます。

環境調整法

自分の障害の特性を正しく理解したうえで、日常で困難に感じていることを改善するために有効なツールを活用します。たとえば、予定や約束をすぐに忘れてしまう人は、携帯電話のリマインダーやアラーム機能を活用します。

また、物の管理が苦手ですぐに部屋が散らかったり、物をなくしてしまったりする人は、いらない物を捨てて持ち物を減らす、物の置き場所をわかりやすくするといった環境改善を行います。

自分一人の努力で改善が難しい場合は、周囲の人に手伝ってもらったり、配慮をしてもらったりしましょう。こうした日常の小さな工夫によって、生活上のつまずきをひとつひとつ減らしていくことが大切だといえます。

認知行動療法

主に、心の病気に用いられる精神療法（心理療法）です。発達障害は特性のために起こりやすい思い込みや思考パターンがあり、その考え方を変えることにより、不適応行動を改善する療法です。考え方の「ゆがみ」や「かたより」から起こってしまう、その場の状況にふさわしくない行動を改善するために、そうなってしまう思考そのものを見直す方法です。

SST（ソーシャル・スキル・トレーニング）

発達障害がある人は、成長過程で生活技能が自然に身についていないケースが少なくありません。ＳＳＴは、認知行動療法を基盤とし、人とコミュニケーションをとったり、円滑（えんかつ）な人間関係を築いたりするために必要な「生活技能」を、具体的な場面を想定しながらトレーニングし、習得する方法です。ＳＳＴは、発達障害の支援機関や医療機関、最近では社会人向けのビジネスマナー講座などでも受けられます。

薬物療法

ＡＤＨＤについては、一時的に症状をコントロールできる有効な治療薬があります（50ページ参照）。そのほかの発達障害については、二次的に生じる症状や障害への対症療法として、薬を用いた治療を行うことがあります。

治療法・対応法の例

認知行動療法

認知（ものの考え方や受け取り方）のゆがみやかたより
修正
適応行動をとることができるようになる

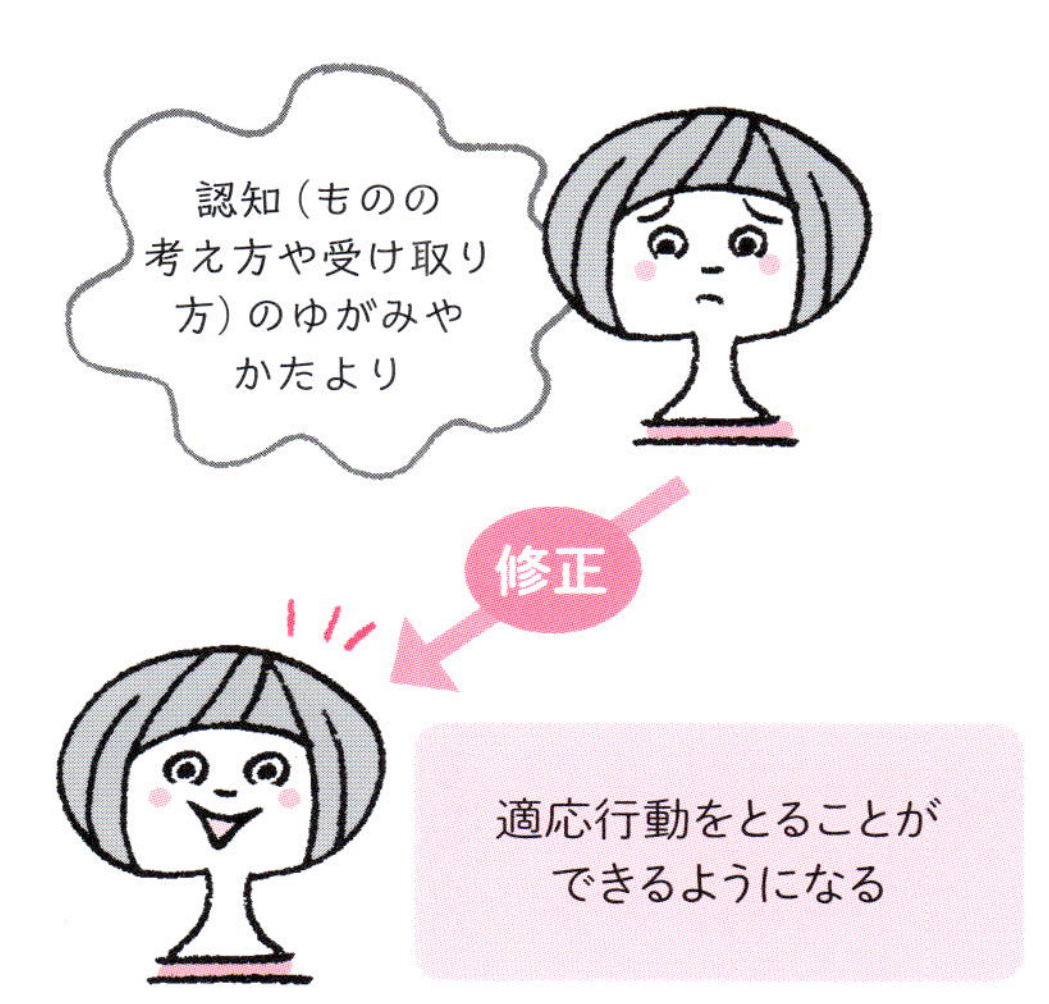

社会マナーに反した行動や人を不快にしてしまう行動に対して、認知のゆがみを修正することで、適応行動をとることができるようにしていく

環境調整法

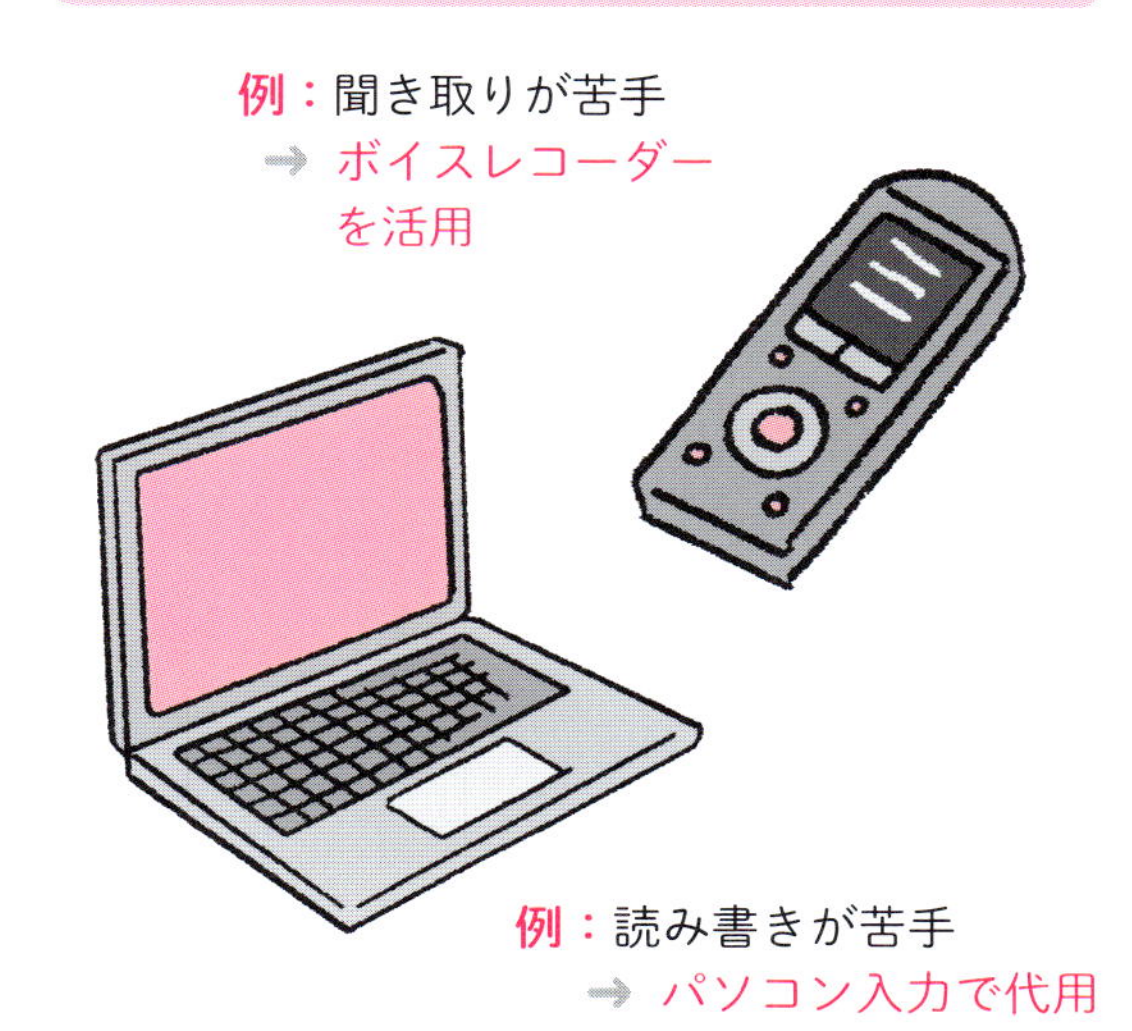

発達障害の特性に合わせ、さまざまなツールを活用したり、周囲の協力や配慮を得たりしながら、生活や活動がしやすいように環境を整えていく

薬物療法

キョロ
イラ
イラ
イラ
キョロ

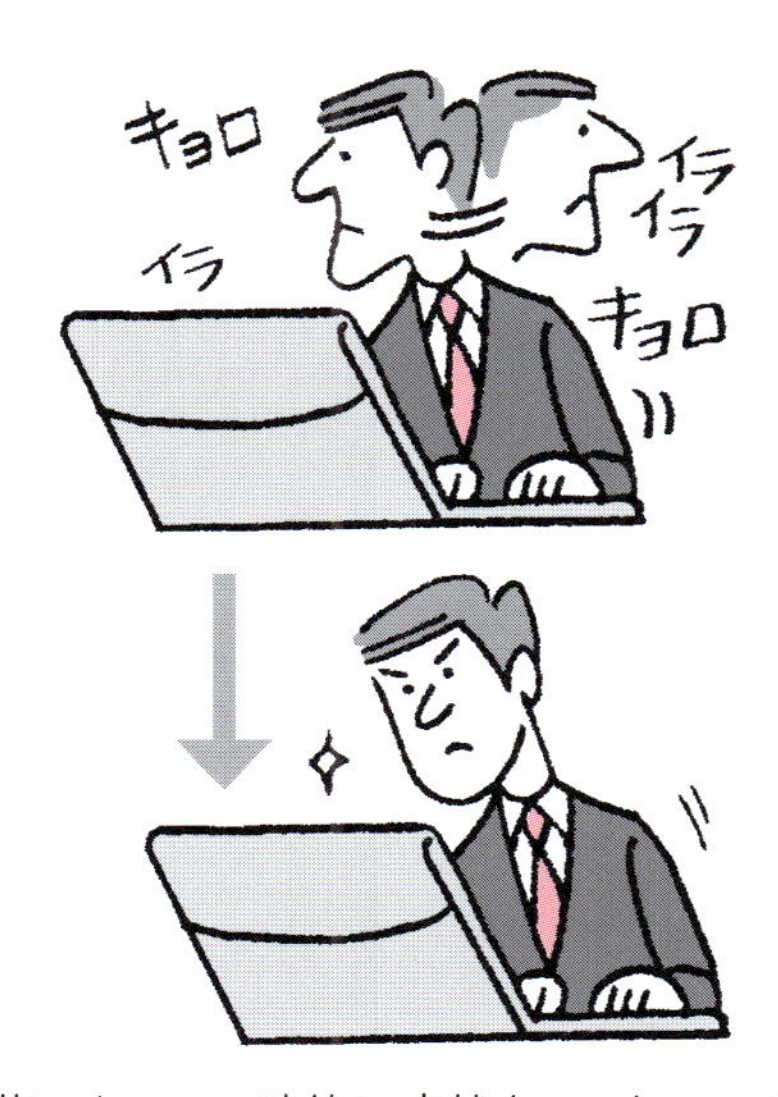

治療薬によって一時的に症状をコントロールしたり、二次的に生じている症状や障害の治療を行う。ADHDは、服薬で症状をコントロールすることができる

SST（ソーシャル・スキル・トレーニング）

おはよう
おはようございます

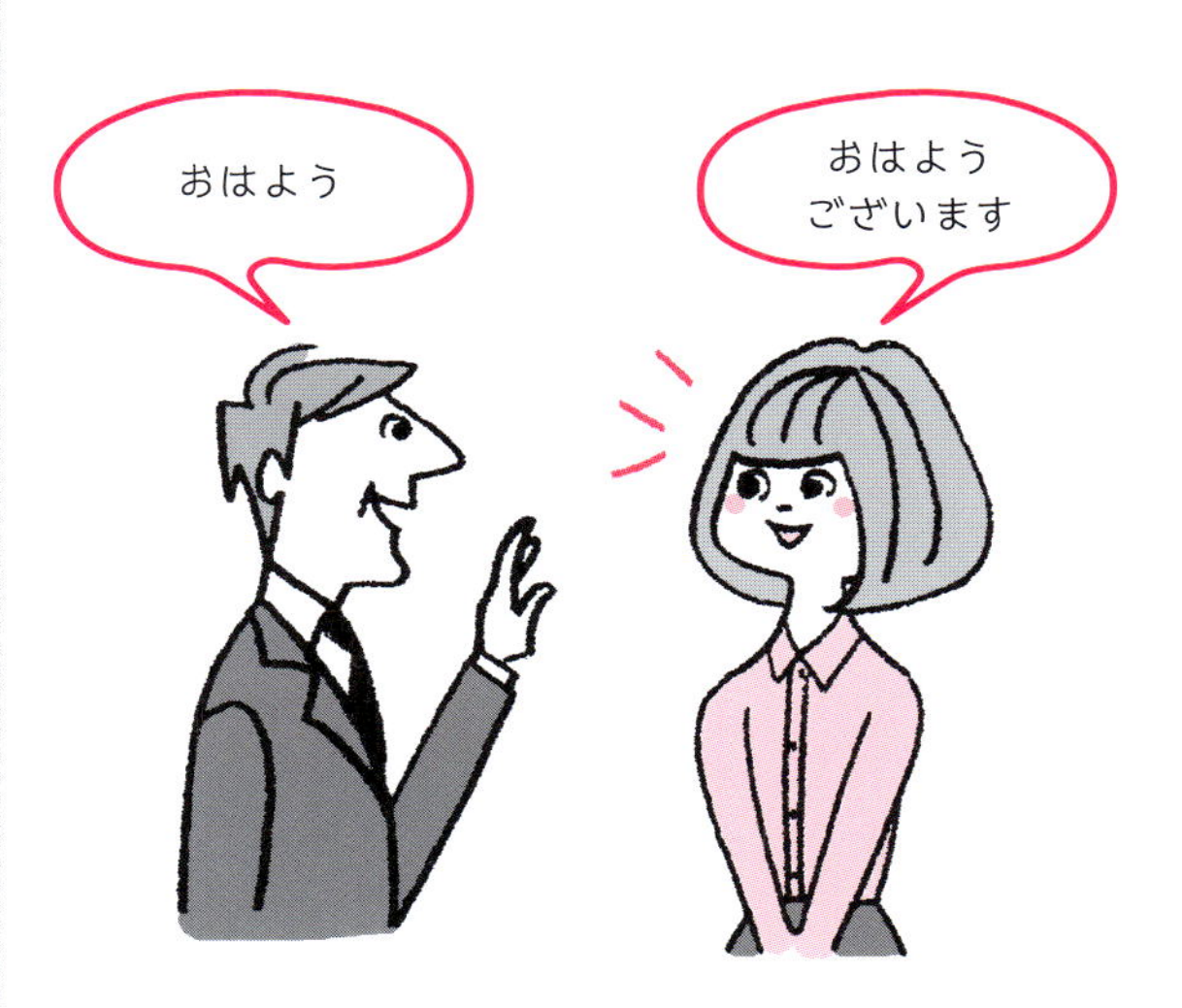

社会生活で必要な「コミュニケーション能力」「対人適応能力」「作業を遂行する能力」などのスキルを、どのような場面でもできるように訓練していく

問題の傾向を見つける「日記療法」

日記療法はカウンセリング形式で行う心理療法のひとつです。患者さんが抱えている困難を探り、適切な対応法を習得するために行われます。

日記を使いカウンセリングを行う

発達障害の治療の目的は、本人が感じている生活上の困難や、不適応を減らしていくことです。医師は患者さんがどのようなことでつまずき、それを改善するためには、どのような対処法が適切なのかを考える必要があります。

しかし、発達障害のある人はコミュニケーションが困難なケースもありますので、限られた診療時間のなかで、医師が患者さんに関するすべての状況を把握することは難しく、信頼関係を築くことも容易ではありません。

そこで、受診時に、患者さんが普段つけている「日記」を持ってきてもらい、それを活用する「日記療法」という心理療法を用いることがあります。

課題と対応法を見つけていく

日記療法は、患者さんが自分の日常についてノートに書き、それを医師や臨床心理士が読んで患者さんのつまずきを把握し、カウンセリングを行っていく方法です。患者さんは、日々起こったことをノートに記していきます。

診察のときに、医師はそのノートを見ながら気になったことを患者さんに質問し、カウンセリングを行っていきます。医師は、このやりとりをもとに、

①患者さんの日常の把握
②感じたことや体験への共感
③認知や行動パターンの把握

を行い、好ましい考え方や行動は評価し、好ましくない行動や考え方に対しては対応策をアドバイスします。

書くことで自分の悩みを受け入れられることも

患者さん自身も自分の日常をノートに書きつけることで、問題が起こりやすい状況を少しずつ自覚できるようになります。日記に書くことで、考えを整理することができ、書いたものを何度も読み直すことで自己理解を深めることができるようになるのです。また、日記療法には、やりとりを通して患者さんと医師の間に信頼関係が育まれやすいというメリットもあり、医師からもらえるコメントが患者さんの心の支えとなることも少なくありません。

日記療法は、患者さん自身が自分の問題点や悩みを受け入れ、主体的にそれを克服したいと思えるようになるよう導く治療法として注目されています。

日記療法の例

STEP 1

患者さんが、一日の体験を日記に記す

日記の内容例
「友だちと楽しく話をしていたのに、なぜか途中から相手が不機嫌になり、『自分の話ばかりだな』と言って立ち去ってしまった」

- 可能な限り、毎日記載する
- 文章量は数行程度で、良い体験も悪い体験も書く
- 初診から1か月ほど経ってから実行するのが望ましい

STEP 2

日記をもとに医師によるカウンセリングを受け、具体的な対応策のアドバイスをしてもらう

まずは相手の話を聞いてみましょう
Diary

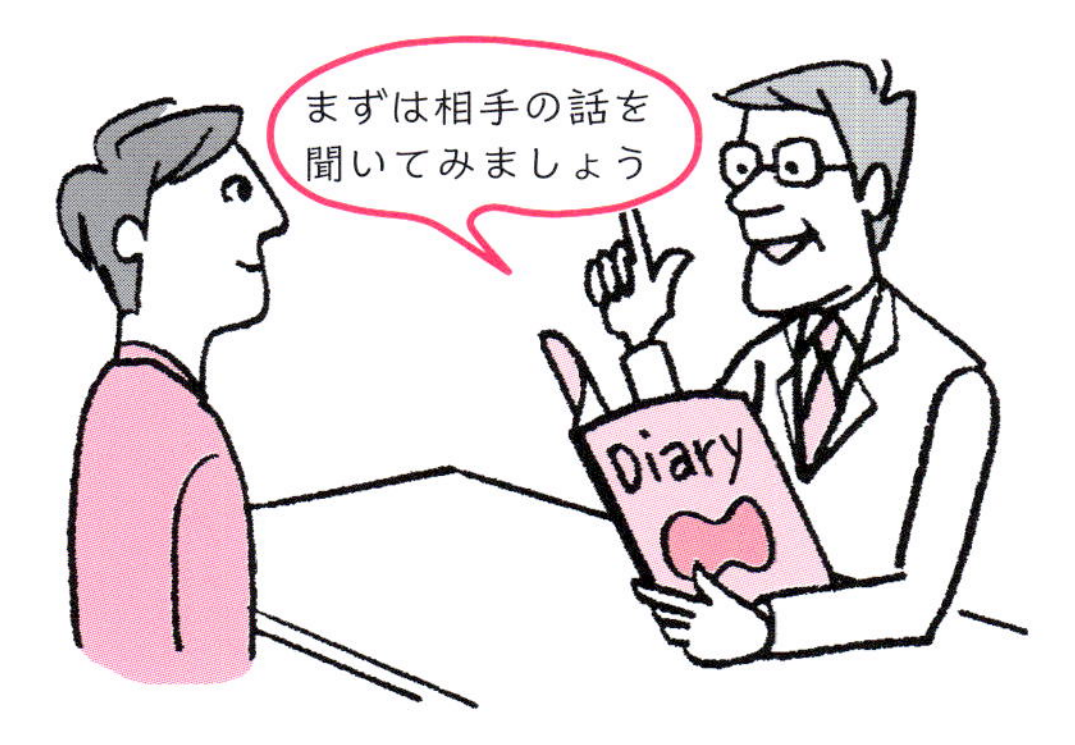

医師のアドバイスの例
「気がつかないうちに会話がかみ合っていなかったり、一方的になってしまっていたのかもしれませんね。相手が話をしているときは、最後まで聞くようにしてみましょう」

- 患者さんがあとで確認や実行ができるように、医師は日記にコメントを記す

STEP 3

対応策を実行する

結　果
「言いたいことを思いついても、相手が話し終わるまで待てるようになり、相手の言っていることも理解しやすくなった」

話すときは、
相手が終わってから…

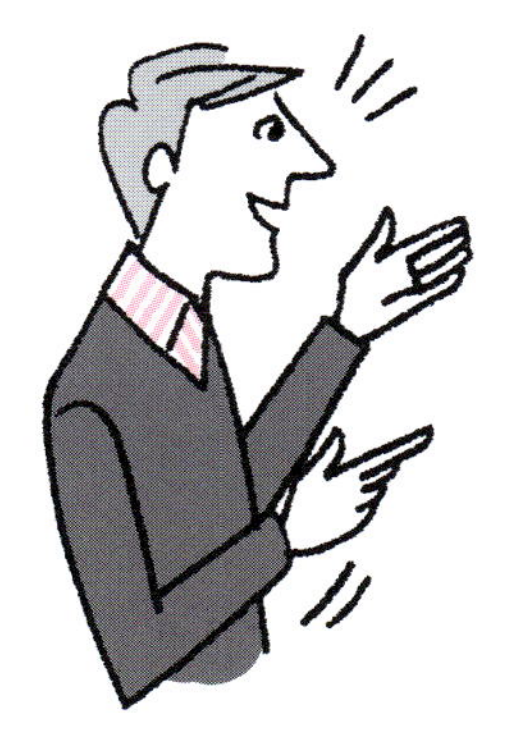

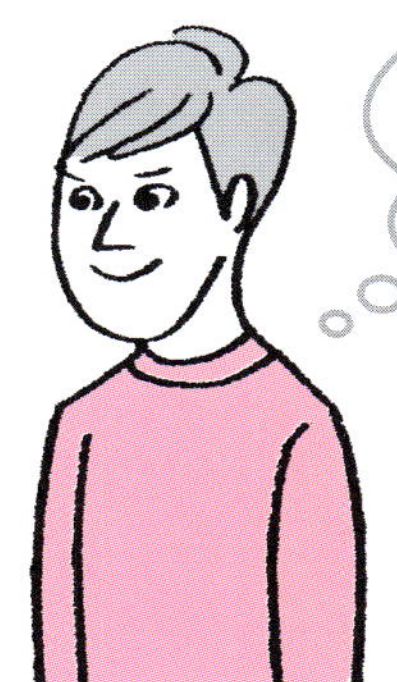

- 問題が起こりやすい状況を自分でも把握できるようになる
- 少しずつ適切な行動がとれるようになる

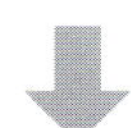

問題や悩みを受け入れたり、改善できるようになる

併存障害・二次障害への対応

併存障害・二次障害を発症している場合は、できるだけ早く精神科を受診すべきです。重い症状がみられるケースでは、発達障害に優先して早期に治療を行う必要があります。

併存障害・二次障害には薬物療法が行われる

発達障害に加えて、うつ病や不安障害などの病気を発症している場合は、その治療も行わなくてはなりません。併存障害（発達障害が直接の原因ではないが、関連して併存しやすい症状）や二次障害の治療は薬物療法がメインとなりますが、ベースにある発達障害を治療せずに、二次的に現れた障害を単独で治療しただけでは、長期的な症状の改善は望めません。症状の現れ方や軽重は人により異なるため、状態をよく踏まえ、双方の治療を並行して行っていくことが求められます。

うつ病の治療

うつ病には、気持ちの落ち込みや不眠などを取り除く「抗うつ薬」が使用されます。症状が進行してしまうと薬物療法での改善が難しくなるため、早い時期に対応することが重要です。また、症状の改善には休養も有効です。

強迫性障害の治療

強迫性障害には、うつ病と同じ「抗うつ薬」や、不安や焦りを取り除く「抗不安薬」が使用されます。このほか、強迫性障害の治療には認知行動療法などの精神療法（心理療法）も効果的だといわれています。

統合失調症の治療

統合失調症には、うつ病や双極性障害（躁うつ病）、そのほかの精神病状態でも使われる「抗精神病薬」が使用されます。薬物療法と合わせて、社会性や生活機能を取り戻すためのリハビリテーションも欠かせないことがわかっています。また、症状が重いときには入院治療が必要な場合もあります。

発達障害に対する薬物療法

発達障害そのものを根治させる薬はまだありませんが、特性からくる症状を一時的に抑える薬があります。

代表的な薬はＡＤＨＤの治療に使用されるコンサータとストラテラです。コンサータは、神経伝達物質のドーパミンの働きを活発にし、ＡＤＨＤの不注意、多動性、衝動性の症状を抑える効果があります。ストラテラは、ドーパミンとノルアドレナリンの働きを活発にしてＡＤＨＤの症状を抑えます。

海外ではこの２種類以外にも、ＡＤＨＤの治療薬は多数使用されていて、日本でも今後、治療薬の種類は増えていくと思われます。

薬物療法で用いられる薬

併存障害・二次障害

種　類	使用される症状	特　徴
抗うつ薬	● 強い抑うつ、不安 ● 強迫行為 ● 自傷行為 ● 睡眠障害　など	憂うつ感、睡眠障害、食欲不振などの改善や、不安や焦燥感を取り除く効果がある。強迫性障害やうつ病などに用いられる
抗精神病薬	● 幻覚や妄想 ● 反復運動 ● 自傷行為 ● 強い興奮や攻撃性　など	幻覚や妄想、強い焦燥感や興奮、不安を和らげる効果がある。統合失調症などに用いられる
気分安定薬	● 気分の不安定 ● 衝動性 ● 攻撃性 ● 感覚過敏　など	激しい気分の変動を抑える効果がある。双極性障害（躁うつ病）などに用いられる
抗てんかん薬	● てんかん発作　など	神経の興奮を抑制し、気分を安定させる効果がある。てんかんや気分障害に用いられる
睡眠薬	● 不眠 （入眠困難・中途覚醒・早朝覚醒）	入眠（寝つき）をしやすくする効果がある。超短時間型から長時間型まで、作用時間によって症状により使い分けられる

発達障害（ADHD）

種　類	特徴と効果の発現時期	服薬回数／持続効果
コンサータ （中枢神経刺激薬）	意欲や動機を高める神経伝達物質「ドーパミン」の働きを活性化させる。効果は投与開始時より比較的早期に得られる	1日1回（朝）／12時間
ストラテラ （非中枢神経刺激薬）	不注意や多動性を抑える神経伝達物質「ノルアドレナリン」の働きを活性化させる。効果は投与から2週間ほどで現れ、6週間ごろに安定して得られる	1日2回／24時間

発達障害と間違われやすい心の病気

発達障害がある人に発症しやすく、症状が似ている心の病気があります。発達障害と併発すると、診断が難しくなる場合もあります。

似た症状が現れる

心の病気のなかには、行動への強いこだわりや、コミュニケーションの困難、さまざまな心身の不調など、発達障害の特性とよく似た症状が現れる病気もあります。また、発達障害のある人は、生きづらさを感じてしまうことが多く心の病気を発症することもあるため、現在現れている症状が、どの病気の症状から来ているものなのかがわかりにくいケースも少なくありません。

医療機関を受診して心の病気と診断され、その病気の治療を続けてもなかなか効果が現れない、生活上の困難さが改善しないというときには、心の病気の陰に発達障害が隠れている可能性もあります。

強迫性障害

症状

- 戸締まりや火の始末が気になり、外出しても何度も確認に戻る
- 汚れが落ちないような気がして、手を洗い続ける　　など

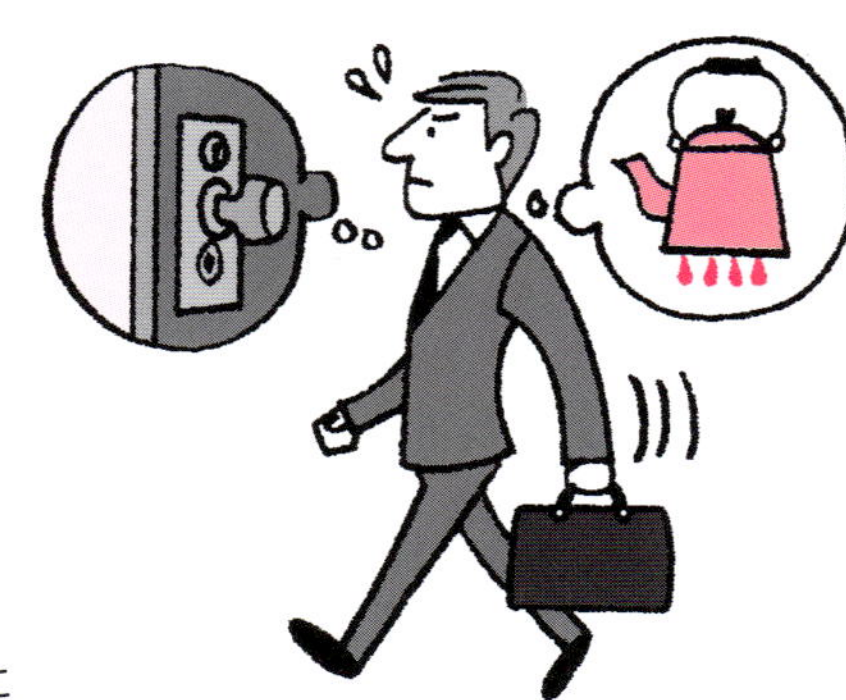

特定の考えにとらわれ、それを打ち消すためにとる行為がやめられなくなり、社会生活に支障をきたします。統合失調症でも同じような症状が現れるため、診断が難しい障害のひとつです。

自閉症スペクトラムの物事へのこだわりや、反復行動と似ている

PTSD（心的外傷後ストレス障害）

症状

- 心の傷となった体験を突然思い出す
- 常に不安や緊張が続く
- 睡眠障害や心身の不調を起こす　など

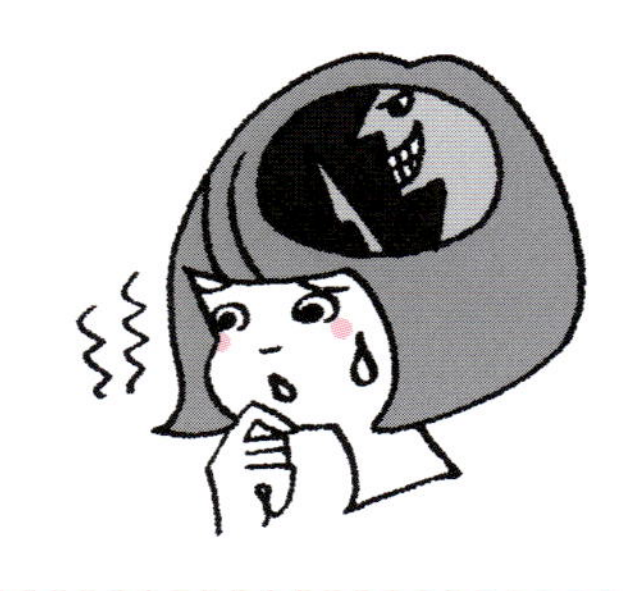

事故や災害などの強い恐怖体験がトラウマとなり、心身にさまざまなストレス障害を起こす疾患です。PTSDでは、トラウマ体験が突然思い出される「フラッシュバック」が起こります。

ADHDのある人は、多動性や衝動性から事故などにも遭いやすく、PTSDを発症しやすい。また、自閉症スペクトラムのある人はフラッシュバックを引き起こすケースがある

双極性障害（躁うつ病）

症状：躁状態のとき

- 止まることなく話しつづける
- 活動が激しくなり、制止されると怒りだす

症状：うつ状態のとき

- 抑うつ気分が持続し、何もできなくなる
- 突然に、意欲や興味・関心がなくなる　など

うつ状態と躁状態をくり返す慢性の病気です。最近は、軽い躁状態とうつ状態をくり返す「双極II型」の患者が増えていますが、診断・治療が難しいことが知られています。

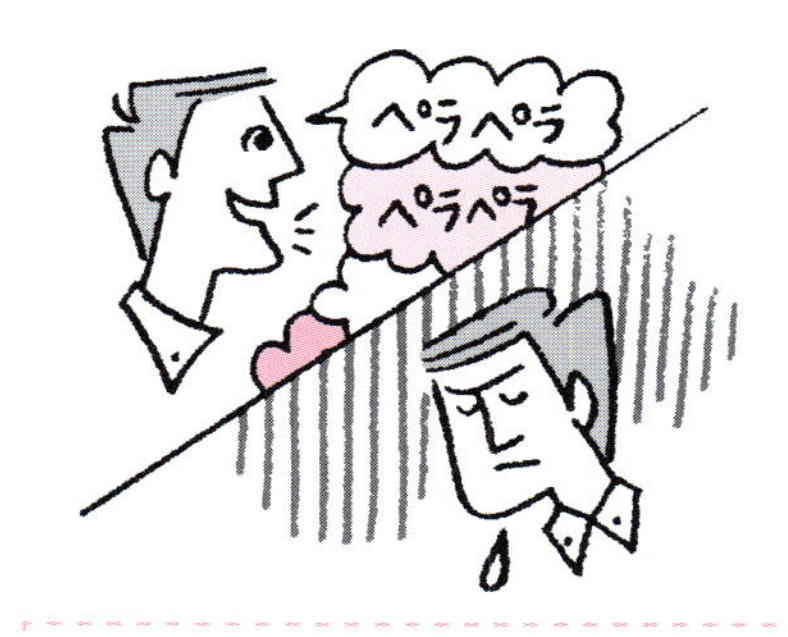

軽い躁状態が、ADHD特有のテンションの高さや、衝動的で早い決断などと似ているところがあり、鑑別が難しいケースがある

パーソナリティ障害

症状

- 気分や感情の波が激しく不安定
- 人を操ろうとして、うそや悪口を言う
- 自傷や自殺のそぶりで周囲を動揺させる など

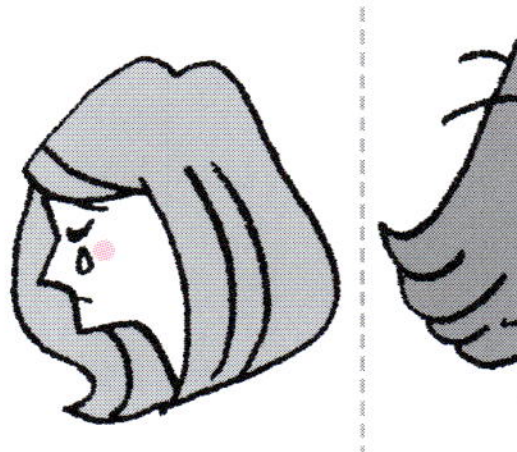
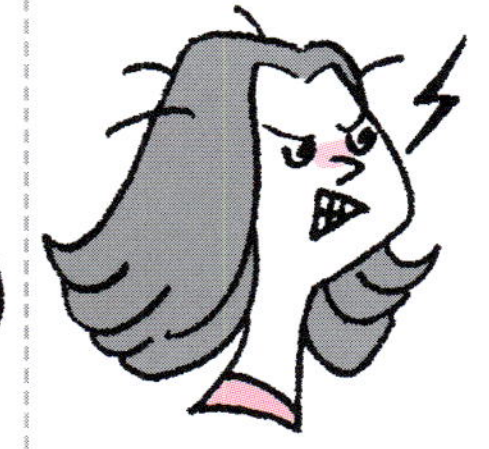

性格が極端にかたより、社会生活に支障をきたす疾患です。いくつかの種類があり、感情の波が激しくて自傷行為などを起こしてしまう「境界性パーソナリティ障害」や、自分が見下されることを恐れて傲慢な態度をとる「自己愛性パーソナリティ障害」などがあります。

発達障害のために抱える強いストレスから性格にゆがみやかたよりが生じてくる可能性があり、それがパーソナリティ障害と区別しにくいケースがある

統合失調症

症状

- 幻聴や幻覚に悩まされる
- 考えや言動が支離滅裂になる
- 電波やテレパシーで操られているといった被害妄想や誇大妄想を起こす　など

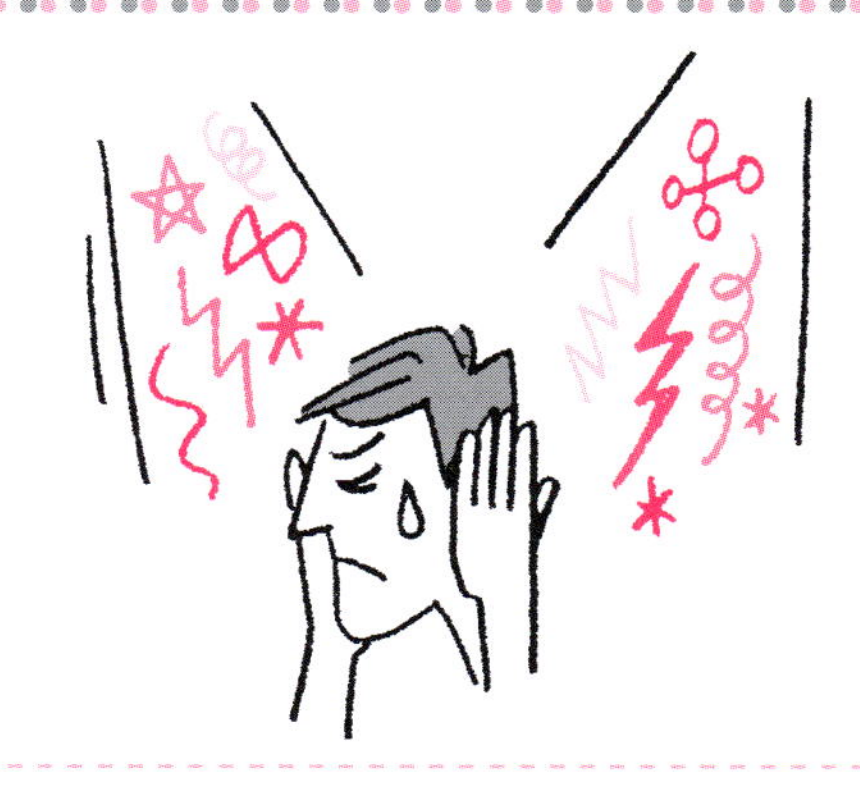

主に青年期に、ストレスや遺伝などが原因となって発症します。複雑な精神症状や意識の障害などが起こるため、人とコミュニケーションがとれなくなり、ひきこもり状態になってしまうケースもあります。

対人的なストレスへの弱さやひきこもりなどといった、自閉症スペクトラムと表面的に似た症状が現れる場合があり、誤診されやすいことが知られている

発達障害についての最新トピック

ここでは、発達障害に関しての新しい研究や話題について、いくつか取り上げたいと思います。

生物学的検査の研究

近年、自閉症スペクトラムの診断のために、生物学的検査の研究が行われています。これは、脳磁計（MEG）や光トポグラフィー検査（NIRS）などといった、脳の機能水準を測定するための検査を統合し、より早期に、より精度の高い診断を進めようとする研究です。

ただ、このような生物学的検査から得られるデータだけでの診断は、どこまで有用性があるのか疑問が残ります。

実際には、診察の場で自閉症スペクトラムの症状がみられるかどうかという判断も、重要ではないかと思います。

なぜなら、症状の重い自閉症スペクトラムであれば、知的障害もともない、診察は明確です。

また、症状の軽い自閉症スペクトラムの場合にはADHDが併存しやすく、ADHDの症状（衝動性や多動性）は年齢により改善する場合もあるため、慎重に診断していく必要があります。

そのような状況もあり、実際の診察の場での診断も、重要な視点だといえます。

アンドロイド療法

現在、日本の優れたロボット技術を活用し、自閉症スペクトラムに対してアンドロイドを用いた認知行動療法的なアプローチが研究されています。

自閉症スペクトラムのある人のなかには、話している相手の表情の変化などに不安を覚えてしまう人もいます。

アンドロイドは、表情や動きのパターンが変化せず、微妙なことばのニュアンスといった、言外の意味を含まずに患者と会話をすることから、安心してコミュニケーションスキルを学びやすいのではないかと考えられているのです。

オキシトシンによる治療

薬物療法では、従来から試みられてきた「オキシトシン」による治療が、大規模な臨床試験に移行しつつあります。

オキシトシンとはホルモンのひとつのことで、人への安心感や信頼感、愛情などにかかわると言われています。

このオキシトシンは対人コミュニケーションの障害を改善する効果もあるのではないかと考えられ、知的障害をともなう症状の重い自閉症スペクトラムの治療に対しても、期待がもたれています。

3章

「生活」で自立するために
―ポイントと改善法―

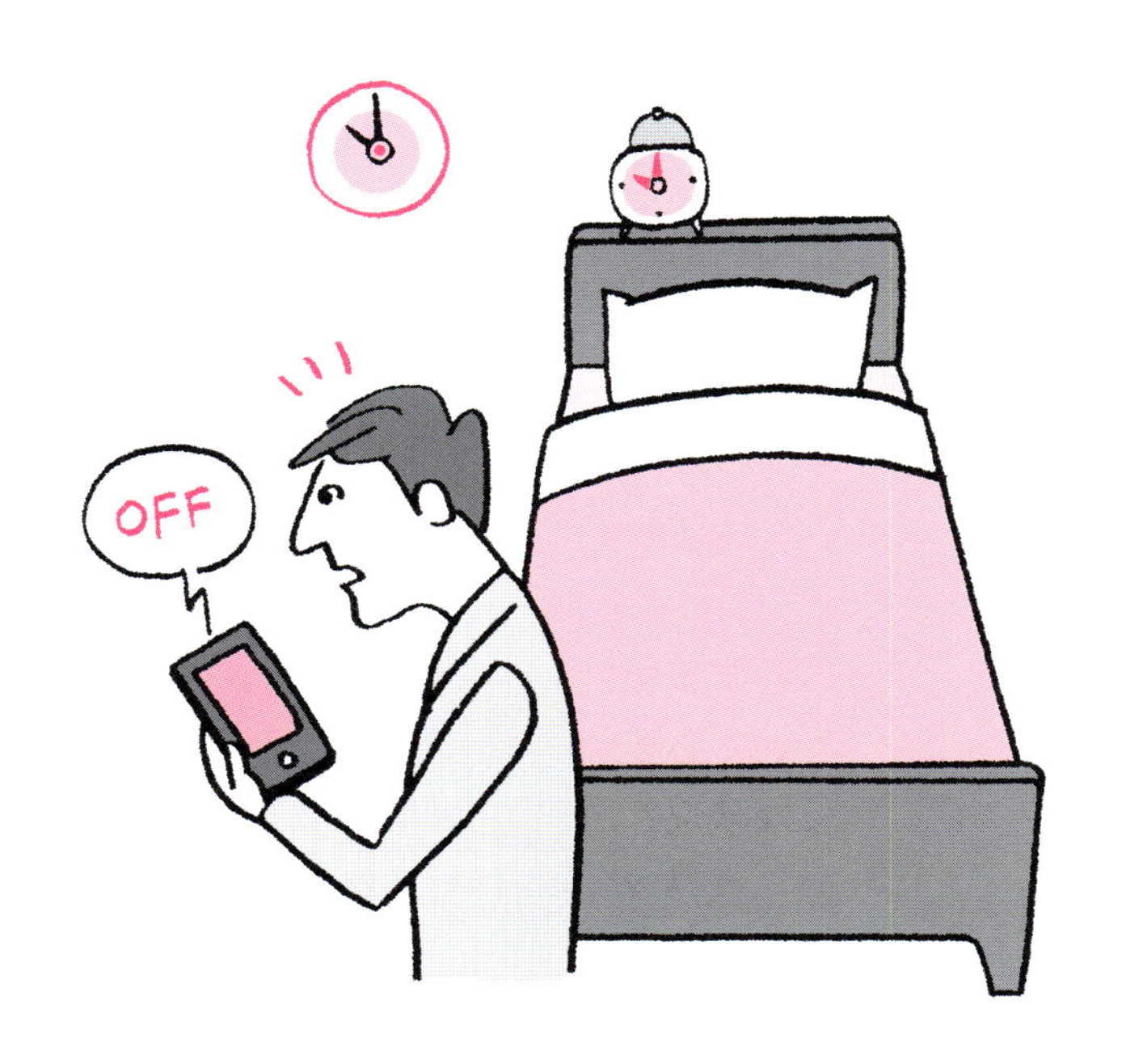

自己管理

時間の配分・管理ができない

現実的な見通しが立てられない、時間の経過を意識できないという特性のために、予定をこなすことができなくなることがあります。

よくみられるケース

- 時間の見込みが甘く、現実的なスケジュールが立てられない
- 予定を詰め込みすぎてしまい、どれも終わらせることができなくなる
- 時間の経過を意識することができない

洗たく
弁当づくり
朝食の支度
子どもの身支度
犬の散歩…
1時間でこなすのはムリだった!!
ねぇ、朝ごはんまだ？

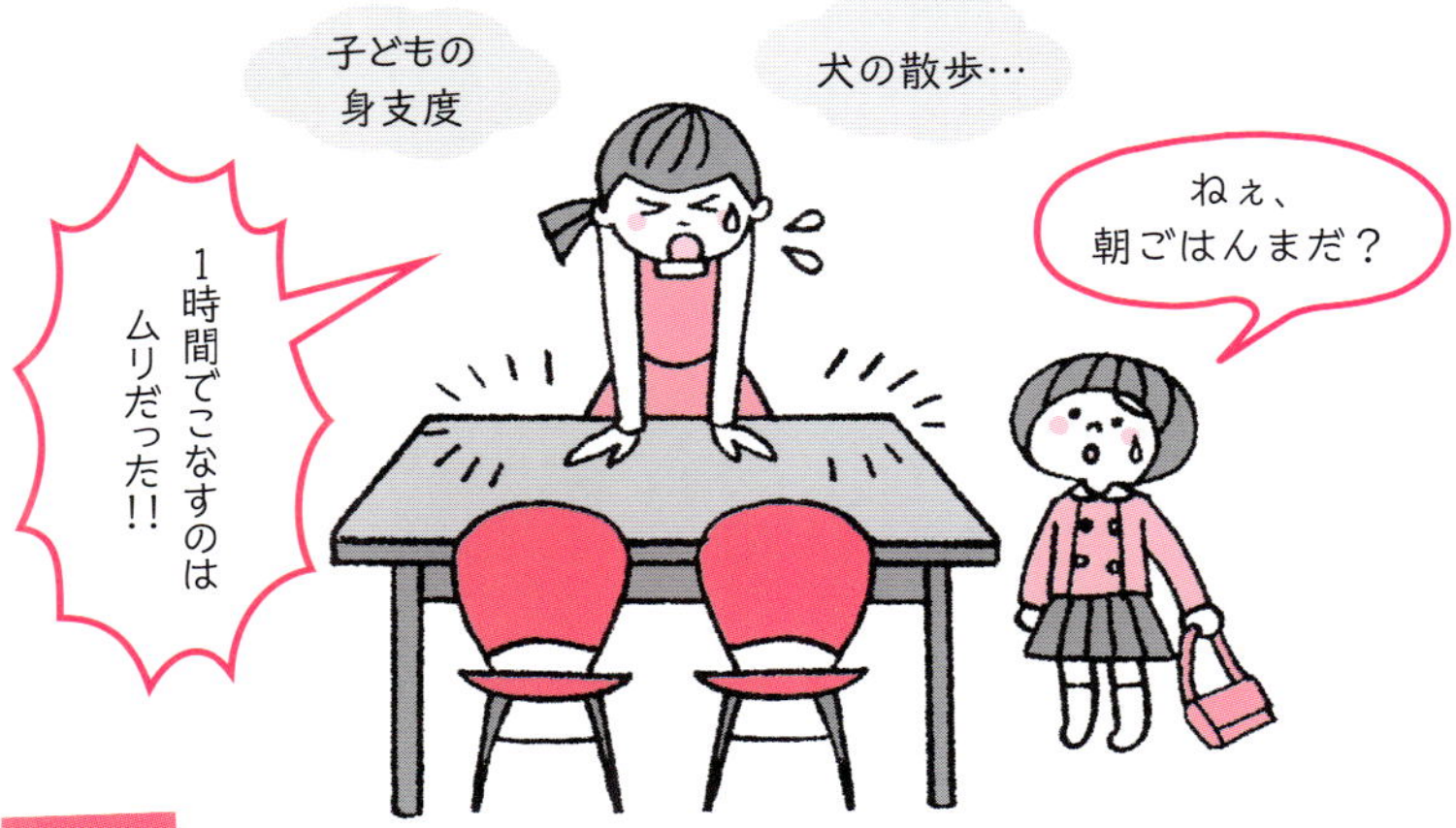

解説

見通しが甘くなりがちで、予定を詰め込みすぎてしまう傾向があります。途中で「無理そうだ」と予測し、優先順位の低い用事を後回しに変更するなどの機転も利かせられず、結果的にパンクしてしまいます。

見通しを立てることが苦手

発達障害のある人は、限られた時間内に複数のことをこなすのが苦手です。ひとつのことをやるのにどれくらいの時間がかかるか、見通しを立てることが難しいため、「積み残し」が出てしまいがちになります。

また、予測や見込みが甘くなる傾向があり、相当時間がかかりそうな作業も、「がんばれば何とか早く終わらせられる」と考えて、予定を詰め込みすぎてしまい、失敗することがあります。

このほか、時間の経過を常に意識しながら作業をすることが苦手な人もいます。ひとつのことに没頭しすぎて、大切な約束の時間を忘れてしまうケースもあります。

自分でできる改善法①

常に余裕をもって時間を見積もる

自分では「1時間で終わらせられる」と考える用事も、念のため「1時間半かかる」と見積もります。常に、自分の予測よりも多めの時間を見込んで計画を立てたり、行動したりするようにしましょう。

予定を立てるときも、用事と用事の間に調整のための時間を余分に設けます。

15分
STATION
+15分
30分後には駅に行けるよ

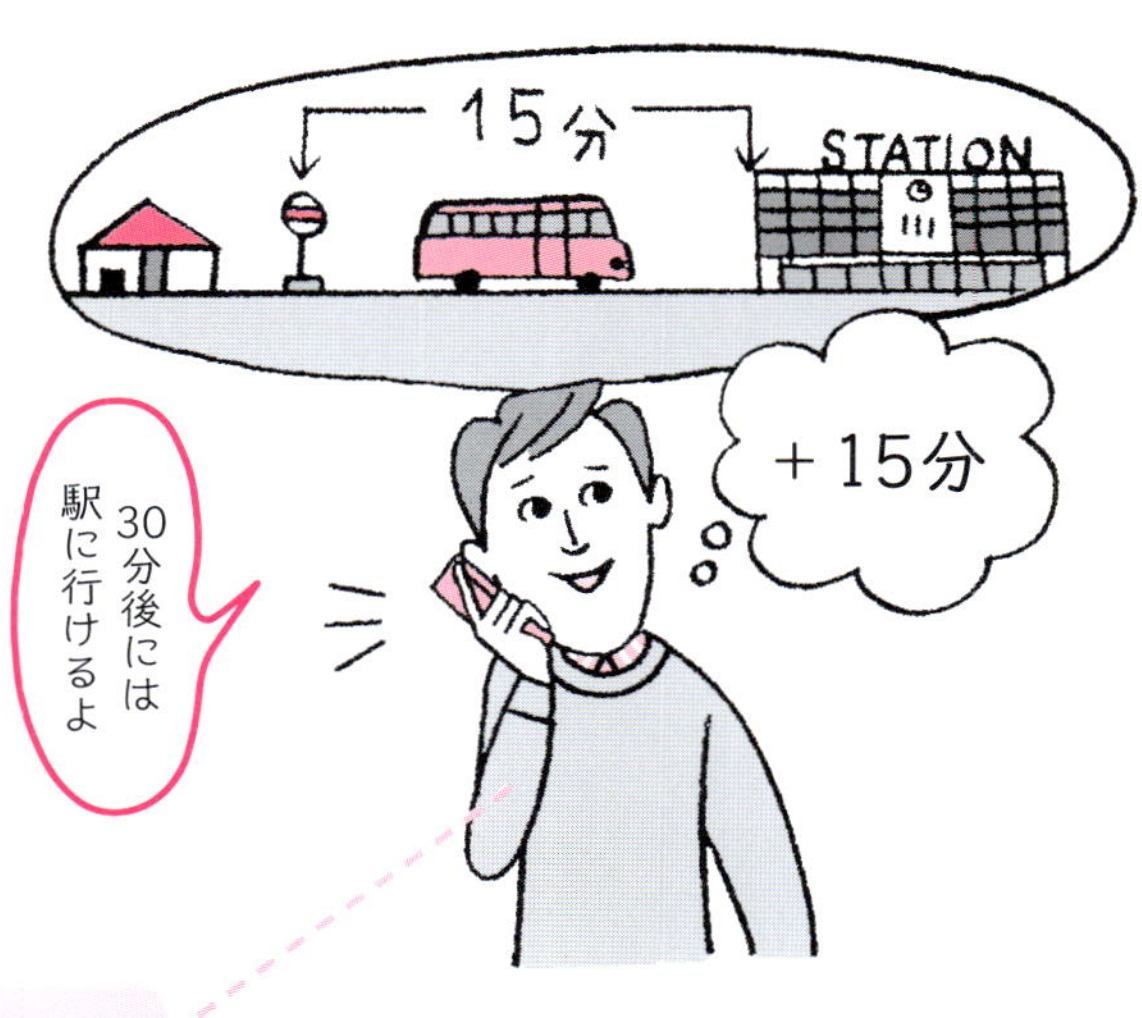

15分で行ける場合でも
↓
30分と見積もる

自分でできる改善法②

アラームやタイマーを有効に活用する

趣味や家事にいったん取りかかると、時間が経つのを忘れてしまいやすい人は、アラームやタイマーを活用することをすすめます。外出先では、携帯電話のリマインダーを使います。ただし、大きな音を出すことは、周囲への迷惑になるため、携帯電話のリマインダーはアラーム音を出さずにバイブレーションで知らせる、マナーモードにセットしておきます。

そろそろ
幼稚園のお迎えに
行かないと…
ピピピピピピピ

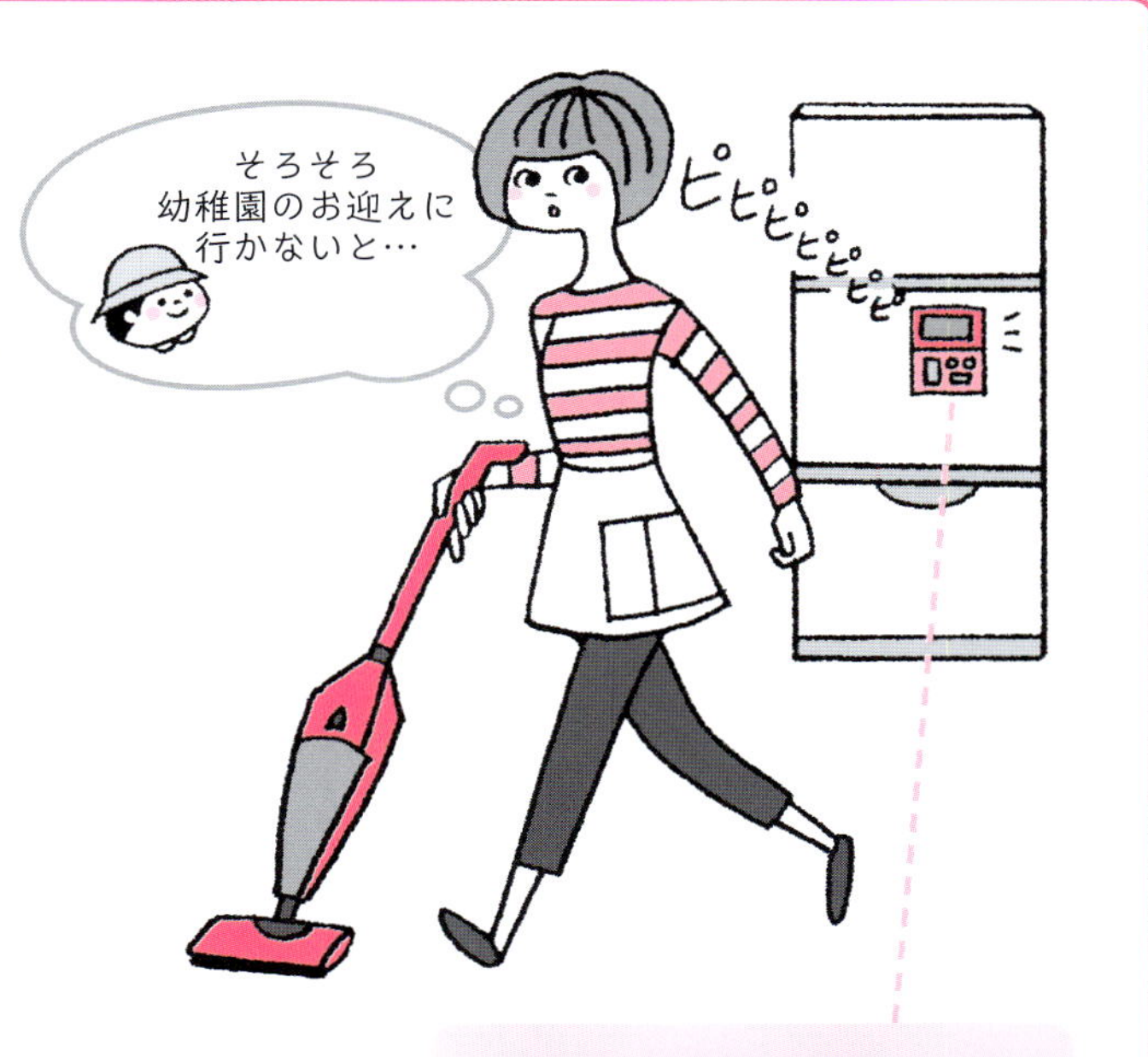

家の中では、気づきやすいように
アラームの音量は大きくしておく

自己管理

物忘れやなくし物が多い

短期的な記憶力に弱さがあるため、頼まれた用事を忘れてしまったり、外出先で物を置き忘れてしまったりすることがあります。

よくみられるケース

- 人と約束したことや、頼まれた用事をすぐに忘れてしまう
- 必要な物を用意したり、持参したりするのを忘れる
- 大切な物をなくしたり、置き忘れたりしやすい

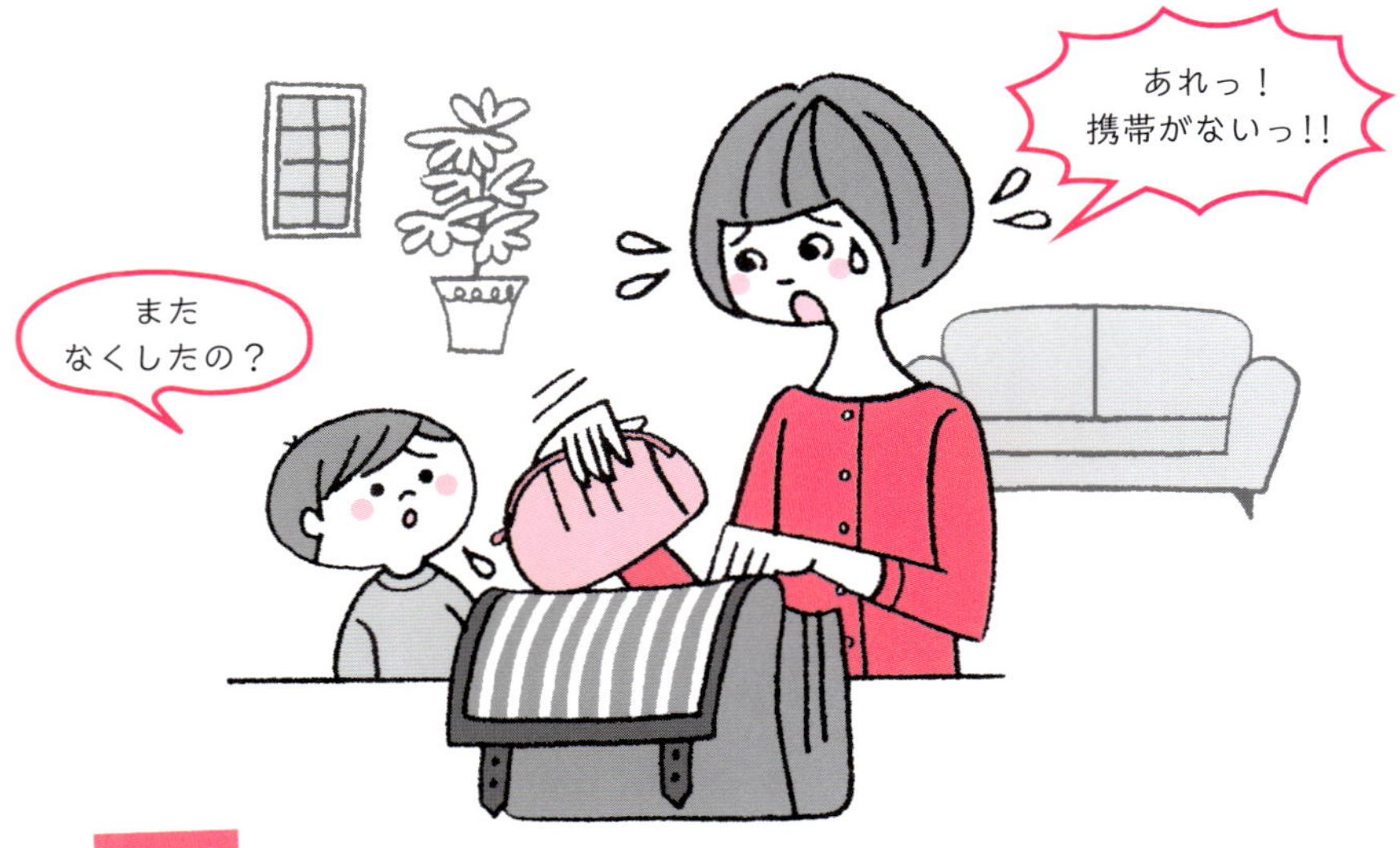

解説

物を使ったあとにすぐにしまわず、置きっぱなしにしてしまうことがあります。しばらく経ってからないことに気づくのですが、どこに置いたのか思い出せず、同じ物を何度も買わなければならなくなります。

短期的な記憶力が弱くすぐに忘れてしまう

ＡＤＨＤの特性のひとつに、短期的な記憶力の弱さがあげられます。一度記憶したことを当面覚えておくことが苦手であるため、別の用事をしているうちに忘れてしまいやすいのです。

友人と交わした約束を忘れて待ち合わせの場所に現れなかったり、家族に頼まれた用事をやり忘れたりすることがあり、信頼を失ってしまうケースも少なくありません。

また、大切な物をどこに置いたか忘れてしまい、あとでさがし回る経験をしたことのある人もいるでしょう。しょっちゅう物をなくし、気がつくと、さがし物ばかりしているという人はＡＤＨＤかもしれません。

自分でできる改善法①

あとから確認できるようメモをとる

人との約束や頼まれた用事は、その場で必ずメモをとります。また、携帯電話のカレンダーに記録し、リマインダー機能を使って、少し前にアラームを鳴らすようセットしておけば、忘れてしまっても安心です。

自分が忘れっぽいことを宣言し、協力を求めることも有効です。再確認の意味でも何度か連絡してもらったり、大切な用事はメモに書いて渡してもらいましょう。

次に集まるのは
来月の３日ね…
その場ですぐにメモをとる

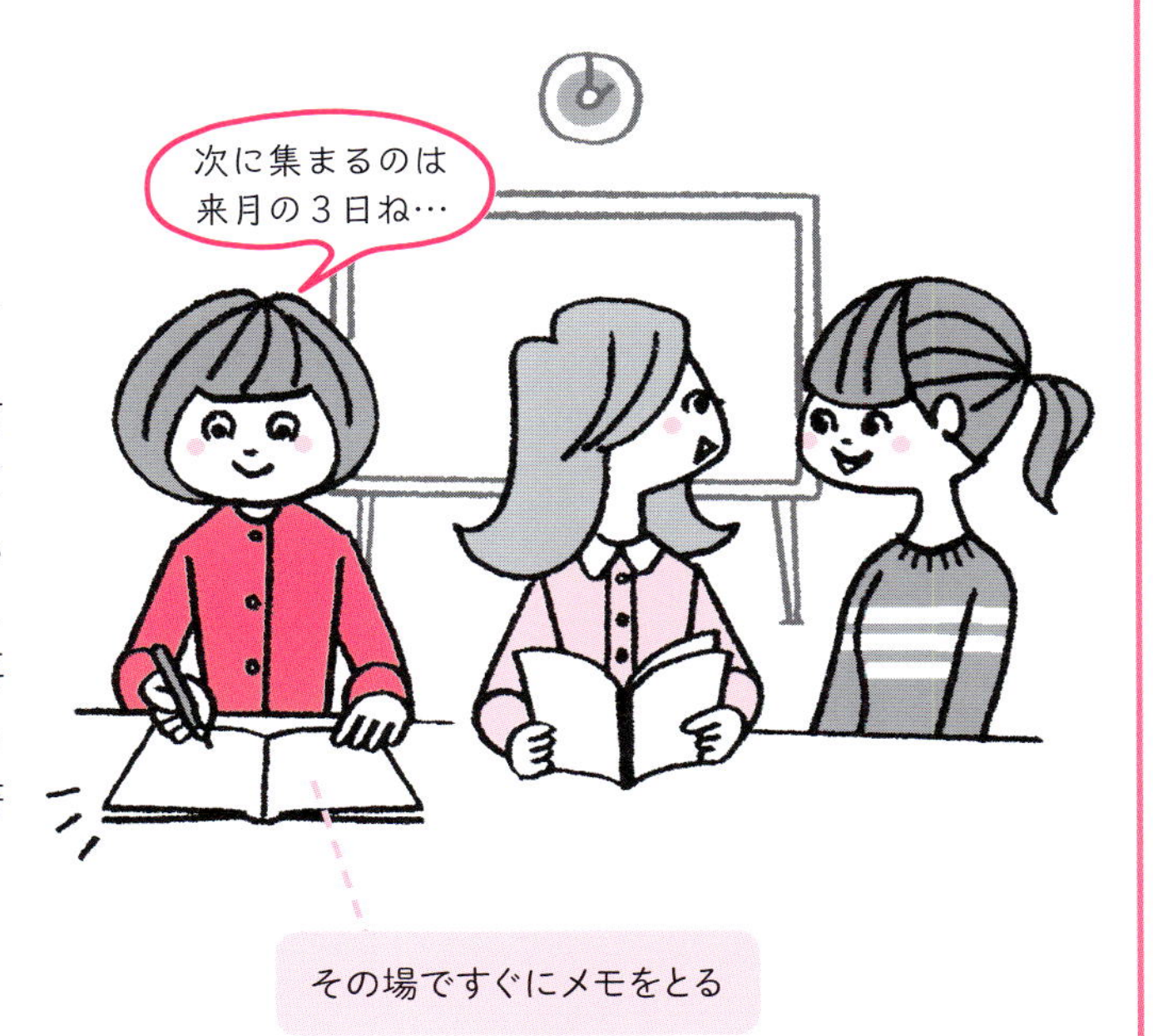

自分でできる改善法②

物の移動はなるべくしない

物をあちこちに置き忘れてしまうという失敗を減らすためには、物をできるだけ移動させないようにすることが肝心です。

たとえば外出先で、携帯電話や財布、メガネなどを、むやみにカバンから取り出さないこと、使いおわったらすぐにカバンに戻し入れることを心がけます。帰宅後も、カバンの中身を別の場所に置かないようにしましょう。

使用中
外出先で物を
使ったら…
明日３時ね
リョーカイ！
使用後
すぐにカバン
へ戻し入れる
これでＯＫ

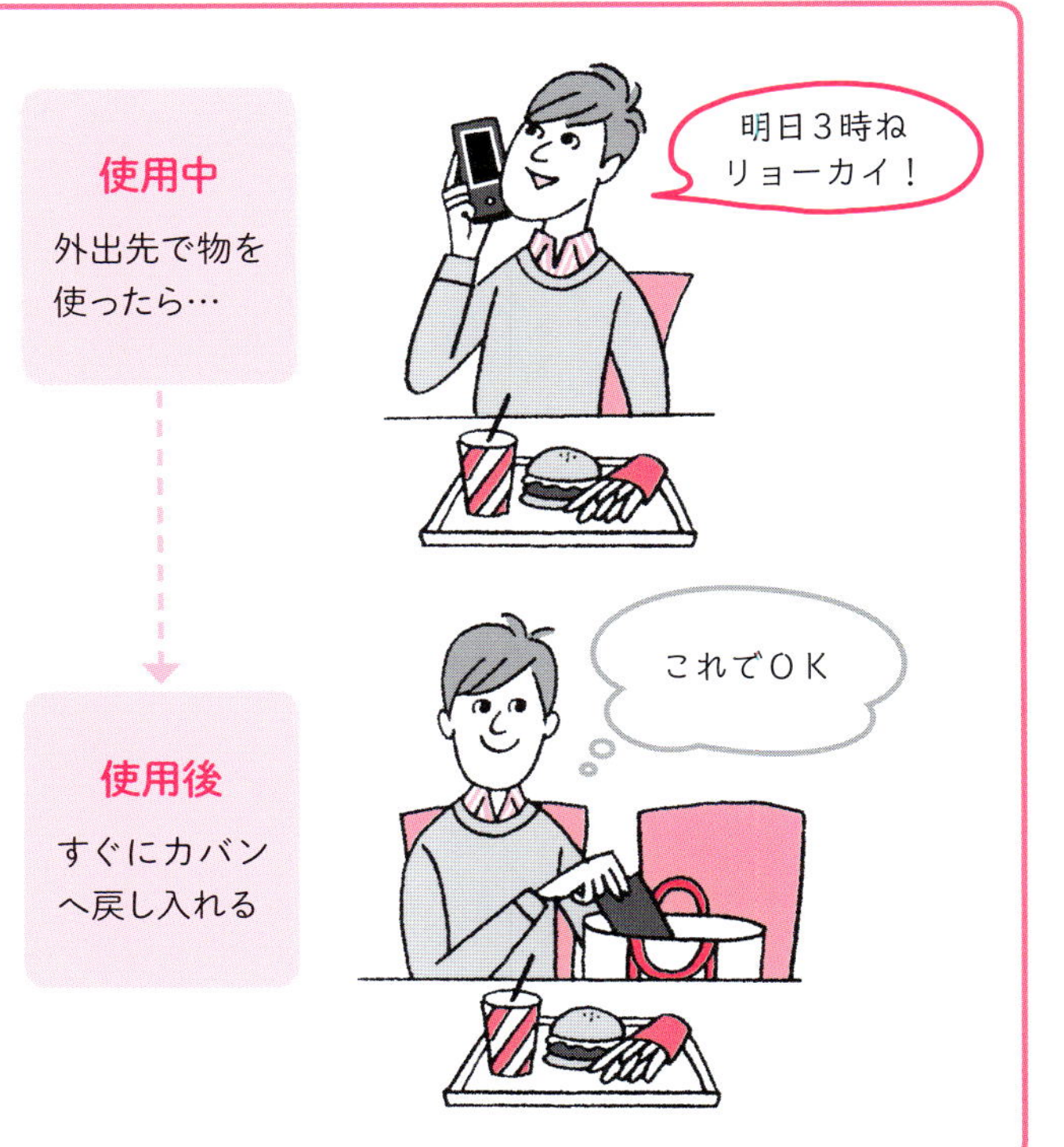

自己管理

部屋を片づけられない

物を捨てられないために部屋の中が物であふれ返ったり、使った物をしまうことができず、いつのまにか散らかっていたりします。

よくみられるケース

- 物が捨てられず、いらない物で部屋がいっぱいになる
- 使った物を元の場所にしまえず、物が出しっぱなしになる
- 片づけている途中で別のことをしてしまう

昔のポスター
捨てようか…
取っておこうか…
MUSIC
一応、取って
おくか…
物が部屋に
あふれる！

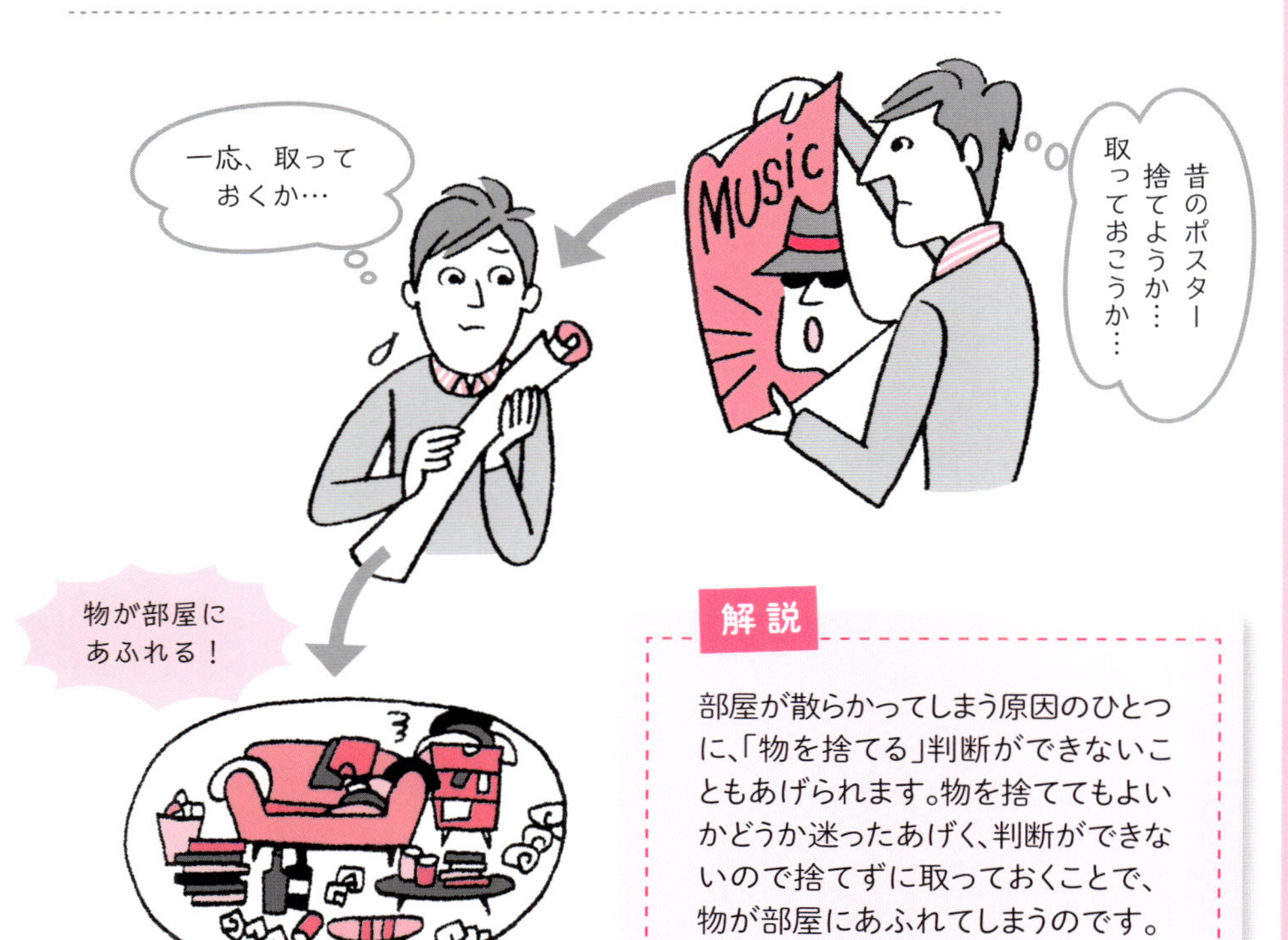

解説

部屋が散らかってしまう原因のひとつに、「物を捨てる」判断ができないこともあげられます。物を捨ててもよいかどうか迷ったあげく、判断ができないので捨てずに取っておくことで、物が部屋にあふれてしまうのです。

必要な物かどうか自分で判断ができない

片づけが苦手な背景として、物が捨てられない（物が増えすぎてしまう）、物をどこにしまったらよいかわからない、片づける作業を根気よく続けることができないなどといった特性があげられます。

物が捨てられない人は必要か不要かの判断ができず、しまう場所がわからない人は、どこから持ってきた物か忘れてしまうために、そのようになってしまうと考えられます。

また、整理整頓という地道な作業に取りかかるのがおっくうで、なかなか着手できないケース、片づけている途中で気が散って別のことに関心が移ってしまうケースなどもあります。

自分でできる改善法①

持ち物を減らし片づけを楽にする

いらない物を捨てないでいると、持ち物がどんどん増えて整理整頓がますます難しくなります。まず、持ち物を減らす努力をしましょう。

発達障害のある人のなかには、要不要の判断がつかず、結果的に捨てずじまいになる人が少なくありません。自分で判断できない人は、家族などに相談にのってもらうとよいでしょう。

思い切って捨てるか…

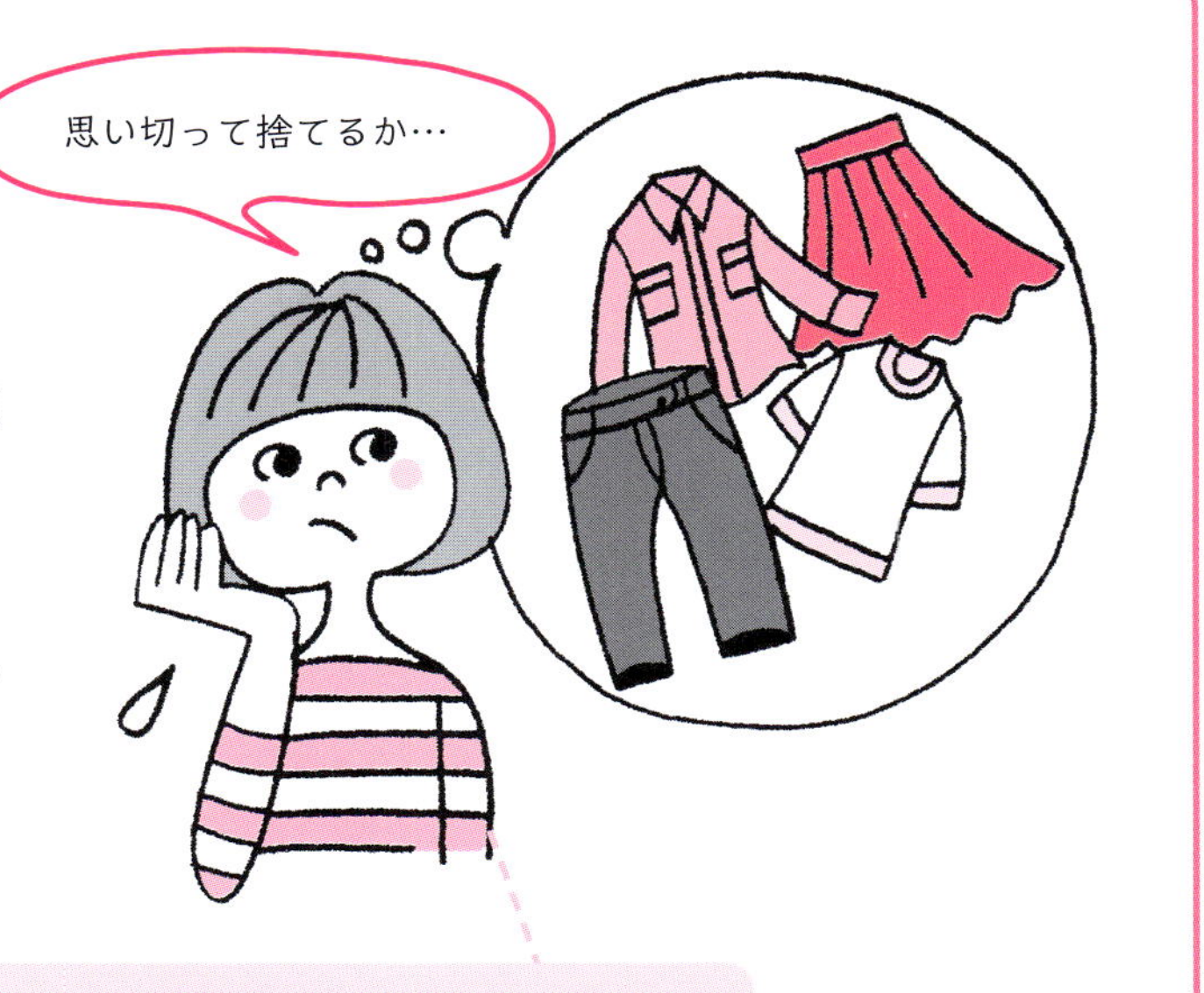

ルールを決める

衣類などは、「1年間着なかったら捨てる」というふうにルールを決めて捨てるようにする

自分でできる改善法②

ヘルパーを頼むのもひとつの方法

苦手なことを克服し、「一人でできるようにならなければならない」と自分を追い込むよりも、むしろ、それは得意な人に任せて、自分は得意分野で別の役割を担うというふうに割り切ることも大切です。家族や友人と話し合い、互いに持ちつ持たれつの関係を結んでおくとよいでしょう。

夫
風呂そうじ
私
洗たく
息子
部屋のそうじ
娘
食器洗い

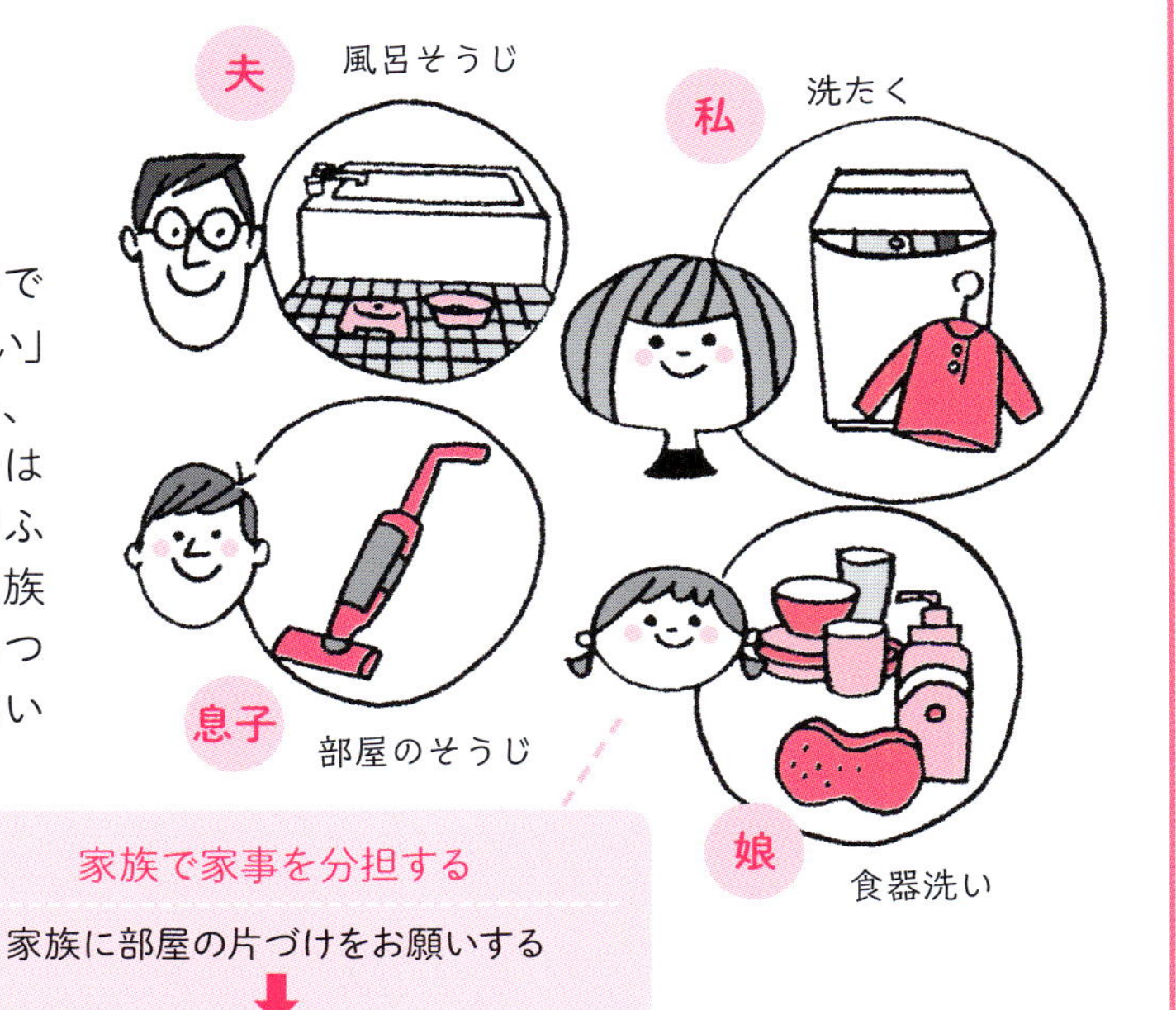

家族で家事を分担する

家族に部屋の片づけをお願いする

代わりに家族の苦手なことを引き受ける

自己管理

ものごとにのめり込みやすい

発達障害のある人のなかには、のめり込みやすく、ほどほどのところでブレーキをかけることができない傾向がある人がいます。

よくみられるケース

- アルコール依存やニコチン依存などに陥りやすい
- ゲームやテレビを見はじめると、途中でやめられなくなる
- 食べ過ぎや飲み過ぎ、睡眠不足などで健康を害しやすい

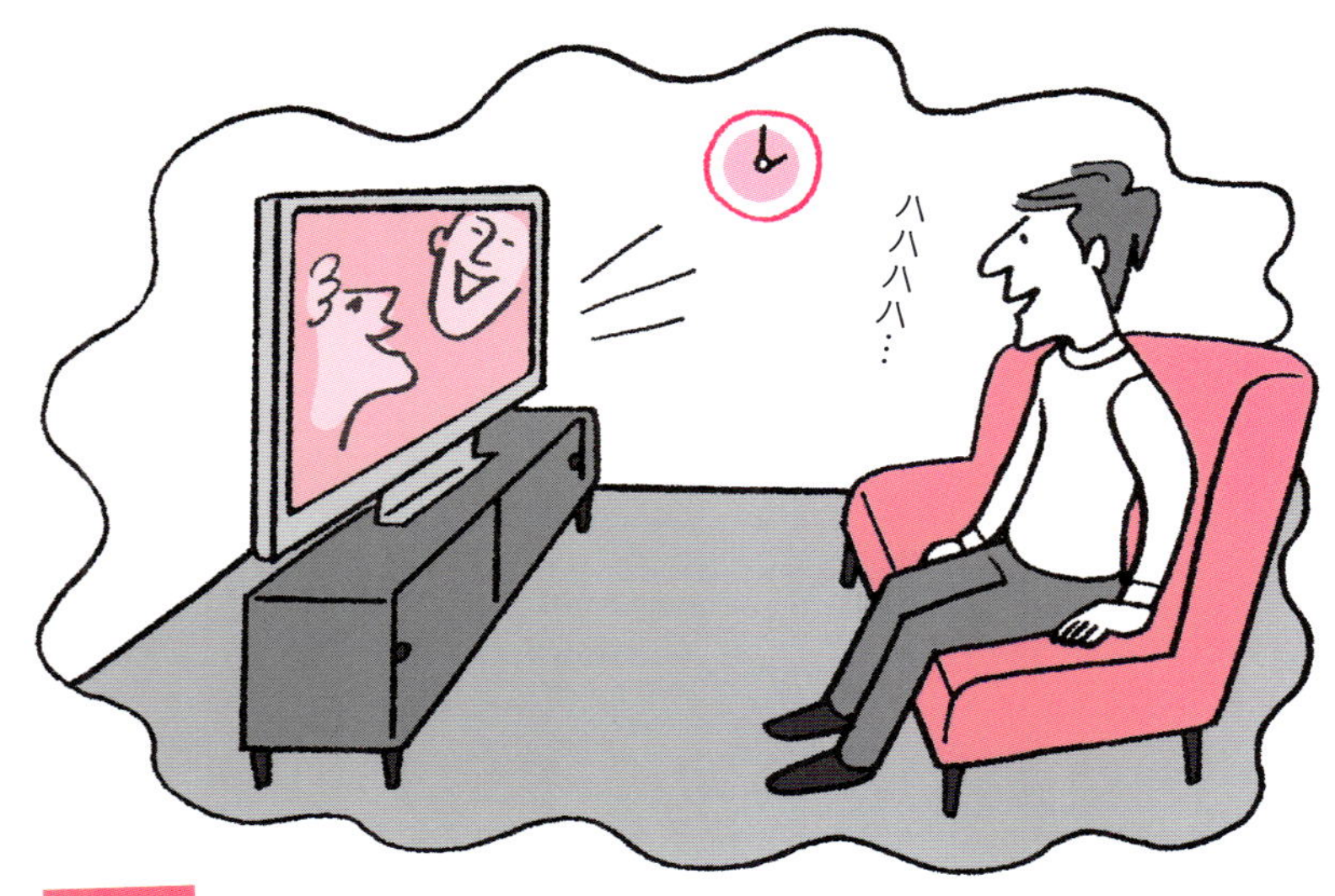

解説

「この番組が終わったら寝よう」と思いながらも、次の番組がはじまるとつい見てしまうために、夜中までテレビを見続けることになります。その結果、昼間の活動に差しさわったり、睡眠障害になったりすることもあります。

自制が利かず「依存症」になることも

ＡＤＨＤの人は衝動性から、自閉症スペクトラムの人は過集中やこだわりの強さから、自己抑制が利きにくいといえます。ひとつのことに没頭しすぎないようにブレーキをかけたり、ほどほどのところで切り上げたりすることができなくなるのです。その結果、ゲームやインターネットに何時間も費やしたり、アルコールやニコチンに依存したり、ギャンブルにのめり込んでしまうケースもあります。

食べはじめたら止まらなくなって食べ過ぎてしまう、就寝前に見はじめたテレビをいつまでも見続けてしまうといったこともあり、健康を害したり、生活リズムが乱れたりする人もいます。

自分でできる改善法①

タイマーを使い「やめどき」を知る

ゲームやテレビを見ることを自分の意思で切り上げるのは困難なので、オフタイマーなどをセットします。テレビ番組は録画して見ると、番組終了と同時に画面が消えるので有効です。

オフタイマーが使えないときは、時計やキッチンタイマーのアラームで時間の経過を知らせるようにします。

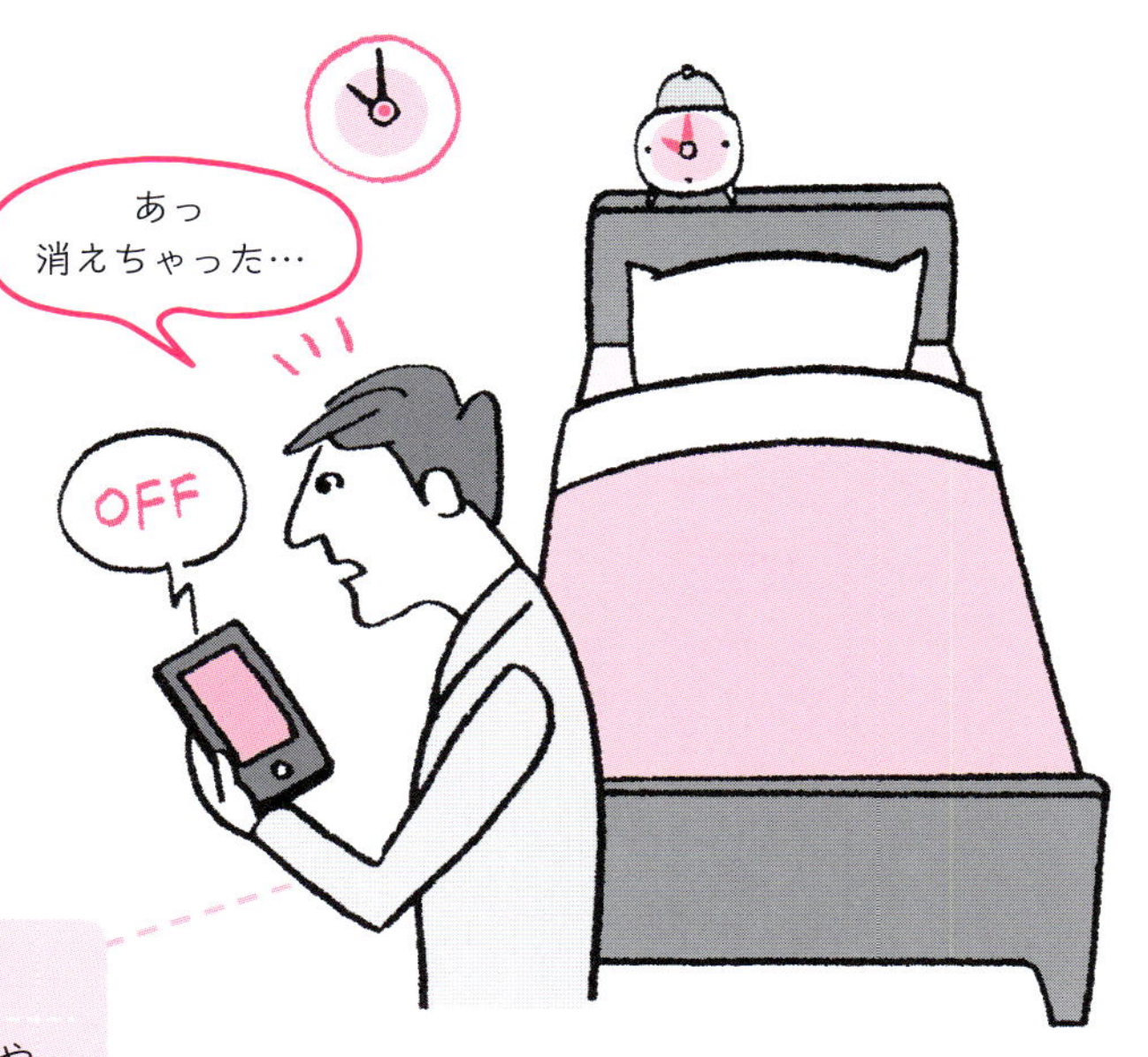

自動的に消えるようにする

設定時刻に自動的に電源が消える機能や、アプリなどを活用するとよい

自分でできる改善法②

摂取する量をあらかじめ決めておく

食べ過ぎ、飲み過ぎなどを防ぐためには、あらかじめ量を制限する方法が有効です。お菓子など無意識に一気に食べてしまうこともあるので、いま食べる量（数）だけを皿に出すなどして制限します。飲酒なども、「今日はビール1本だけ」と決めたら周りの人にも宣言し、量を超過しそうになったら、ブレーキをかけてもらうようにお願いしておきましょう。

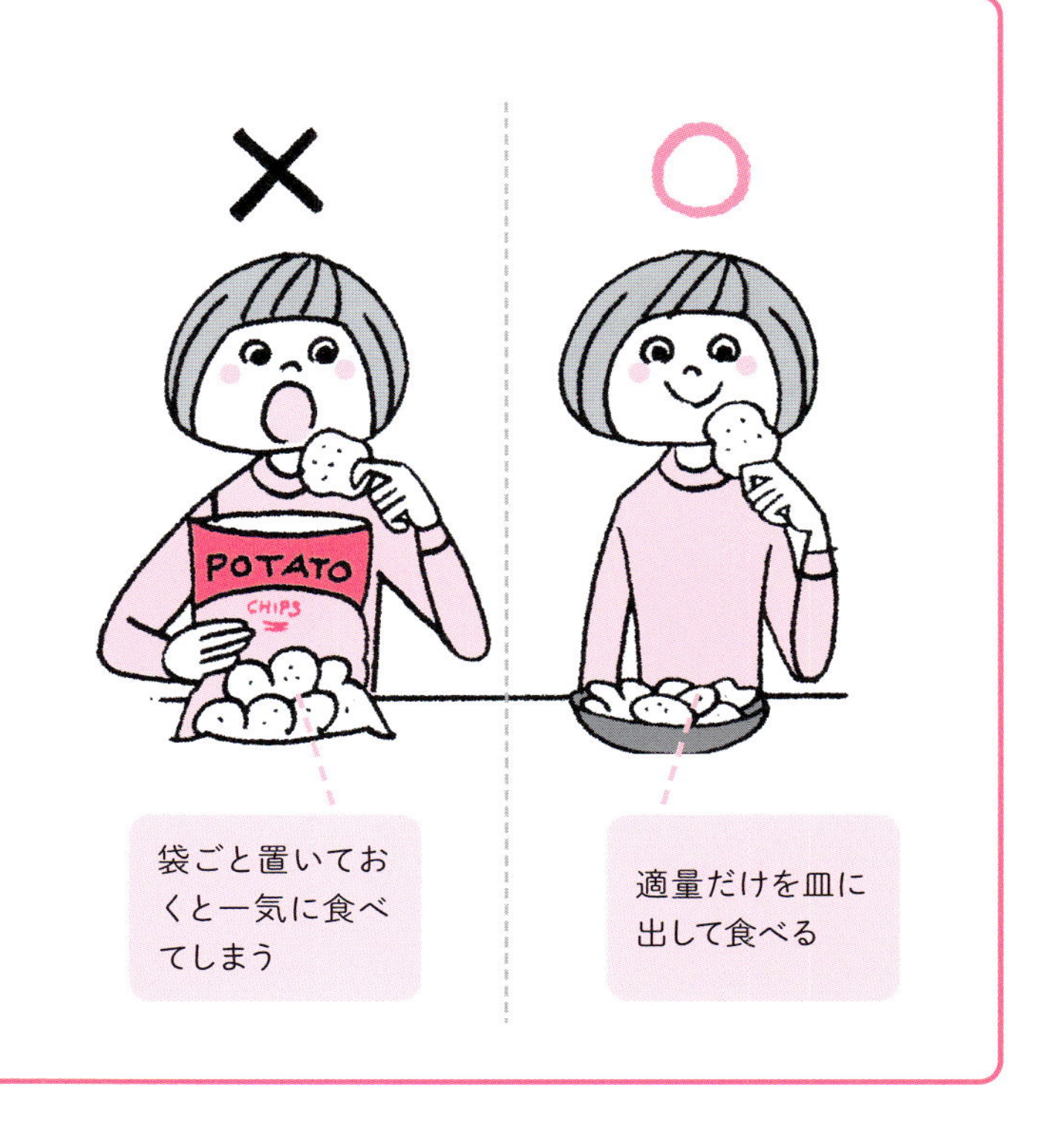

袋ごと置いておくと一気に食べてしまう

適量だけを皿に出して食べる

自己管理

衝動的な言動をとってしまう

軽はずみな言動が大きな失敗につながることがあります。衝動性が高いという自覚をもち、ひと呼吸おきながら行動するようにしましょう。

よくみられるケース

- 高額な買い物や重大な契約をよく考えずに決めてしまう
- 人の会話のなかに割り込んでしゃべってしまう
- 車の運転などで安全確認をうっかり怠ってしまうことがある

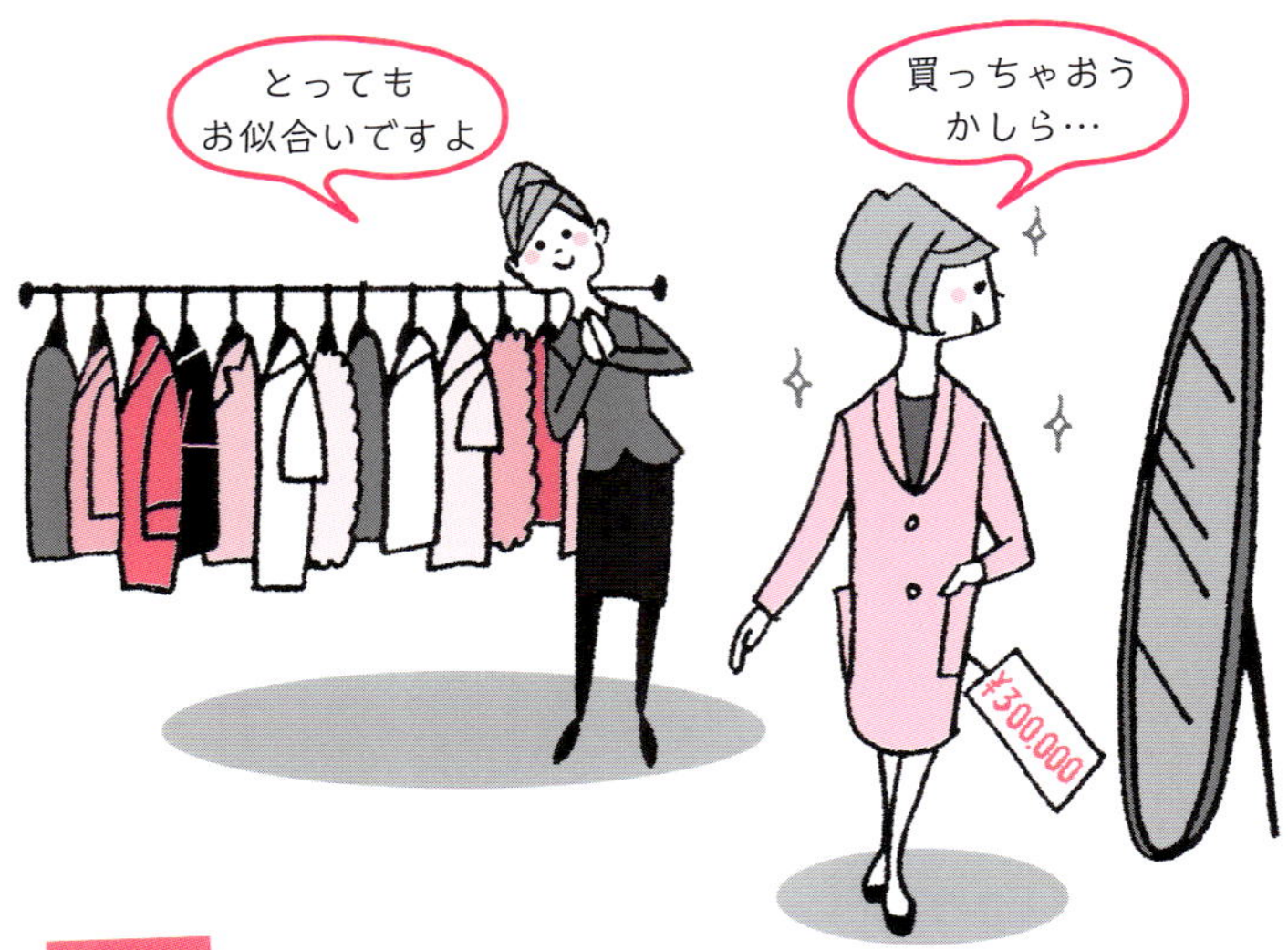

解説

欲しいという気持ちに火がついてしまうと、買いたい衝動を抑えられなくなり、所持金や預金残高を考慮せずに購入してしまいます。本当はどうにもならないのに、お金の工面はあとで何とかなると思い込んでしまうのです。

発達障害の特性が原因

ADHDの特性のひとつに、「衝動性」があげられます。衝動性が強いと、たとえば相手が話している最中でも、言いたいことが頭に浮かぶと口を突いてことばが出てしまうことがあります。話のじゃまをする気はないのですが、ひとたび思いつくと、実行せずにはいられなくなるのです。その結果、店員にすすめられるままに高額な商品を躊躇（ちゅうちょ）なく買ってしまったり、重大な契約を熟考せずに結んでしまったりして、後悔するケースも起こり得ます。また、自閉症スペクトラムでは、相手の話の意図を理解できないことから、セールストークをそのまま受け取ってしまい、同じような事態になる場合があります。

自分でできる改善法①

衝動的に話さないようにする習慣づけを

話したいと思ったことをすぐ口に出してしまう場合は、衝動を抑えるトレーニングをしましょう。日ごろから心がけていると、少しずつ実行できるようになっていきます。また、話しはじめるときは、いきなり本題に入るのではなく、「ちょっと話してもいいですか」と、周囲の了解を得てから話す気配りができるようにするとよいでしょう。

いい話を思いついた！

言いたいけど3秒間ガマン!!

ねえ、オレも話していいかな…

相手の話が終わってから切り出す

自分でできる改善法②

重要なことは即決しない

買い物をしながら高額な物が欲しくなったとき、重大な契約をしなければならなくなったときは、すぐに買わないこと、すぐに契約しないことが重要です。その場で決めずに、ひと晩よく考えてから決めるようにしましょう。

のどから手が出るほど欲しかった物が、翌日にはそうではなくなっている可能性もあります。

ええ、でも家族と相談してから決めます
こんないい物件明日は残ってないですよ！

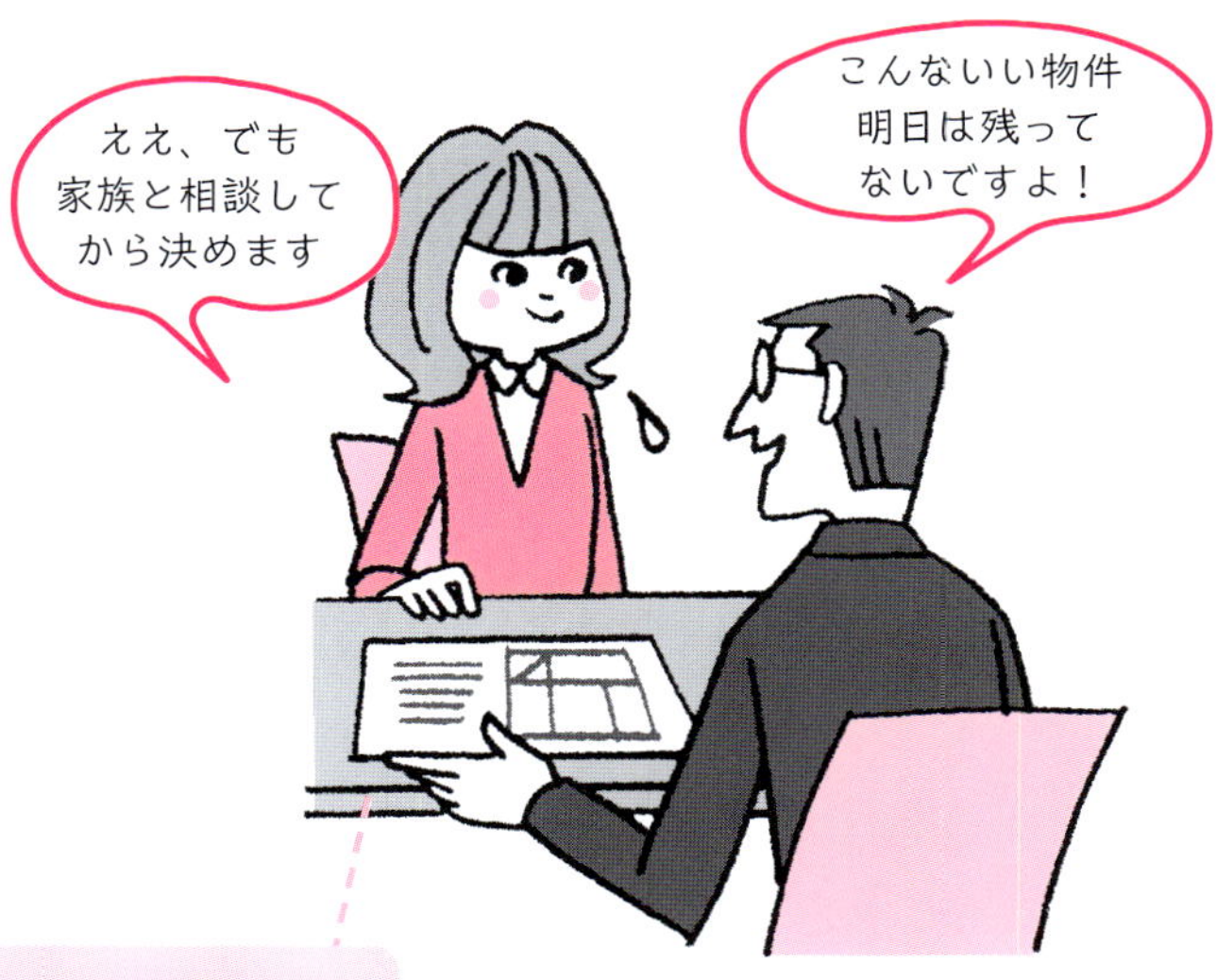

一人で決めないことも重要

家族など、身近な人に相談してから、最終的な結論を出すのも大切

人づきあい

コミュニケーションがうまくとれない

人の話を聞くのが苦手だったり、自分の言いたいことだけを一方的に話したりして、周りの人から疎まれてしまうことがあります。

よくみられるケース

- 人の話をよく聞いていない
- 自分の興味のある話題にしかついていかない
- 押しつけがましい物言いで相手に不快な印象を与える

今日の授業
おもしろかったね！
この本
読んだほうがいいよ
……

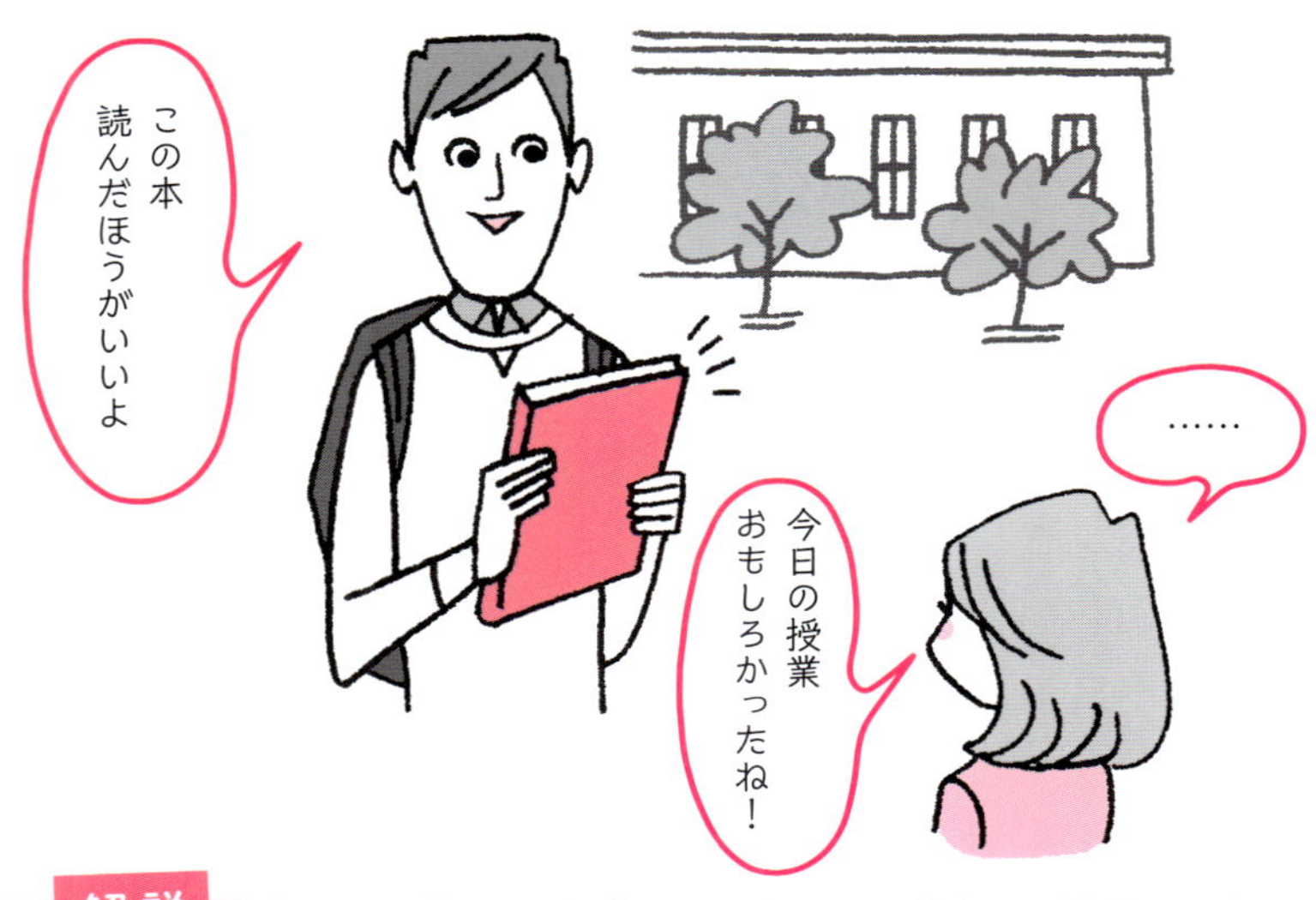

解説

人から話しかけられても、それに応じるような話し方ができず、自分の言いたいことを一方的に話してしまうケースがあります。会話が成立せず、話していても楽しくないため、周りの人が次第に離れていってしまうこともあります。

人に合わせられず自己中心に陥りがち

コミュニケーションは基本的に双方向のやりとりですが、発達障害のある人は相手に合わせることが苦手なため、ことばのキャッチボールがうまくできません。相手が投げてきた話題に触れることなく、こちらの言いたいことを一方的に告げるだけといった行動をとり、自己中心的と思われてしまうことも少なくありません。

また、ソフトな言い回しができず、自分の意見を自信満々に話したり、相手にお願いしなければならないのに、命令口調になったりすることもあります。そうしたケースでは、ことばの使い方や、話し方の基本スキルをしっかり身につける必要があります。

自分でできる改善法①

相手の話を聞きあいづちを打つ

まずは、相手の話を聞く態度を身につけるようにしましょう。こうした態度をとることで、相手の話を真剣に聞いていることが伝わります。

次に、家族や友人に話し手になってもらい、自分は聞き手となって会話の練習をします。自分の聞く態度で直したほうがよい点があれば、相手に指摘してもらうとよいでしょう。

会話の基本マナー

ポイント1
まず相手を見て、最後まで話を聞く

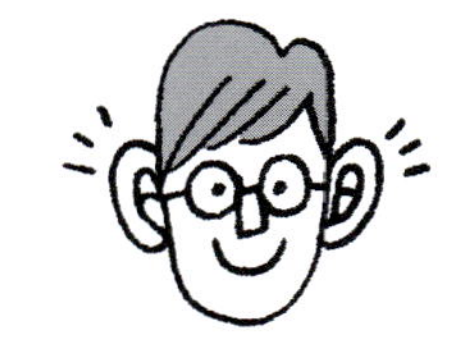

ポイント2
話の合間にあいづちを打つ

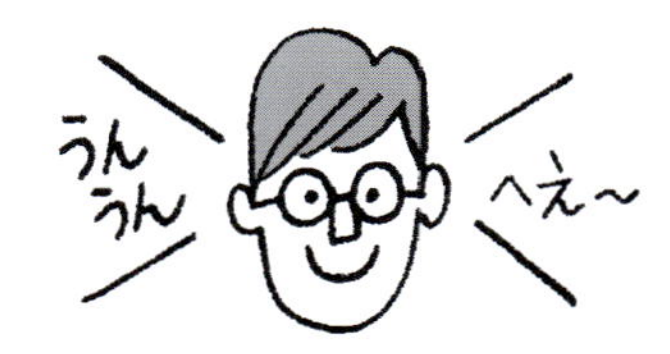

ポイント3
相手の話が終わってから話し、気になることがあったら質問をする

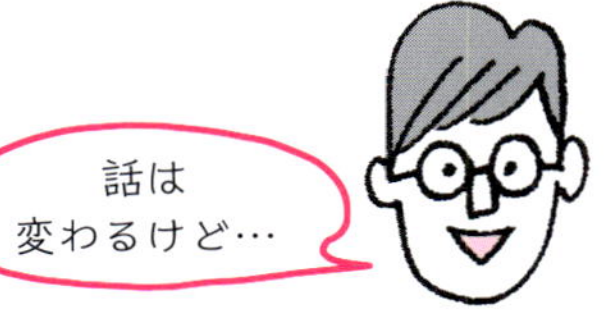

自分でできる改善法②

好感をもってもらえることばづかいや話し方を

話すときのことばづかいや態度によっては、相手に不快な印象を与え、自分の考えを好意的に受け止めてもらえない可能性があります。相手が目上の人であれば、とくにていねいなことばづかいを心がけましょう。

自分の考え方が正しいと思っても、そのままは伝えず控えめな表現で伝えるようにする

ゼッタイ私の言う通りにしないとダメよ!!

私はこうしたほうがいいと思いますが…

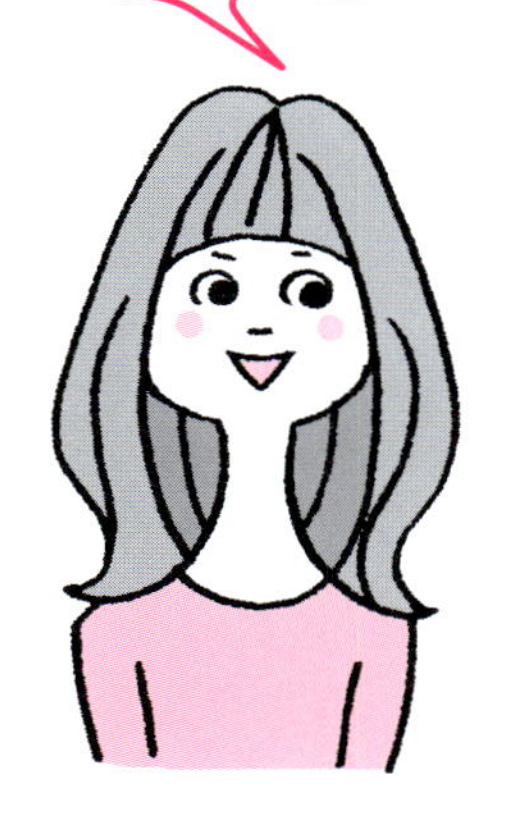

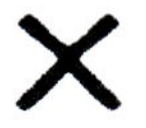

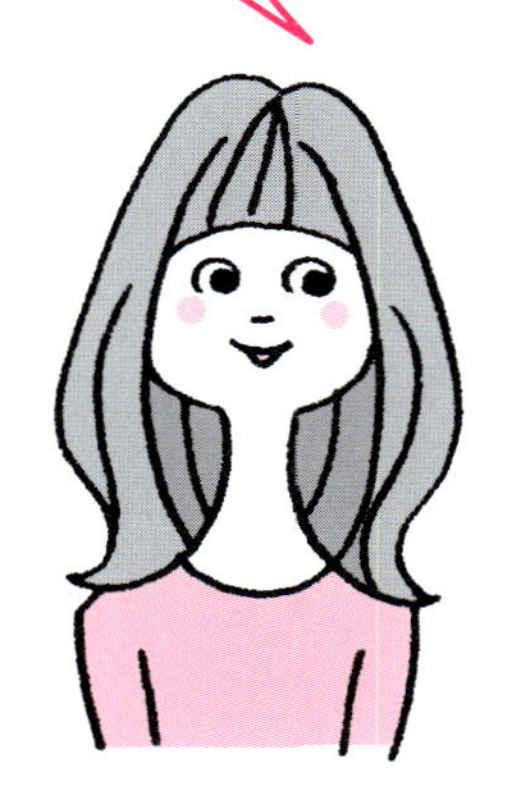

人づきあい

「空気が読めない」と言われる

暗黙のルールがわからない、人の気持ちを察することができないために、場の雰囲気を悪くするようなことを言ってしまうことがあります。

よくみられるケース

- 人が聞かれたくないと思っていることを聞いてしまう
- 暗黙の了解がわからず、「マナー違反」をしてしまう
- 子どもや社会的に弱い立場にある人に、一定の配慮ができない

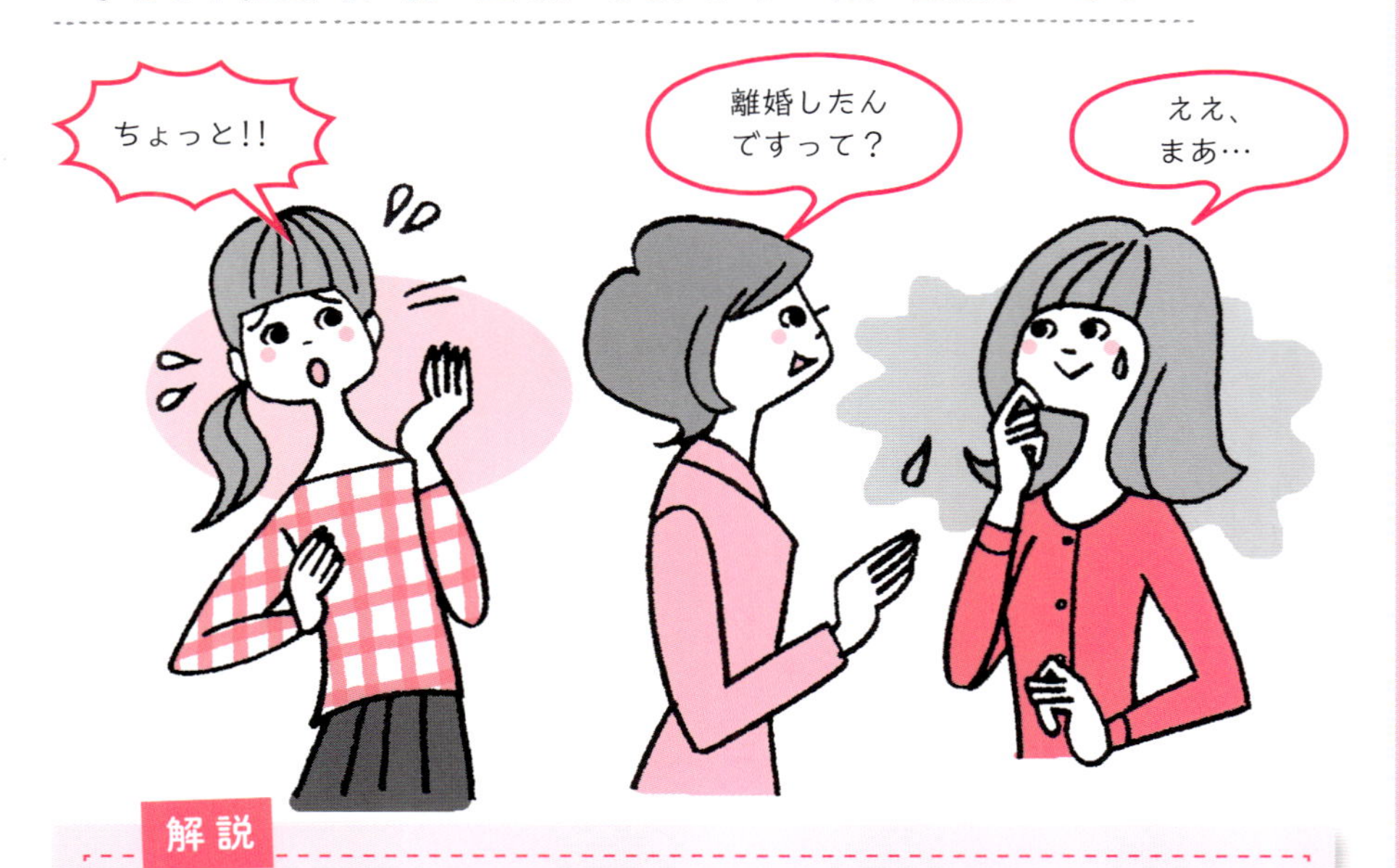

解説

本人に悪気はないのですが、人の立場になって考えることが苦手なため、相手が話したくない話題をもちかけて不快にさせてしまったり、場の空気をしらけさせてしまったりすることがあります。

状況を読んだり心情を察するのが苦手

発達障害のなかでも自閉症スペクトラムの傾向の強い人は、場の雰囲気を読んだり、相手の気持ちを察したりすることが苦手です。たとえば、家庭内のトラブルがある人に家族のことについて質問したり、おごってもらう食事の席で高額なメニューを注文したり、子ども相手の勝負事に本気を出したりして周囲を呆れさせることもあります。

思ったことを正直に言うことや、だれにでも平等であることが「正しい」というルール観があり、相手や状況によって変えることを思いつきません。子どもや高齢者を気づかうといった考え方も理解しづらく、配慮に欠けた行動をとって非難されることもあります。

自分でできる改善法①

マナー違反に気づいたらすぐに謝る

周囲からマナー違反であること、失言であることなどを注意されたら、すぐに相手に謝ります。自分自身でどこがいけなかったのか納得できないときは、あとで親しい人に相談して確かめ、同じマナー違反をくり返さないように気をつけましょう。

離婚したんですって？
さっきは失礼なこと聞いてごめんなさい
いいのよ

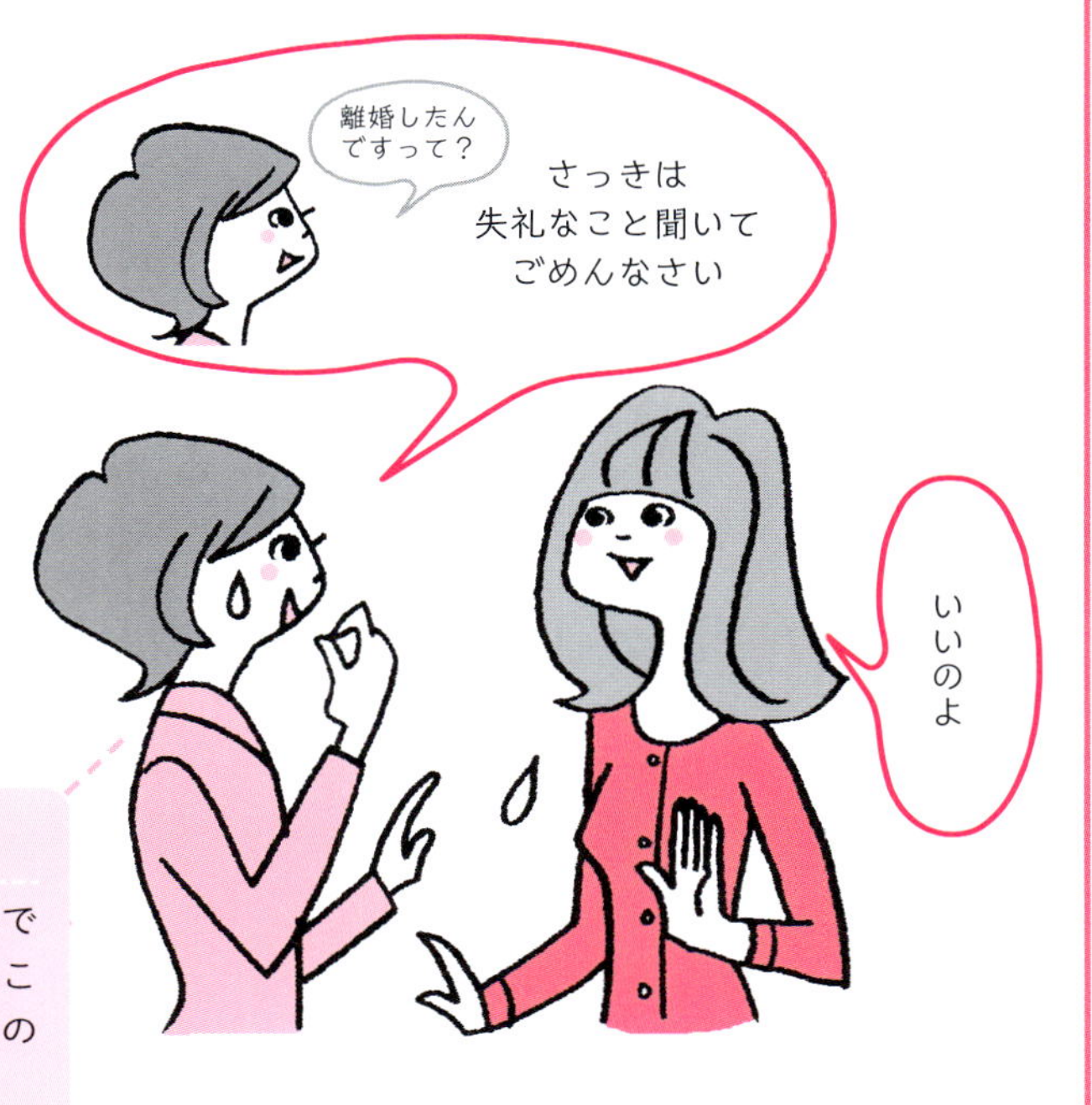

まずは謝る

なぜいけなかったのか、その場では理解できなくても、相手が不快な思いをしていることは確かなので、素直に謝ることが最善の解決策といえる

自分でできる改善法②

特性を知ってもらい助言をお願いする

自分が状況を理解したり、人の気持ちを察したりすることがあまり得意ではないということを自覚する必要があります。そのうえで、その特性を周りの人に知っておいてもらい、指摘や助言をしてもらえば、同じような場面に再び遭遇したときに、不適切な言動をとらずに済むようになります。

オレ、もし失礼なこと言ったら注意してくれる？
ああ、いいよ

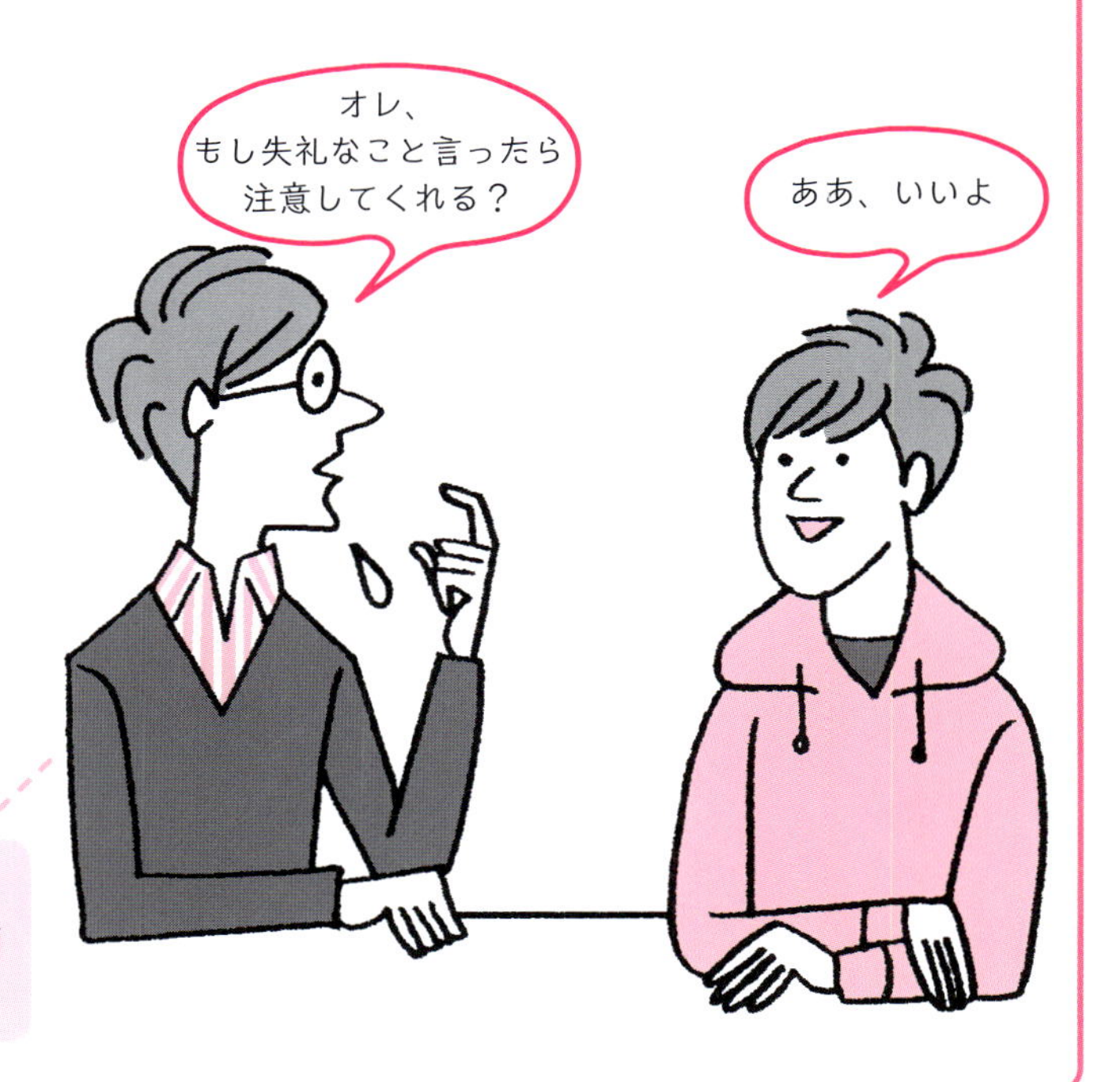

場にそぐわない態度をとったり失言してしまったりしたときは、そのつど指摘や助言をもらえるようにお願いしておく

人づきあい

感情表現がうまくできない

感情表現が苦手な人は、無理に表情をつくる必要はありません。周りの人に、感情が表情に出にくいことを理解してもらうことが大切です。

よくみられるケース

- 家族や親しい友人にも、敬語でよそよそしい態度をとってしまう
- サプライズでお祝いしてもらっても大喜びできない
- 悲しんでいる人に対して同情的な態度がとれない

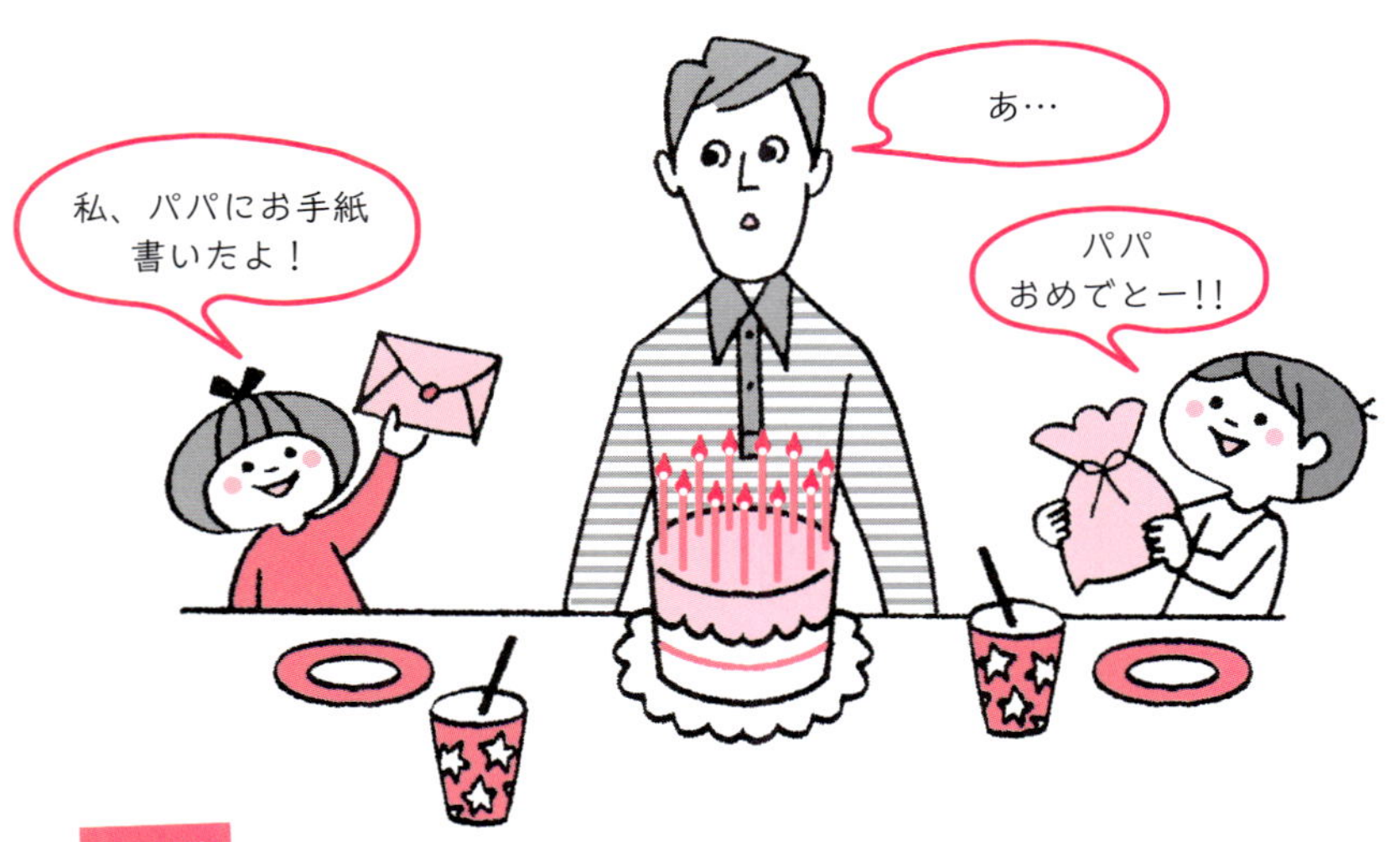

解説

子どもが誕生日を祝ってくれたときなどは、とてもうれしいと感じるのですが、ふつうの人のように喜びをストレートに表現することが苦手です。そのため「パパ、うれしくないの?」と子どもをがっかりさせてしまうこともあります。

感情をストレートに表現することが苦手

自閉症スペクトラムの人のなかには、感情表現がうまくできない人がいます。喜怒哀楽（きどあいらく）の感情はあるのですが、それを表情や態度に表すことが苦手なため、感情が人に伝わらず、誤解を受けてしまうこともあります。

たとえば、贈り物をもらってもうれしそうな表情を見せないので、あげた人は「喜んでくれていないのかな」とがっかりしてしまうことがあります。

また、親しみを表現することも苦手なため、親しくなった友人に対しても敬語で話したり、他人行儀な態度をとったりすることがあります。相手は、「打ち解けてくれていないのかな」と勘違いしてしまう可能性があります。

自分でできる改善法①

うまく伝わらないときはことばで表現する

感情表現がうまくできるように練習するのではなく、そういう特性があることを周囲の人に知っておいてもらうことが得策です。親しい人であれば、その特性を踏まえて、感情を理解してくれるでしょう。

また、自分の感情がうまく伝わっていないと感じたときは、ことばで表現することも有効です。

うれしそうに見えないかもしれないけど、本当にうれしいからね
ありがとう

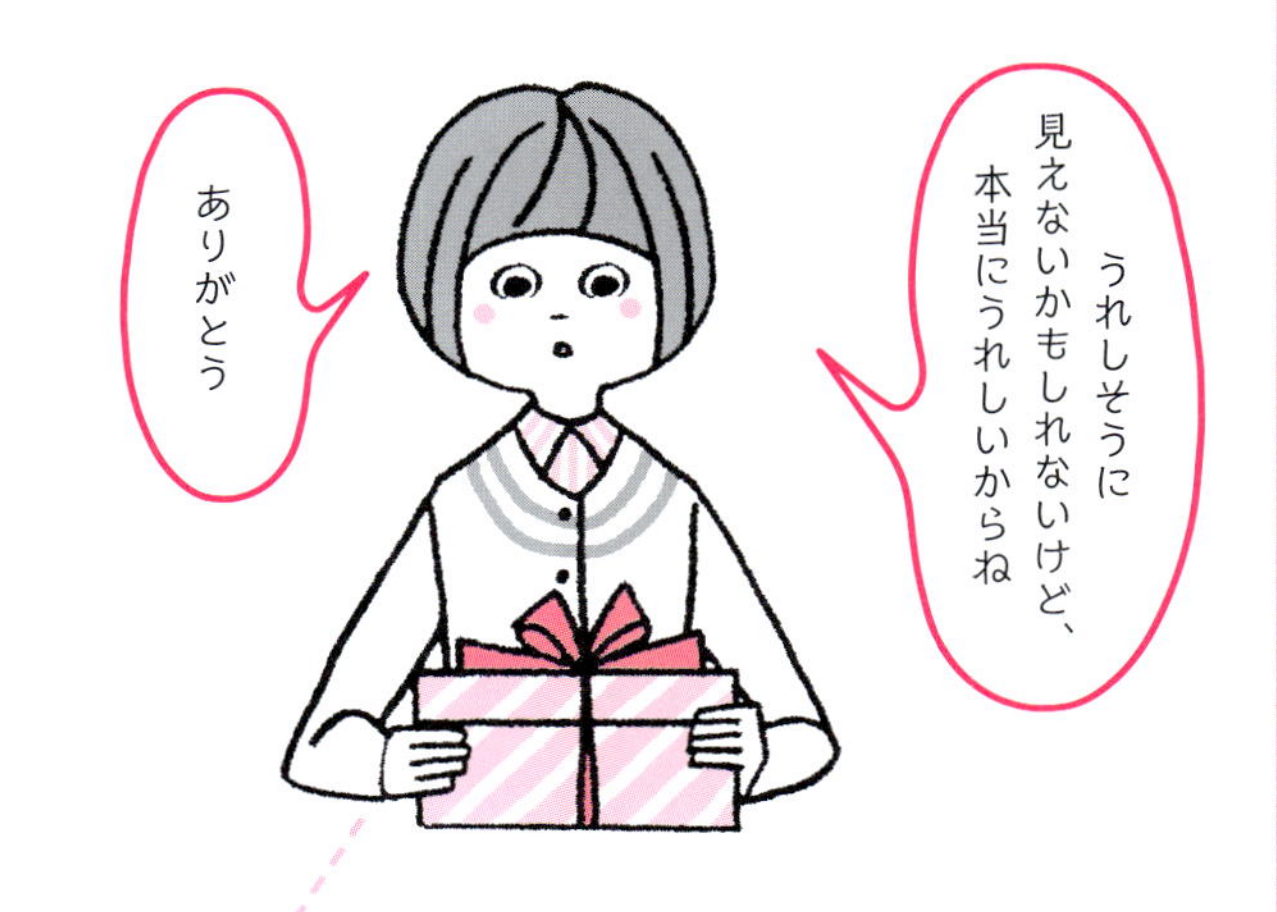

感情を具体的に伝える

「本当にうれしいと思っているからね」というように、ひとこと添えるだけで相手に真意が伝わりやすくなる

自分でできる改善法②

親しさの度合いによってことばや態度を変える

初対面の人と、長年のつきあいがある人では、ことばづかいや態度も異なってきます。

しかし、どうしたら「親しさ」を表すことができるのかわからないときは、具体的にたずねてみて、相手が「こうしたらいい」とすすめるやり方を採用してみましょう。そうやって自分から歩み寄ることで、相手ともっと親しくなることができます。

今度、ノート見せていただけますか？
敬語なんて使わなくていいよ！

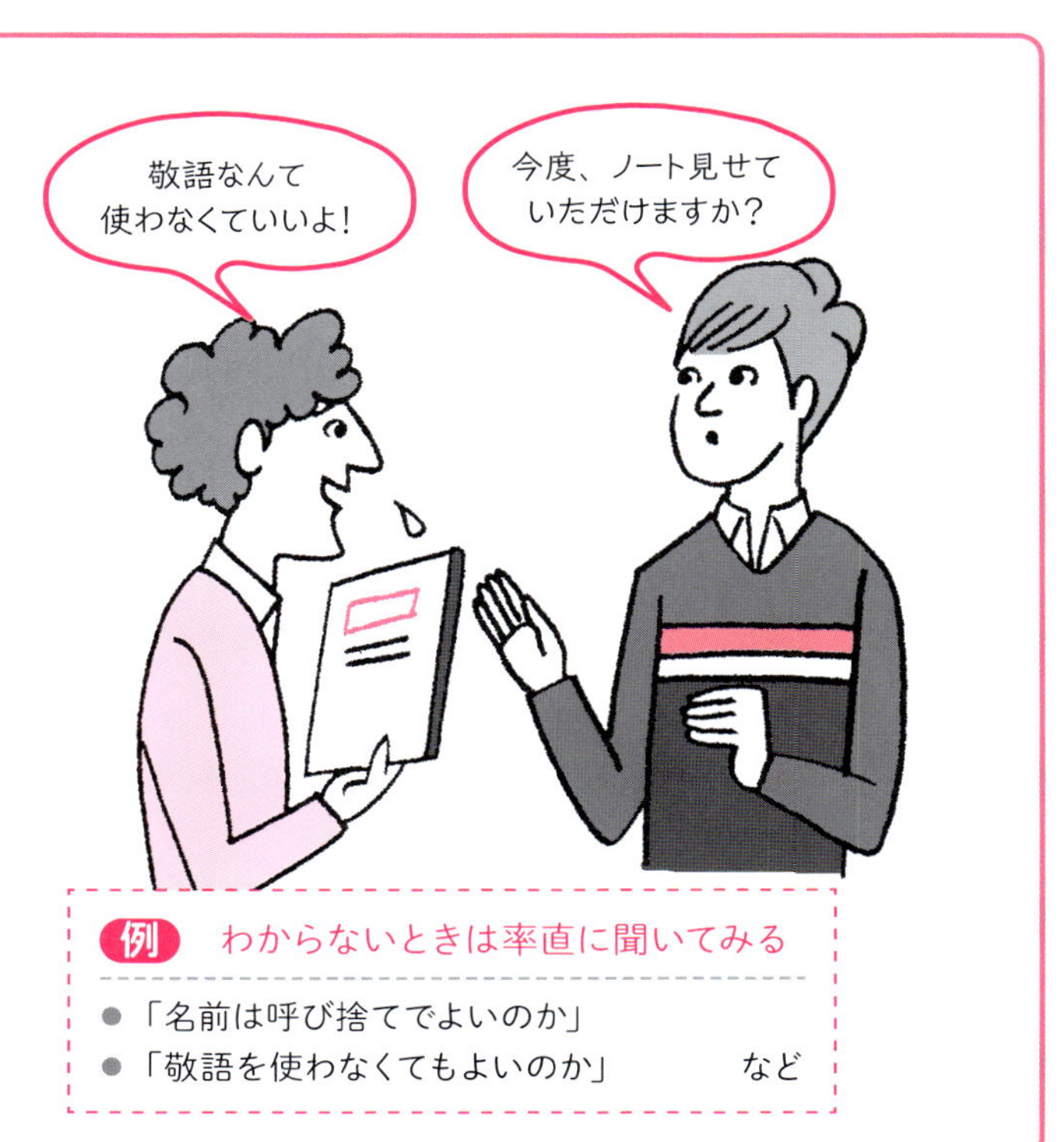

例 わからないときは率直に聞いてみる

- 「名前は呼び捨てでよいのか」
- 「敬語を使わなくてもよいのか」　など

人づきあい

家族関係がうまくいかない

自己コントロールが苦手なため、妻や夫、子どもに対するいらだちなどが募りやすく、家族関係がギスギスしてしまう場合があります。

よくみられるケース

- 家族思いの行動をとることができず、自分勝手とみられてしまう
- 忘れっぽさや不注意により、家族からの信頼を失いやすい
- 怒りの抑制ができず、家族と衝突してしまう

自分のこと
ばかりね…
パパー！
たまにはあそびに
つれてってよ！
今日は仲間と
電車の撮影だから
ダメだよ

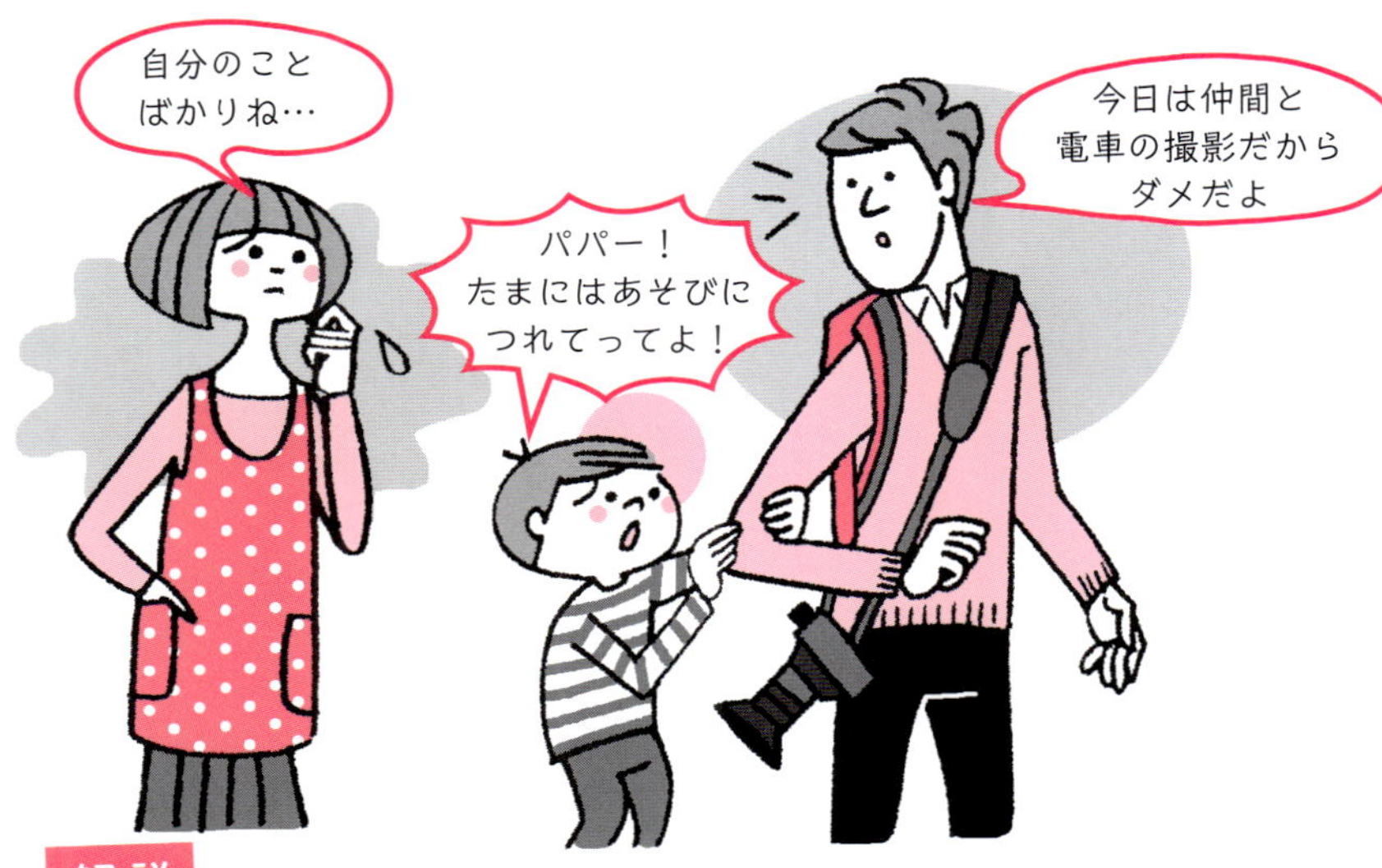

解説

悪気はないのですが、自分の趣味や関心のほうに没頭しやすく、家族のことまで気が回らなくなってしまいがちです。家族サービスがほとんどできず、家族からの信頼を失ってしまうケースもあります。

家族に気が回らず信頼関係を築きにくい

ADHDの傾向がある人は、不注意で忘れっぽく、家族との大切な約束を忘れてしまって信頼を失う可能性があります。また、怒りのコントロールがしにくいと、ささいなことでカッとなってケンカを起こしやすくなります。こうしたことがたび重なると、家族間の関係は悪化し、家庭内に緊張感が生じてしまいます。

また、自閉症スペクトラムの傾向がある人は、他者を気にかけることが苦手なため、家族を思いやる行動をとりにくいといえます。家族サービスをせずに自分の趣味ばかりに打ち込んだりして、家族と一体感を味わう機会も乏しくなってしまいます。

自分でできる改善法①

発達障害の特性を家族に理解してもらう

家族関係を悪化させないために、まずすべきことは、自分の特性を家族に知っておいてもらうことです。たとえば、家族との約束を忘れてしまうという場合、発達障害特有の忘れやすさから起こしてしまうもので、「家族への愛情がないからではない」ということをきちんと説明しておきます。そのうえで、忘れないようにするために、家族にたびたび声をかけてもらうなど、協力を求めましょう。

3月10日
9月27日
子どもたちの
誕生日、忘れないように
前日に教えてね
わかったよ

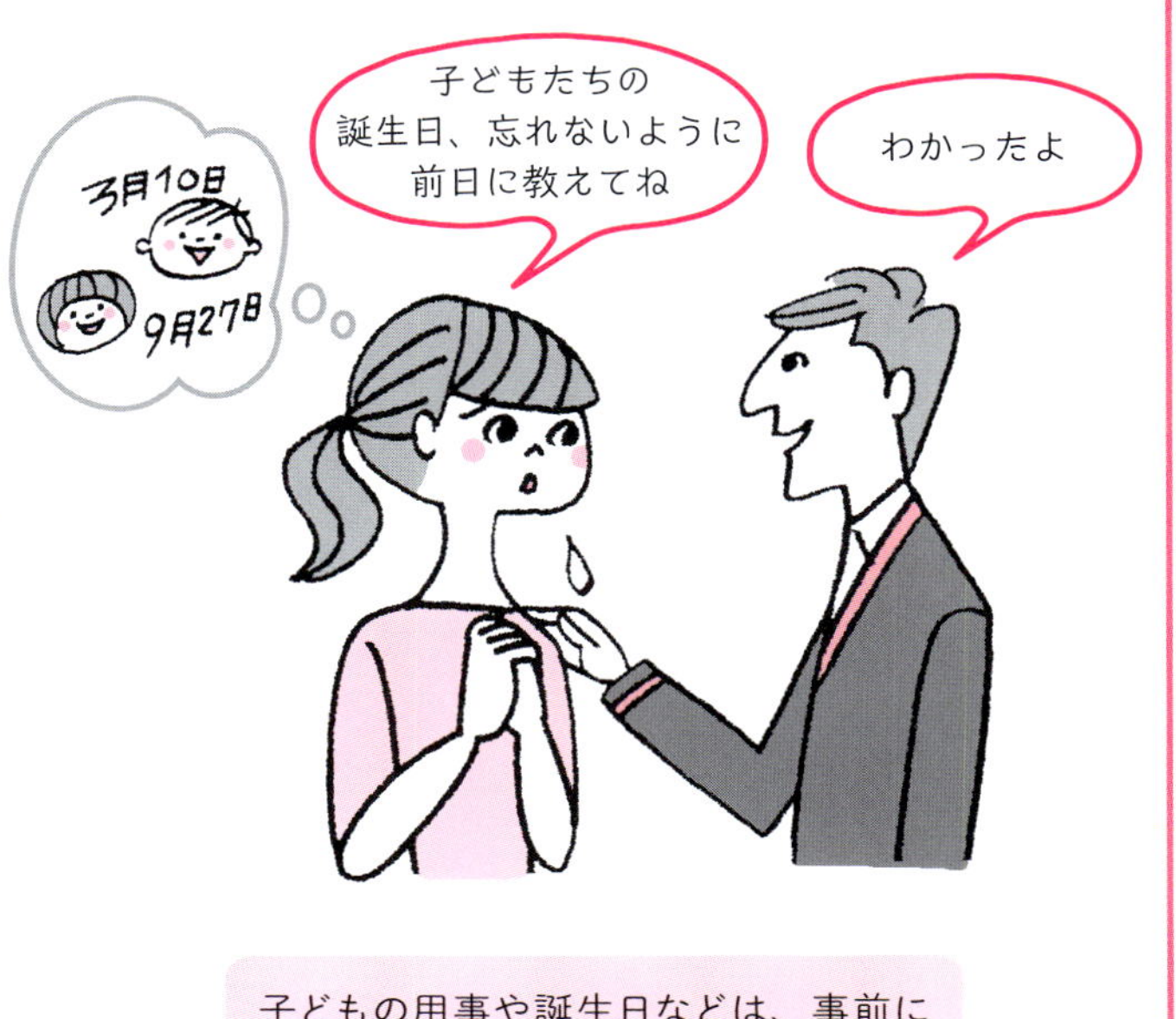

子どもの用事や誕生日などは、事前に声をかけてもらうようにするとよい

自分でできる改善法②

コミュニケーションをとる時間をつくる

家族に気が回らなくなりがちな人は、家族とコミュニケーションをとる時間を強制的につくるようにします。

1日1回でも、コミュニケーションがとれるまとまった時間があることで意思疎通が図りやすくなります。

15min
へぇー、
すごいじゃないか
今日は学校で
ほめられたよ
ぼくは逆上がり
ができたよ

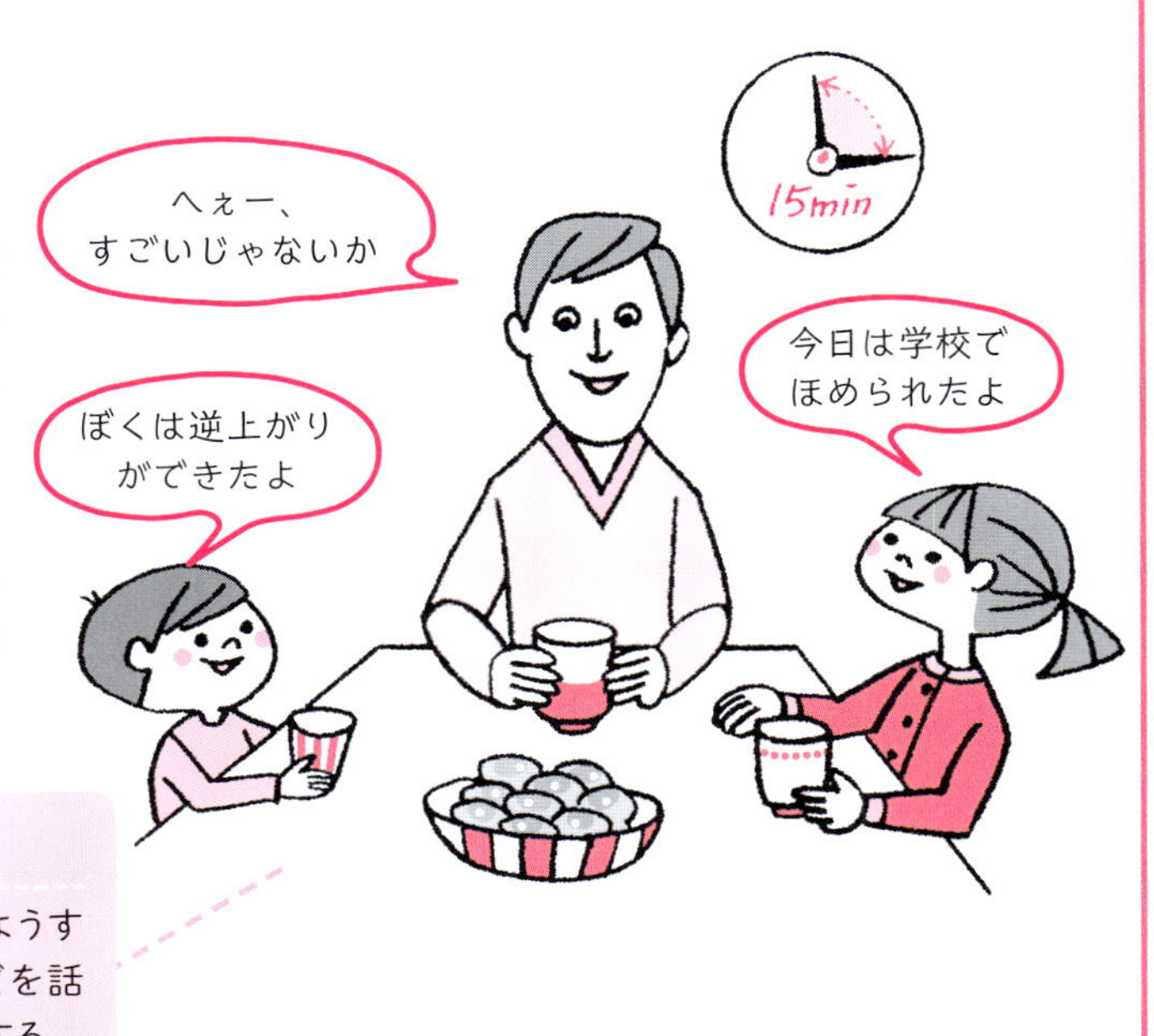

日課として組み込む

食後の15分間は、子どもから学校のようすを聞いたり、自分が体験したことなどを話す時間として、日課に組み込むようにする

自立

体調を管理する

自己コントロールが利きにくい特性があると、食事や睡眠、生活リズムが乱れがちになり、心身の調子を崩しやすくなります。

よくみられるケース

- 偏食や食事のリズムの乱れにより体調を崩してしまう
- 夜ふかししやすく、寝不足などで健康を害してしまう
- 体の不調に気づきにくく、重症化するまで放置してしまう

平気よ！
ねえ、お母さん
顔が真っ赤だよ…
熱あるんじゃない？

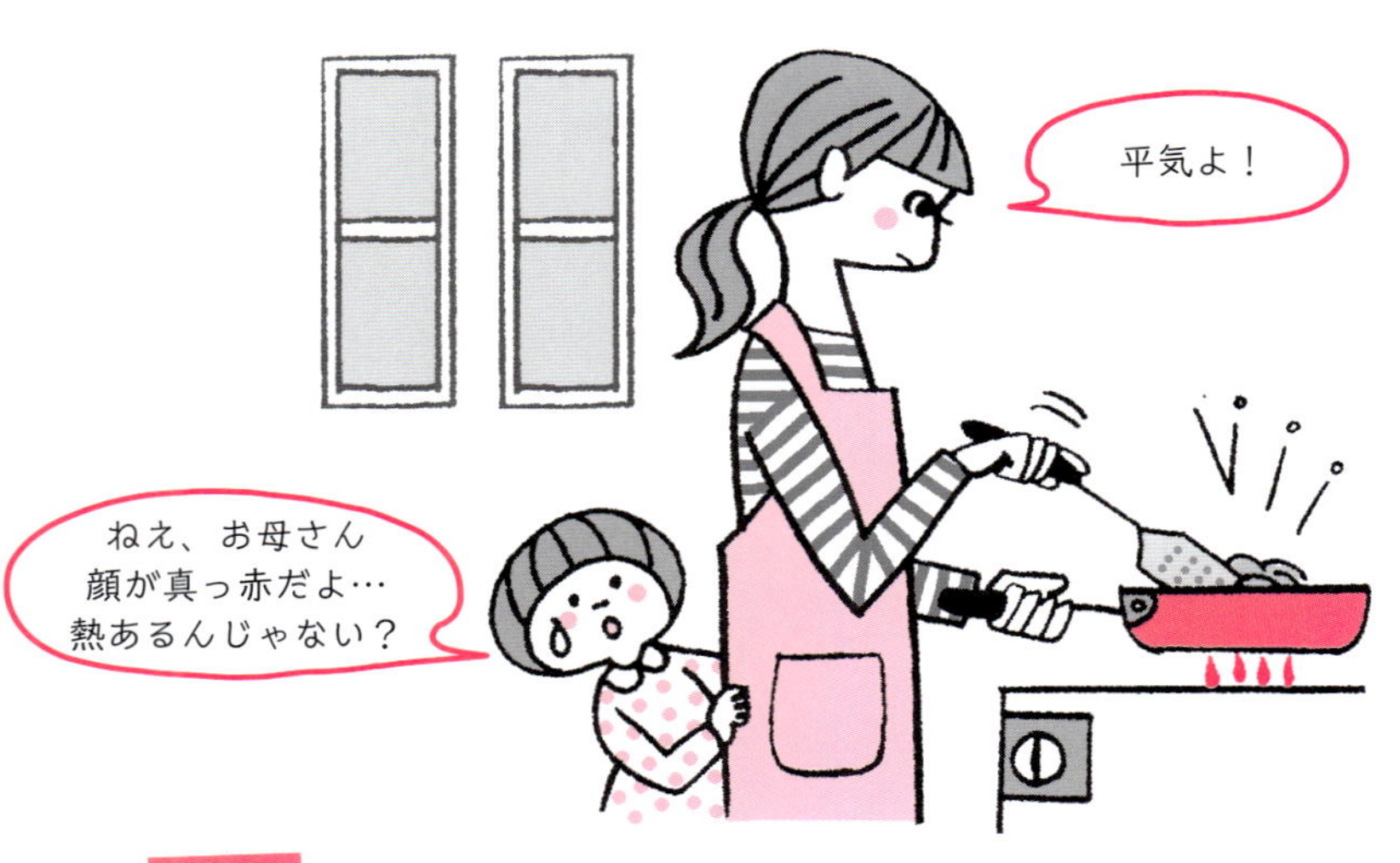

解説

作業や活動に没頭していると、自分の体の不調に気づきにくくなります。発熱したり、倦怠感（けんたいかん）があったりしても自分では気づけず、症状がかなり重くなり、周囲の人に指摘されてようやく自覚する人もいます。

自分の体調を気づかうことができない

発達障害の特性のひとつに、自己コントロールの弱さがあげられます。自分の体調を気にしたり、生活リズムを整えたりといったことが苦手で、暴飲暴食をしたり、夜ふかしを続けたりして、体調を崩してしまうことがあります。また、趣味の活動なども休憩をとらずに何時間も没頭して、具合が悪くなることがあります。

こうした背景には、自分の体調変化に気づきにくい面があることも関与していると考えられます。そのため、熱っぽくて体がだるくても自覚せずに作業を続けてしまうのです。自制が利きにくい特性があることを周囲の人にも知っておいてもらいましょう。

自分でできる改善法①

食事と睡眠の時間は規則正しく整える

体調管理の基本は生活リズムを一定にすることです。とくに、食事と就寝の時間は、毎日規則正しく整えるようにしましょう。運動やゲーム、パソコンは目が冴えて寝つけなくなるので、就寝前はやらないようにします。自分でコントロールすることが難しい人は、家族などに協力を求め、食事や就寝時間になったら声をかけてもらうようにします。

テレビ
パソコン
携帯電話

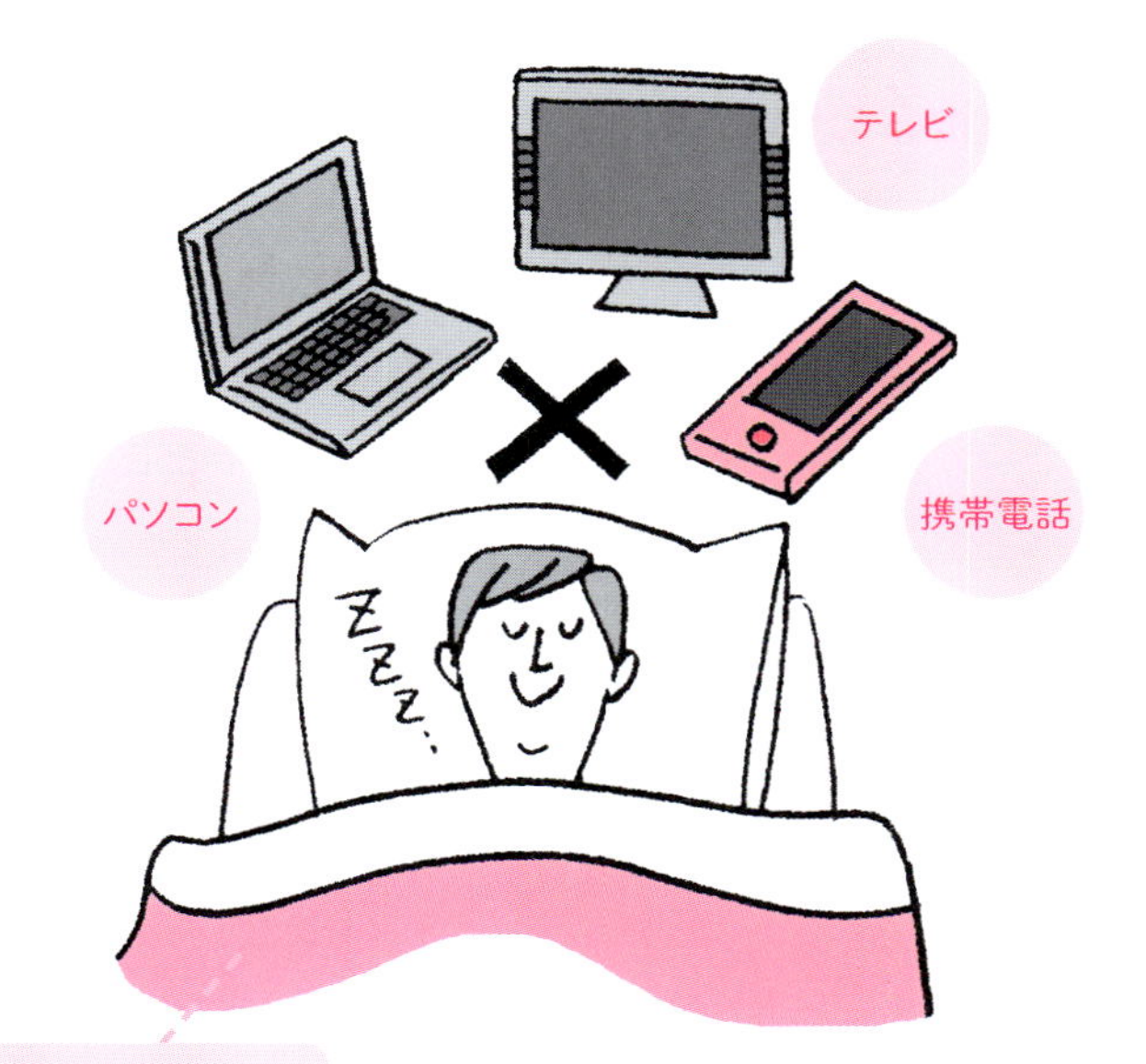

寝る前にテレビやパソコン、携帯電話は見ない

自分でできる改善法②

適度に休養をとるよう心がける

ものごとに没頭すると過集中になってしまい、適度なところで休憩したり、切り上げたりすることができなくなる人がいます。

30分おき、1時間おきにアラームを鳴らして、休憩をはさむようにします。身近な人がいるときは、ときどき声をかけてもらい、休憩を促してもらいましょう。

㊊ 残業
㊋ 残業
㊌ 早出
㊍ 残業
㊎ 送別会
㊏ 休日出勤
㊐ 休み
今週は忙しかったから日曜はゆっくり休もう

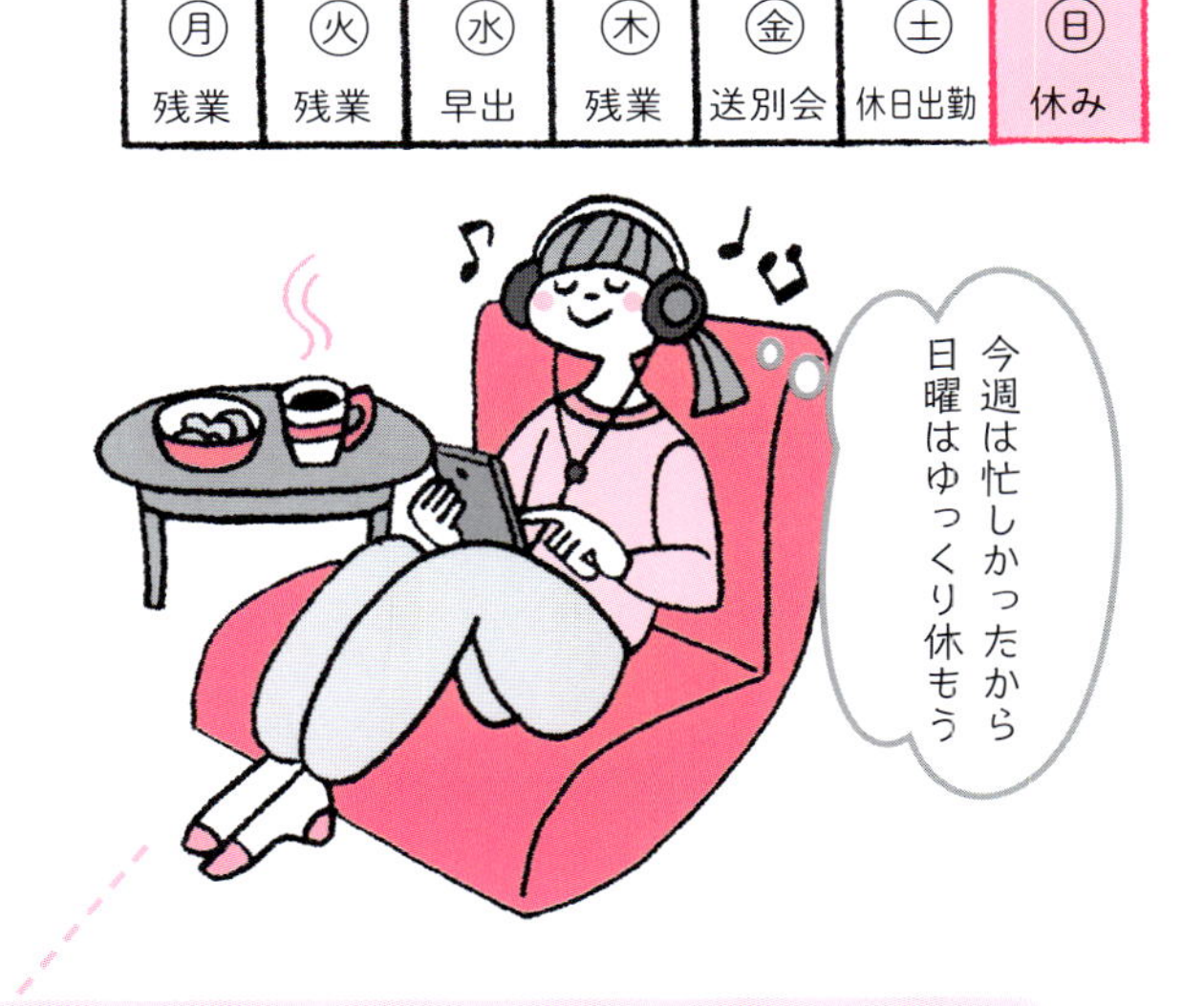

疲労が重なっているときは、休日は用事や約束を入れないようにして、心身をゆっくり休めるよう心がけることも大切

自立

金銭を管理する

管理が苦手な人はお金にもルーズになりがちです。金銭管理はほかの家族に任せ、自分で買い物をするときは大金を持たないようにします。

よくみられるケース

- 家計の管理が苦手で、毎月赤字を出してしまう
- クレジットカードで、高額な商品を衝動買いしてしまう
- 買い物に出掛けて、余計な物をたくさん買ってしまう

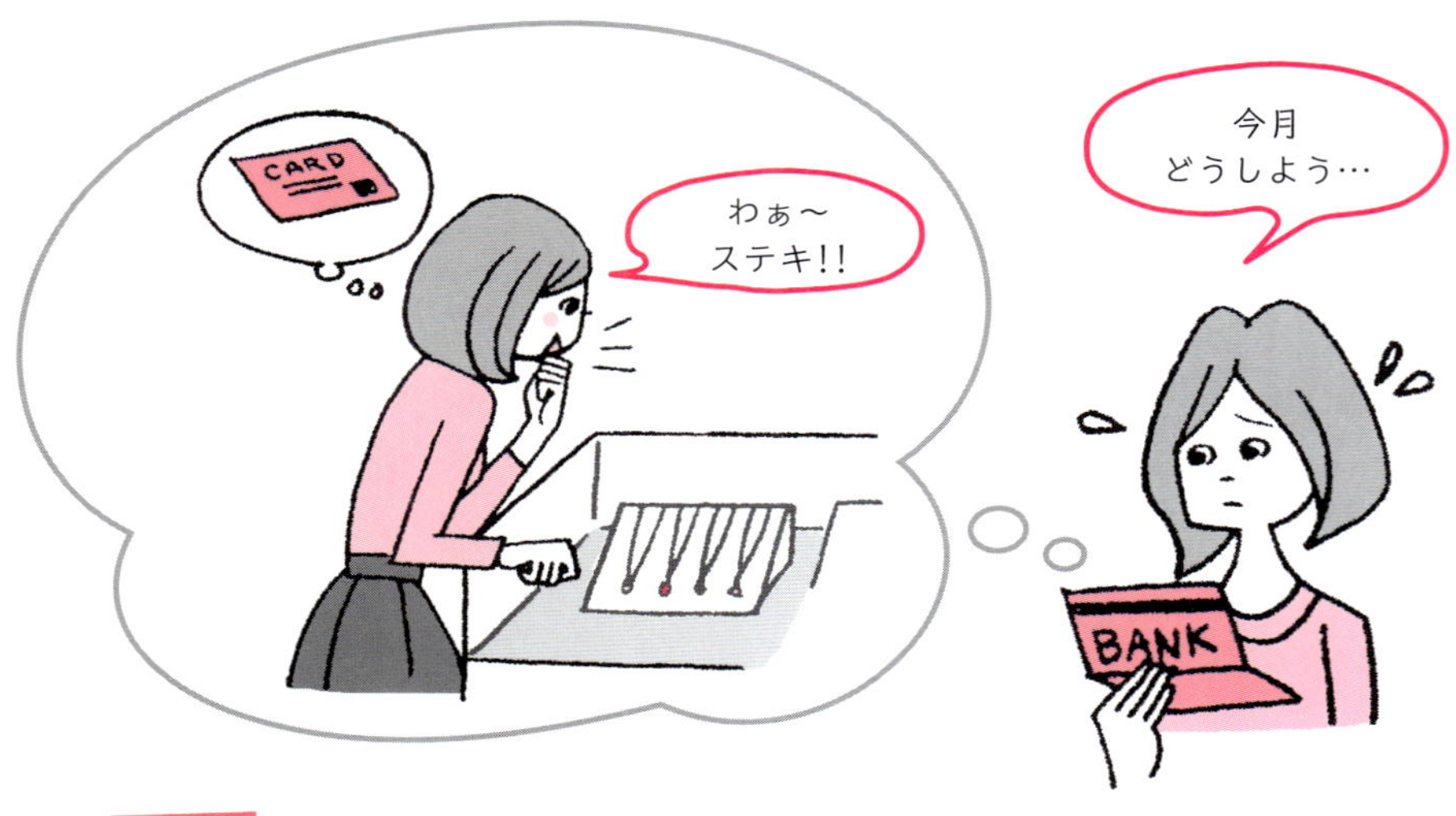

解説

ADHDのある人は衝動買いをしやすく、クレジットカードを携帯していると、高額商品でもカードで買ってしまうことがあります。あとになって支払いが追いつかず、自己破産に陥ってしまうケースもあります。

お金を使ったあとのことが考えられない

ADHDの特性のある人は、お金が足りなくならないように計画的に使う、一気に使わずに少しずつ使うということが苦手です。気に入った物が見つかると、後先を考えずにすぐに買ってしまい、後悔することがあります。買ったあとの残金のことや、その残金でやりくりしなければならないことなどに考えが及ばないのです。

こうした傾向の強い人の場合、家計を任せると毎月赤字になってしまうおそれがあります。毎日の家計簿をつけたり、頻繁に収支を管理したりするといった地道な作業も苦手なことが多いので、金銭管理はほかの家族に任せるほうがよいでしょう。

自分でできる改善法①

大金やクレジットカードは持ち歩かない

買い物に出かけるときには、大金を持たないようにしましょう。今日使ってもよい金額だけを財布に入れて出かけるようにします。

また、クレジットカードがあると、それを使って高額な買い物をしてしまう可能性があるため、クレジットカードも持たないようにします。

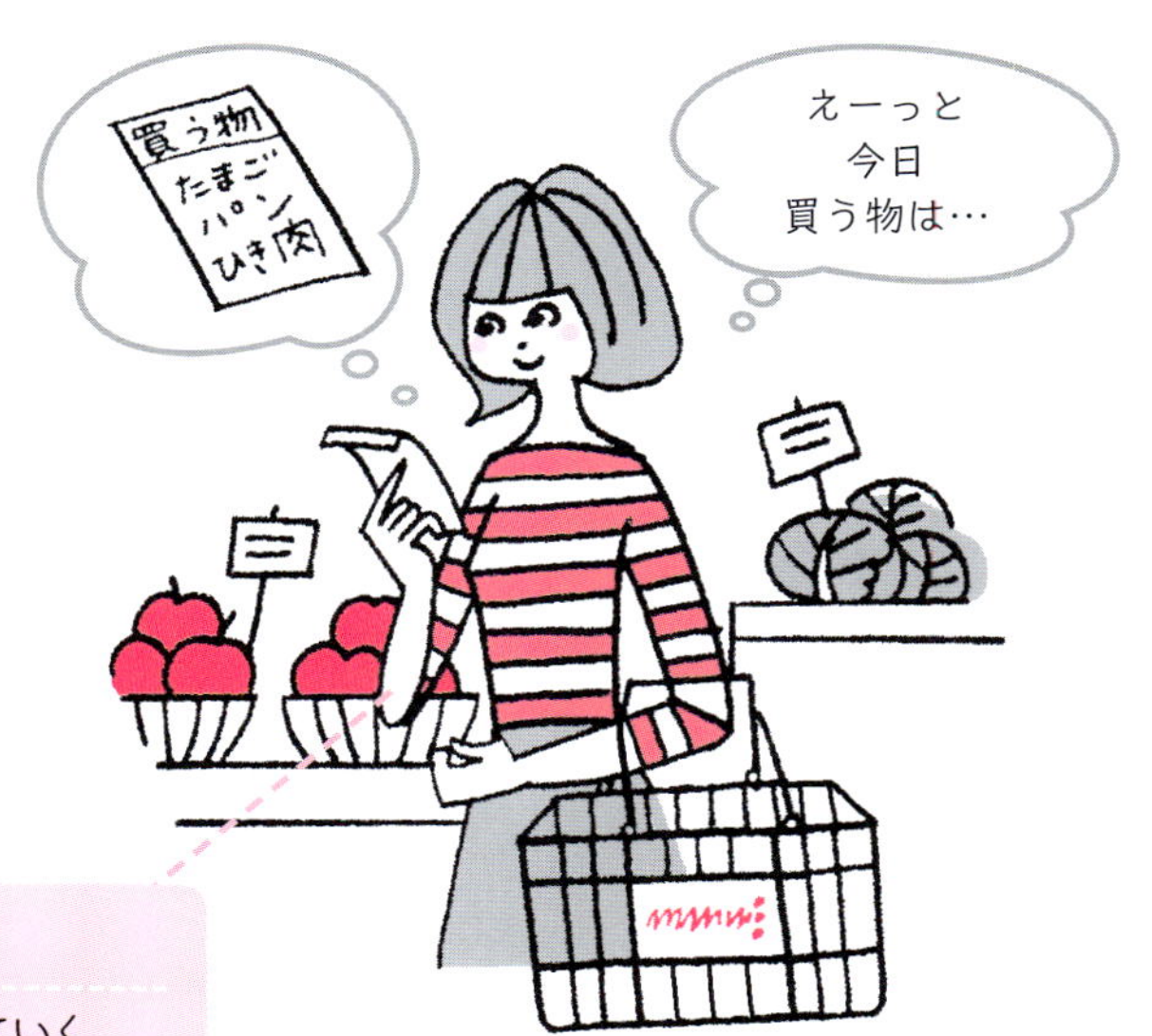

メモを活用する

- 買い物には、メモを書いて持っていく
- メモにない物は買わないようにする
  ※メモは買い忘れを防ぐ意味でも有効

自分でできる改善法②

買い物に行くときはだれかに付き添ってもらう

衝動買いをしてしまわないようにするために、買い物に出かけるときは、親しい人に付き添ってもらうのも良い方法です。相手には、自分が衝動買いをしそうになったらブレーキをかけてくれるようにお願いしておきましょう。

付き添ってくれる人が信頼のおける相手なら、財布はその人に預かってもらうのもよいでしょう。お金を人に管理してもらうことで、安心して買い物を楽しめます。

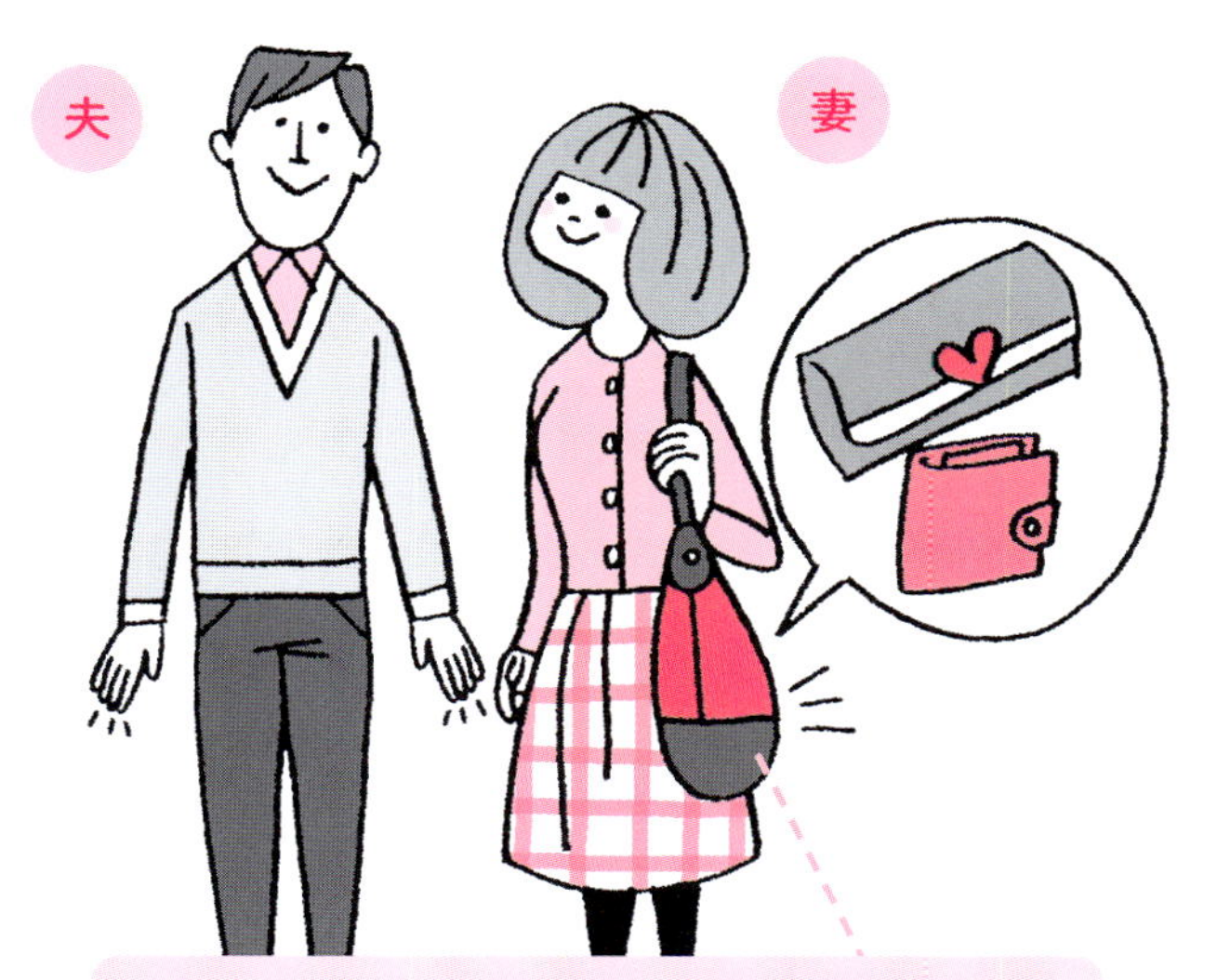

財布を預かる人は買い物の内容を確かめておく

- 今日の「予算」はいくらか
- 買わない（買いすぎないよう気をつける）商品は何か　など

自立

詐欺や犯罪にあわないために

個人情報の管理が十分でなかったり、安易に人を信用して、だまされたりすることがあります。一人で決めずにだれかに相談しましょう。

よくみられるケース

- 自分の個人情報などを安易に人に教えてしまう
- 人の悪意が見抜けず、相手の話をすぐに信用してしまう
- 「NO」が言えず、相手のペースにのせられる

え!?
なにこれ!!

○○サイトの
ご利用料金30万円が
発生しております。
すぐにお支払い
いただけない場合は、
訴訟を起こします。

解説

よくある詐欺の手口なのに、簡単に信用してしまい、お金や情報をだまし取られてしまうことがあります。疑ったり、ことばの裏の意味を深読みしたりすることが苦手なため、周囲の人に注意してもらう必要があります。

用心深さ、慎重さに欠ける傾向がある

発達障害のある人は、人を疑うことがあまりなく、用心深さに欠けることから、だまされやすいといえます。個人情報も慎重に保持することができず、人から聞かれたら安易に教えてしまい、情報を悪用されてしまうリスクも高いといえます。人の悪意を見抜くことができず、人助けだと思ってやったことが、実は犯罪への加担だったという事態にもなりかねません。

一方、意思表示をすることが苦手なケースでは、はっきりと断ることができず、相手のペースにのせられて、その気のない約束をさせられる場合もあります。一人で決めずに、だれかに相談することが必要です。

自分でできる改善法①

個人情報は絶対に教えない

どのような場合でも、個人情報は、自分の判断で教えないようにします。相手が親切そうな人でもむやみに信用しないようにしましょう。個人情報を入力するよう誘導する悪質なサイトもあるため、信頼のおける身近な人に相談してから慎重に判断しましょう。

この手続きには
あなたの生年月日と
カードの暗証番号が
必要なんですよ
でも、家族に相談
してみますので…

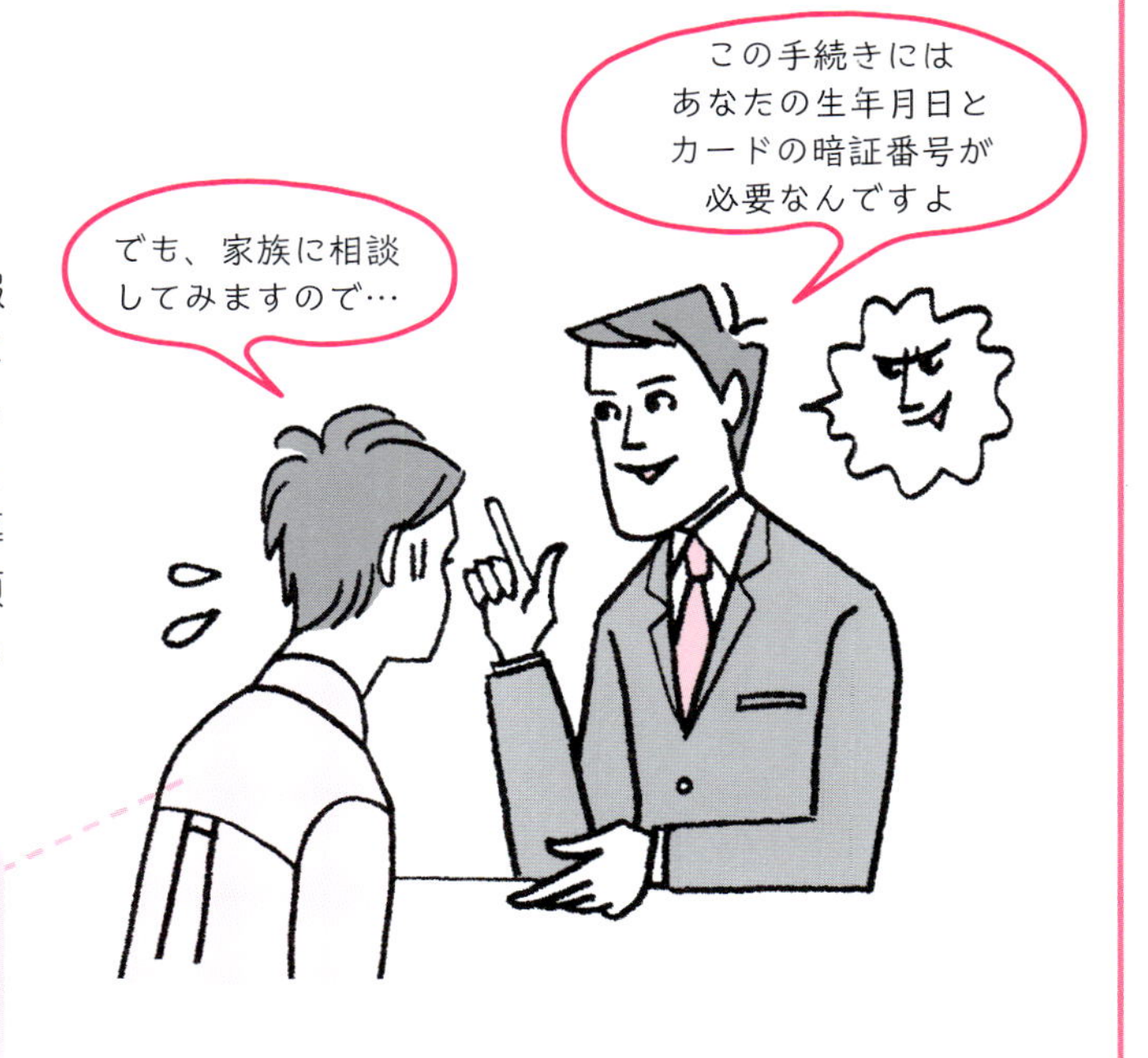

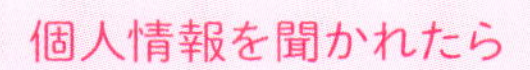

個人情報を聞かれたら

その場では教えずに、家族などに相談してから返事をするようにする

自分でできる改善法②

典型的な詐欺の手口を知っておく

よくある詐欺の手口について理解しておくことで、警戒心を高めることができます。

例 フィッシングメール対策

自分のアドレスを知らないはずの相手から来たメール

↓

金融機関などを装った偽サイトにアクセスさせ、個人情報を盗むフィッシングメール詐欺の可能性が高い

↓

開かずに迷惑メールとして処理する

不審なメール
は開かない
OSやソフトは
常に最新の
状態に
OS
ウイルス
対策ソフトを
導入する

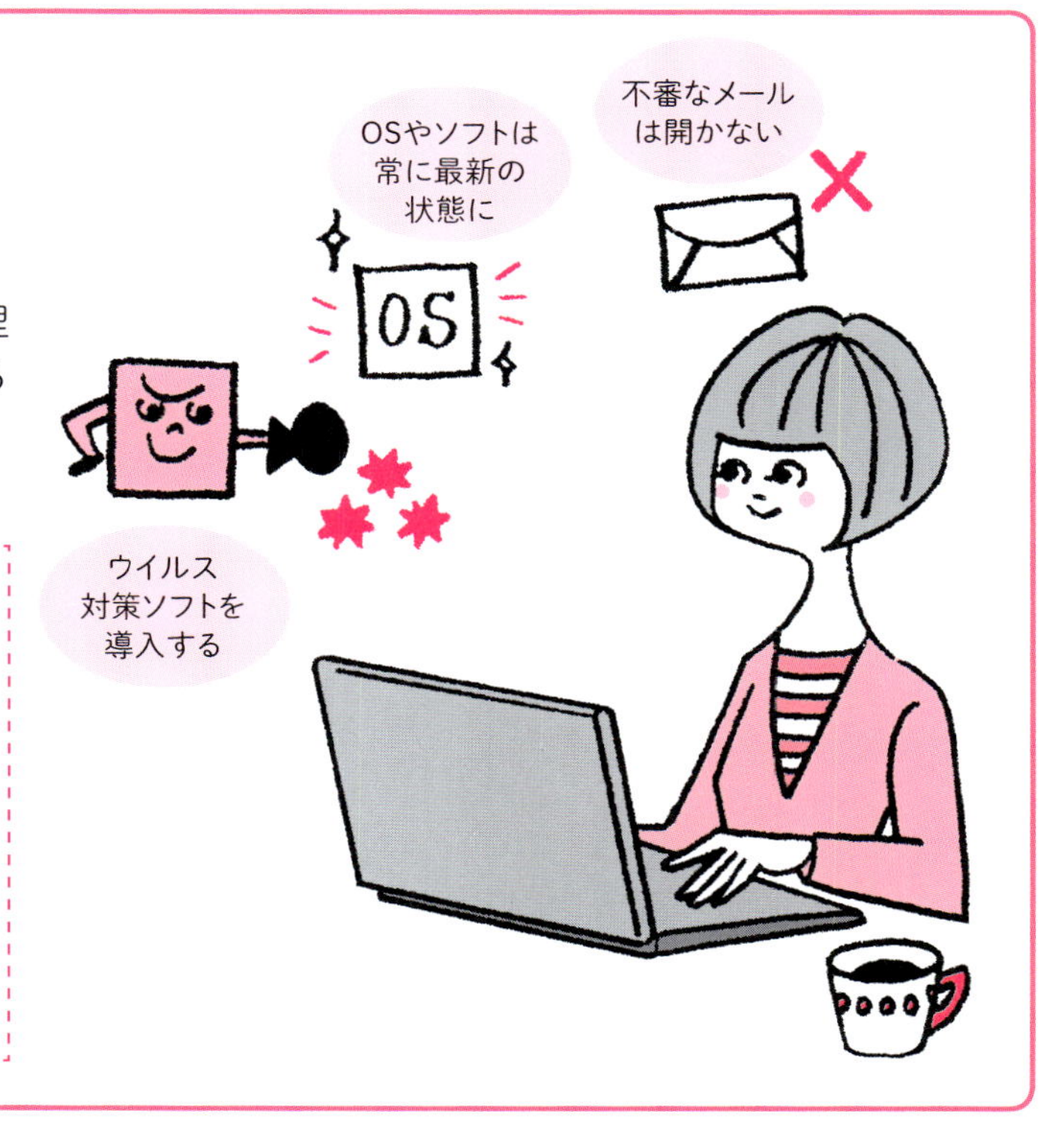

自立

戸締まり、火の始末をする

忘れっぽさのために、外出時に戸締まりをしなかったり、ガスを消し忘れたりすることがあります。点検を習慣づけるようにしましょう。

よくみられるケース

- 鍵をかけ忘れてしまうことが多い
- 加熱調理をしていることを忘れて、鍋を焦がしてしまう
- ストーブなどをつけっぱなしで寝てしまう

ADHDのある人の場合

忘れっぽさの特性

鍵をかけることを忘れてしまう

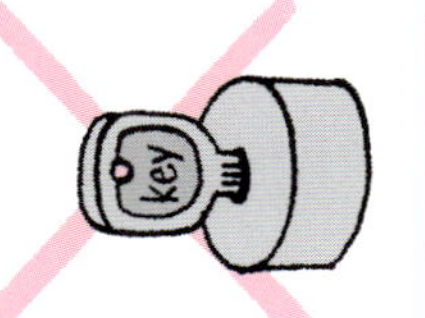

＋

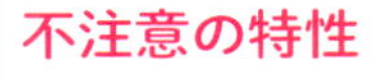

不注意の特性

鍵をかけたかどうかの確認を怠ってしまう

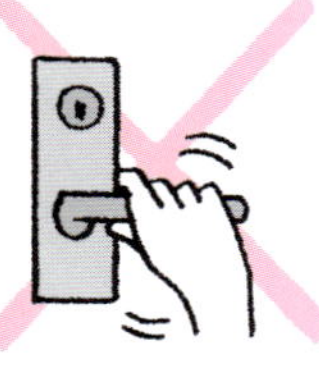

鍵をかけ忘れたままの状態になりやすい

解説

忘れっぽさと不注意の2つの特性が重なることで、戸締まりなどを怠りやすいといえます。気が散りやすいことも災いし、別の気になることがあると、そのことにとらわれて、鍵をかける行為を忘れてしまうのです。

忘れやすさがあるうえに確認を怠りやすい

戸締まりや火の始末ができないのは、ＡＤＨＤに特有の忘れっぽさとともに、慎重さの欠如が関与していると考えられます。たとえば、調理中に、鍋を火にかけておいたことを忘れて別のことに気をとられてしまい、鍋を焦がしてしまうといった失敗を起こしやすいといえます。何かの作業中に、別のことに関心が移りやすいのもＡＤＨＤの特徴のひとつで、こうした注意散漫さが火の不始末などにつながります。

また、外出時に、玄関の鍵をかけたかどうか気になったときは、ふつうは確認しに戻ったりしますが、そうした慎重さがなく、鍵をかけ忘れたままになってしまうこともあります。

自分でできる改善法①

リスクを最小限に抑える工夫を

不注意がある、忘れっぽい、没頭しやすいといった特性がある人は、そのことを自覚し、そのために起こりうるリスクを最小限に抑える対策を講じます。また、家族にも気にかけてもらうようにお願いしておきます。

たとえば、ストーブは使わずエアコンにする、調理台はガスのものからＩＨに替えるといった工夫をするとよいでしょう。

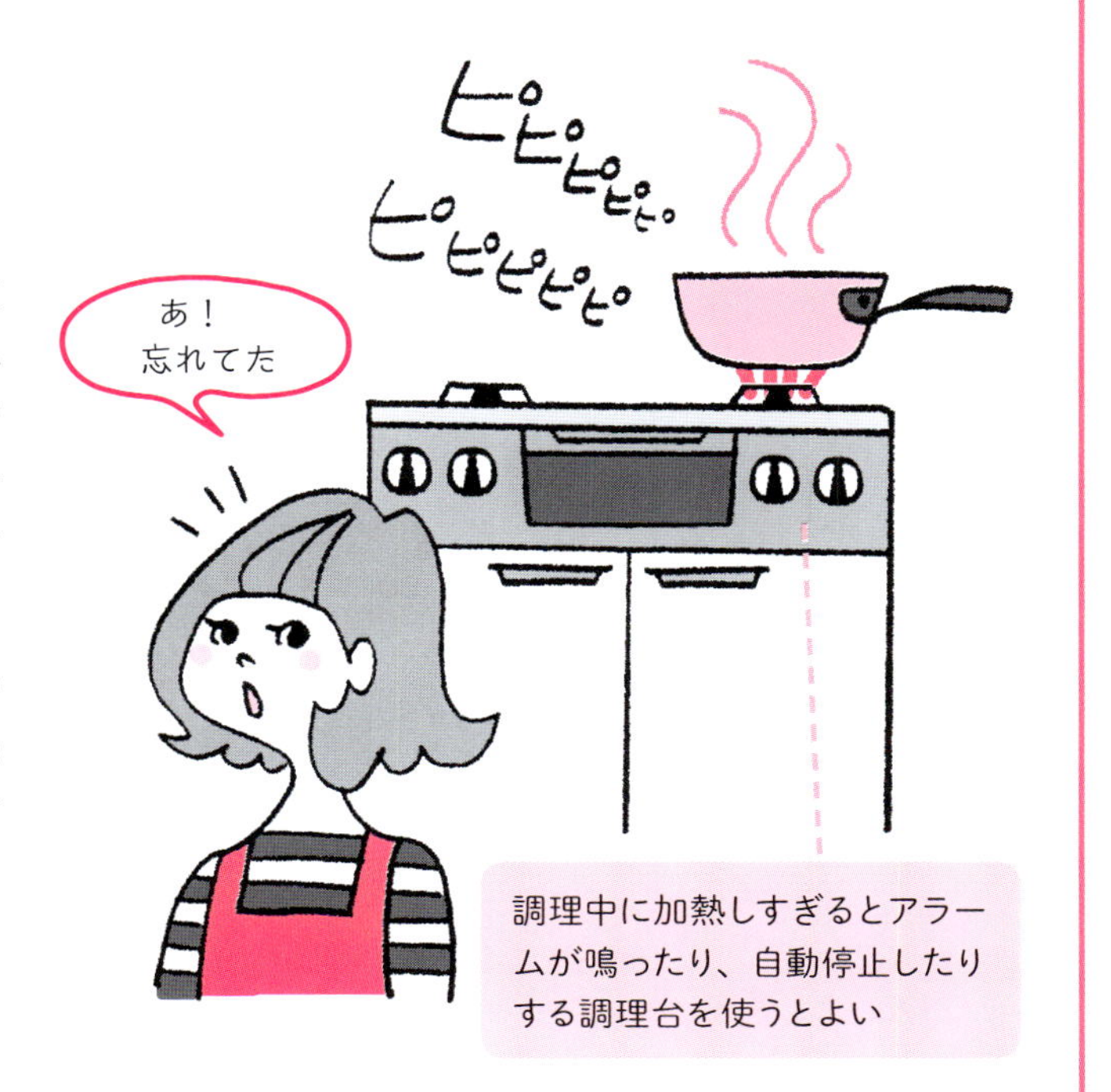

調理中に加熱しすぎるとアラームが鳴ったり、自動停止したりする調理台を使うとよい

自分でできる改善法②

戸締まりや点検を習慣づける

● 家族がいる人の場合

戸締まりや点検を確実にやってくれる人に頼むほうが無難です。

● 一人暮らしの人の場合

就寝前に点検する習慣をつけましょう。忘れやすい人はチェックリストをつくり、目につくところに貼っておきます。就寝前にアラームなどを鳴らし、そのタイミングで確認を行うようにしましょう。

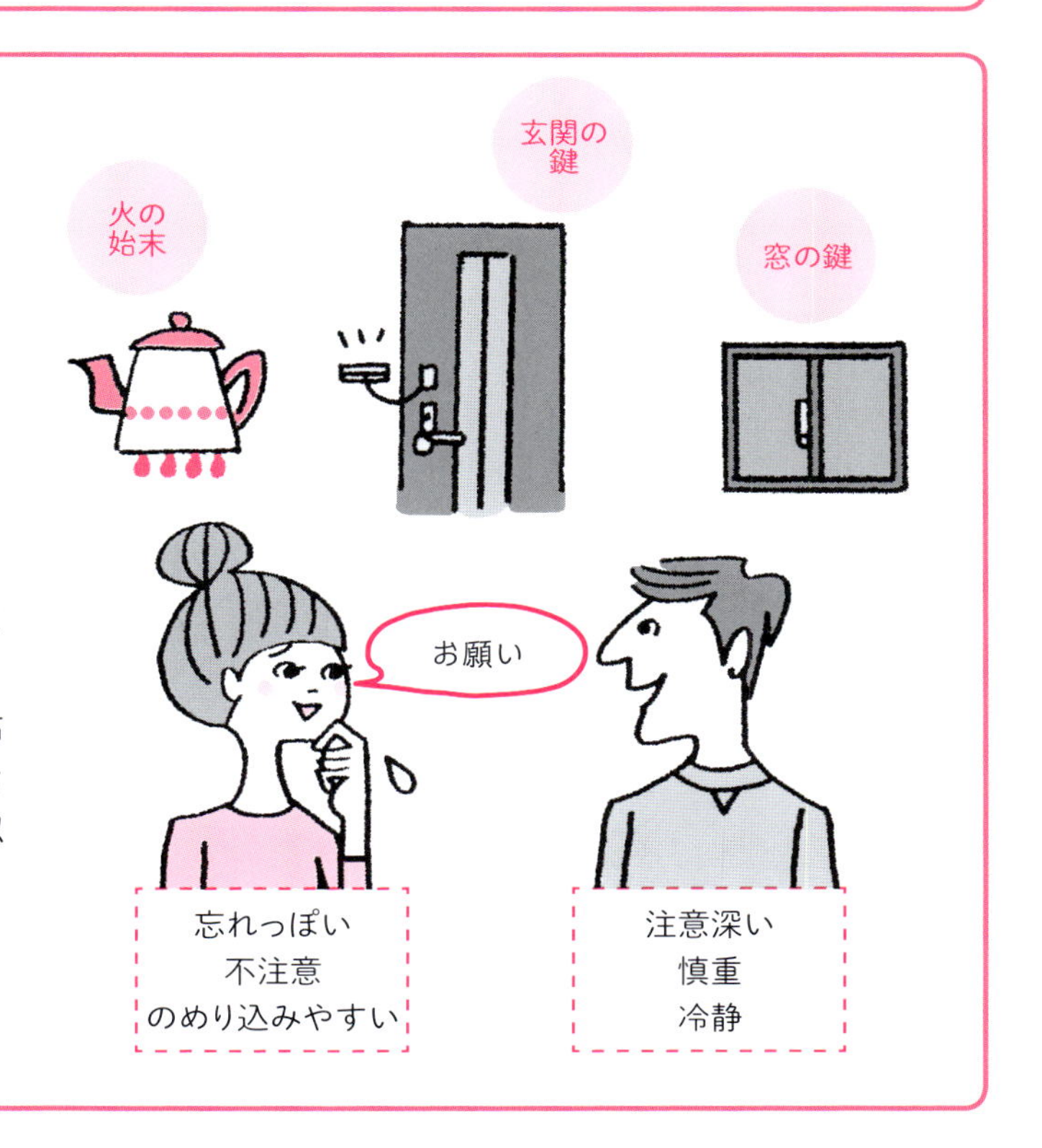

男性に多い悩み

恋愛・交際ができない

人の心情を読むことが苦手なために、自分の気持ちばかりが先行し、失敗しがちです。常に相手の気持ちを確かめることが大切です。

よくみられるケース

- 独断でものごとを決める傾向があり、相手に嫌われてしまう
- 過度なアプローチをして、相手に拒絶されてしまう
- 一度交際を断られただけで、過度に傷ついて消極的になってしまう

ぼくエスニックが好きなんで、タイ料理にしましょう!!
RESTAURANT

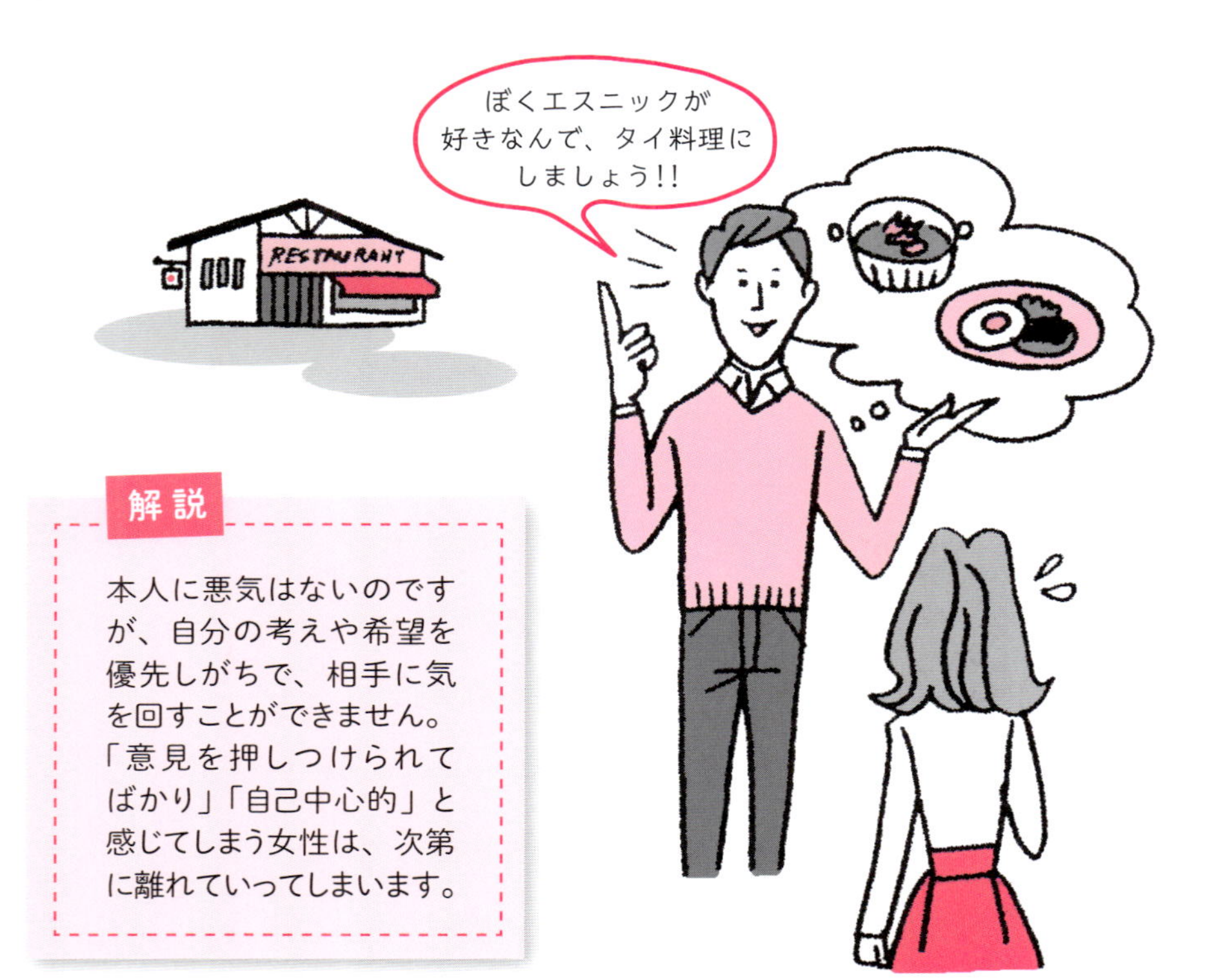

解説

本人に悪気はないのですが、自分の考えや希望を優先しがちで、相手に気を回すことができません。「意見を押しつけられてばかり」「自己中心的」と感じてしまう女性は、次第に離れていってしまいます。

自分の一方的な思いで突き進みやすい

自閉症スペクトラムの特性のひとつに、人の気持ちの読みにくさがあります。恋愛はお互いの気持ちの交流の上に成立するものですが、こうした特性があると、相手の心情を推し量ることができず、自分の一方的な気持ちで勝手にものごとを進めてしまうことがあります。メールなども、相手の都合を考えずに感情に任せて大量に送ってしまい、相手からいやがられてしまうことがあります。電話やメールは、1日何回までと決めておくとよいでしょう。

また、小さな衝突があったときに、謝ったり、話し合ったりといったフォローがうまくできないために、交際が長続きしない人もいます。

自分でできる改善法①

相手の気持ちを確かめることが大切

何かを決めるときなどは、常に相手がどう思っているか、都合はどうかなどを確認しながら、相手の思いを尊重したり、配慮することが大切です。電話などで連絡をとるときも、相手の都合を考えた時間帯を選び、大量のメールを送ったり、相手の勤務先まで押しかけたりはしないようにします。

ぼくはタイ料理が食べたいです
じゃあ
それで…

あなたは何が食べたいですか？
私、イタリア料理が好きなんです！

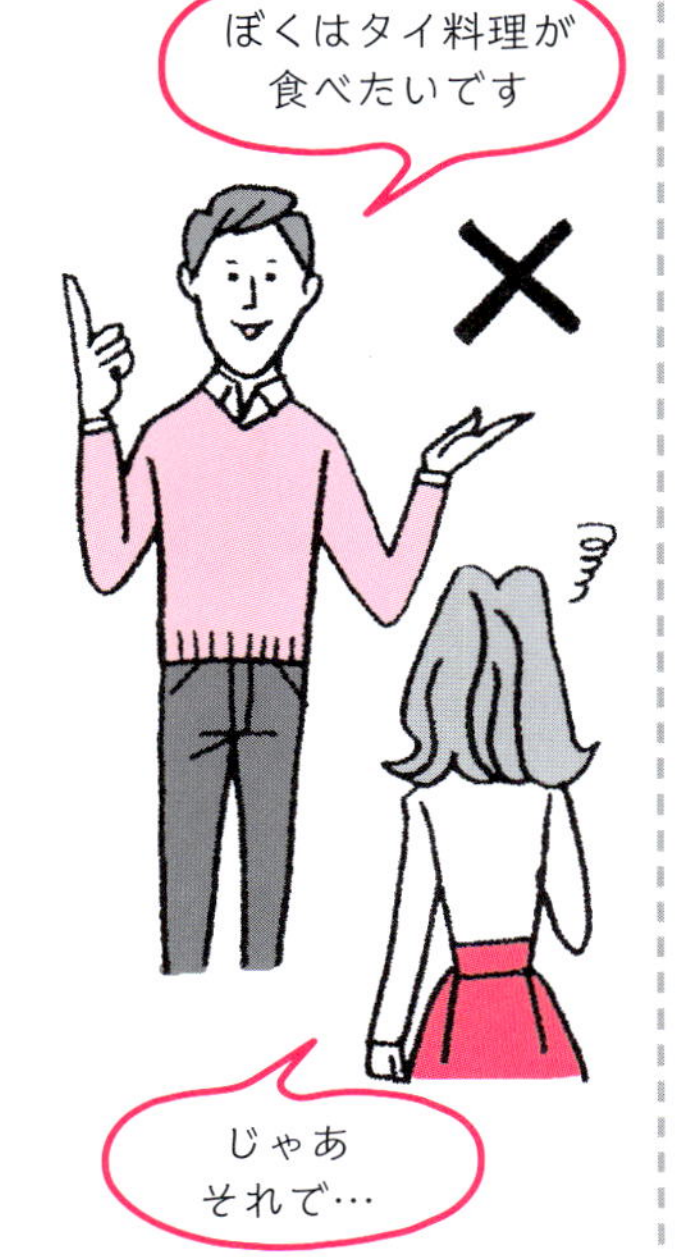

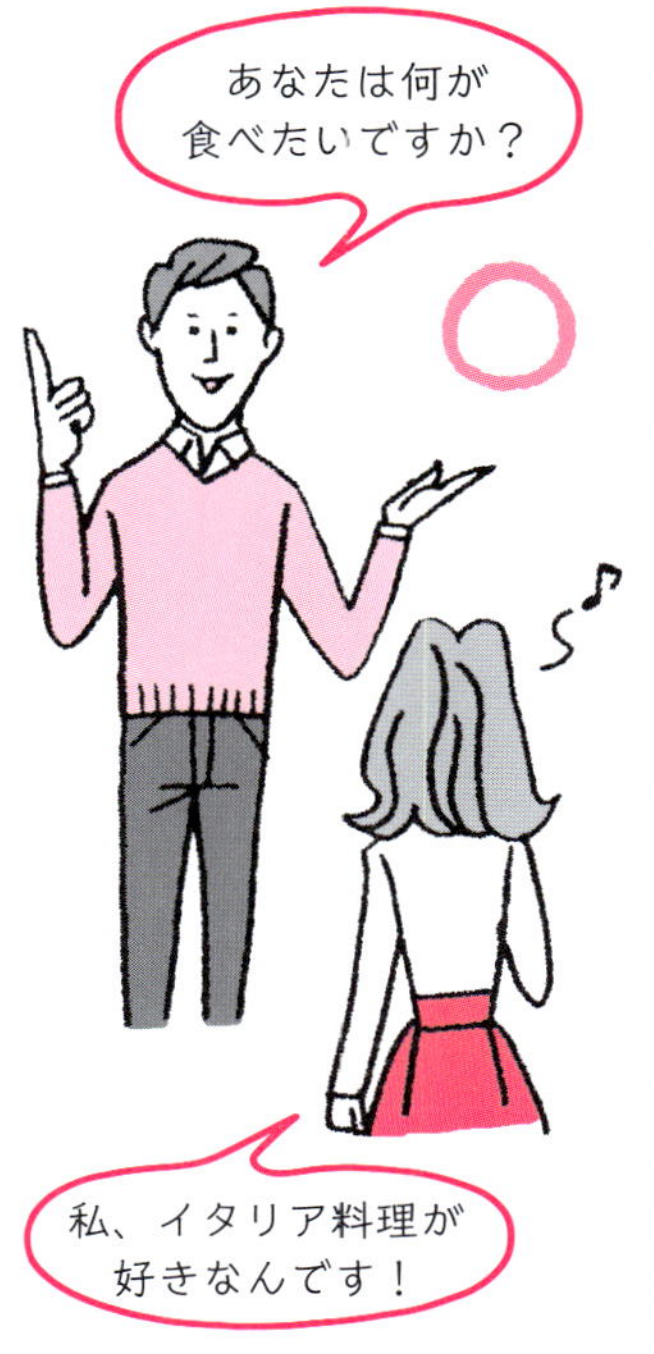

どこに出かけるか、食事はどこでとるかなど、勝手に決めずに、そのつど相手の意思を確認する

自分でできる改善法②

今日会った人、
ひと目で気に入ったから
交際を申し込もうかな…
そういうのは、
何回か会ってから
決めたほうがいいよ

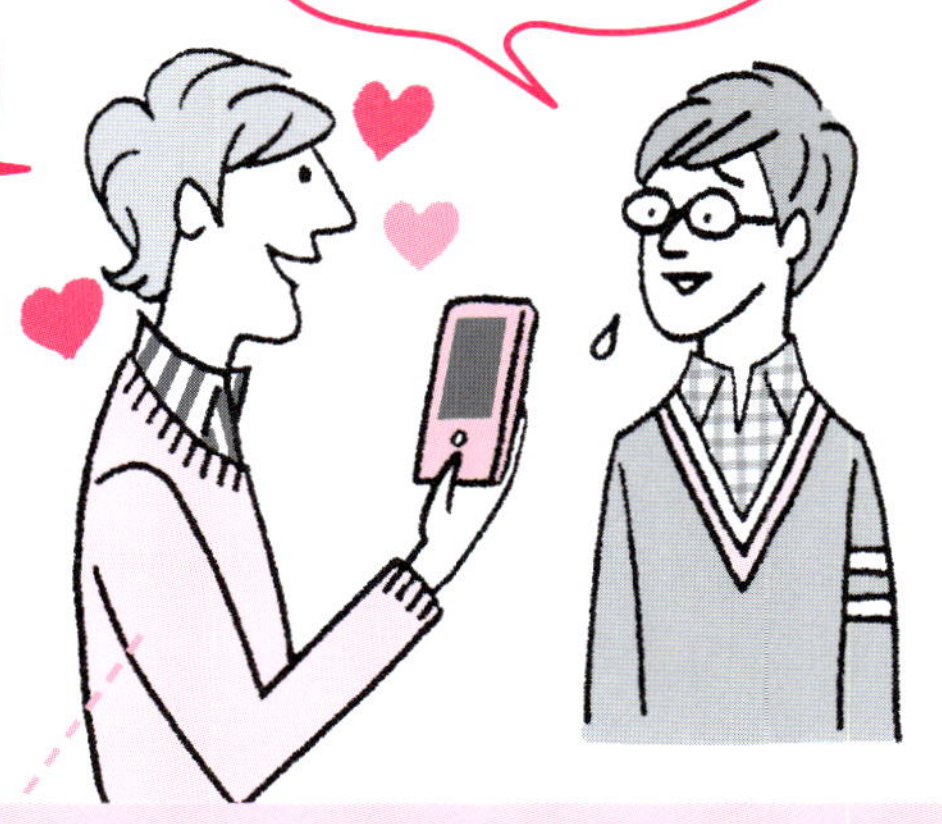

信頼できる同性に相談する

交際の申し込み方やタイミングなど、わからないことは信頼できる同性のきょうだいや友人に相談しましょう。

恋愛に失敗は起こりがちですが、一度のトラブルで関係が途絶えるわけではなく、謝ったり話し合ったりして修復することは可能です。相手を尊重し、誠実に接しましょう。

同性にアドバイスしてもらう

自分では、人前で性的な話をしないなどの基本的なマナーを理解できていない場合もあるので、同性のアドバイスは役に立つ

男性に多い悩み

怒りを抑えられない

発達障害のある人に、カッとなりやすい特性のある人がいます。怒りは人間関係にダメージを与えやすいため、抑制する手立てを考えましょう。

よくみられるケース

- ささいなことでカッとなり、暴言や暴力を振るってしまう
- いらだちを抑えられず、周囲に当たり散らしてしまう
- 短気が原因で、家族や友人との関係に溝ができてしまう
- 近親者の苦悩を理解できない

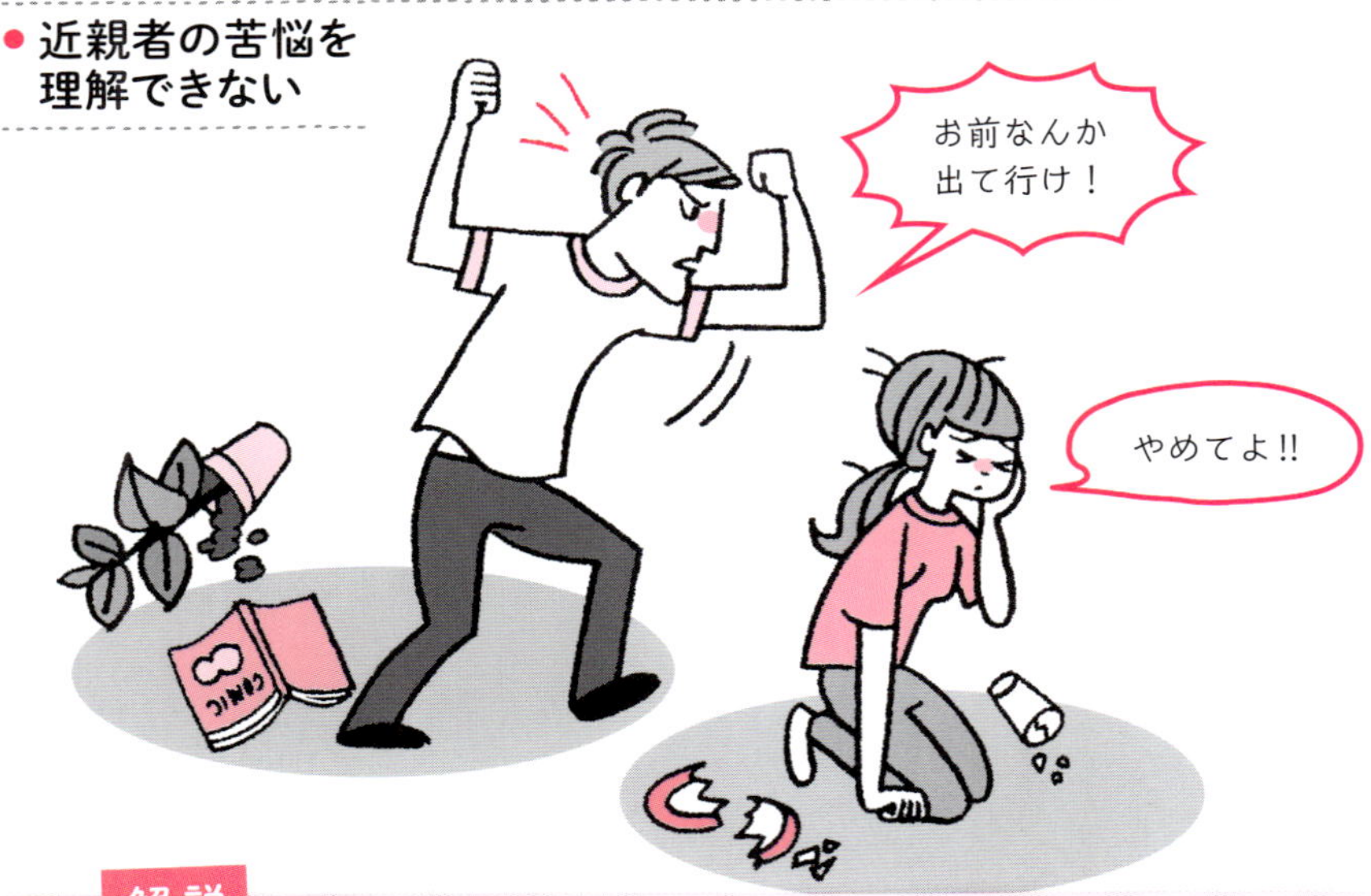

解説

怒りのコントロールができず、たびたび家族に暴言や暴力を振るってしまうケースでは、別居や離婚に至ることもあります。傷つけられた側は強い恐怖を覚えるようになり、正常な人間関係が保てなくなります。

感情のコントロールがうまくできない

感情の抑制が利きにくいのはＡＤＨＤの特性のひとつで、突発的に怒りがわき起こり、怒鳴ったり、物を投げたりしないと怒りがおさまらないこともあります。

ＡＤＨＤの衝動的な怒りは、爆発的ですが根深いものではなく、怒りがおさまると本人は何ごともなかったかのようにケロッとしていたりして、怒りの感情をいつまでももち続けるわけではありません。また、自閉症スペクトラムの人の場合は、暴力を受けた側の人の気持ちが理解できないこともあります。

しかし、怒りをぶつけられた相手は傷ついたり、理不尽な思いをしたりしているため、その後の人間関係がぎくしゃくしやすいといえます。

自分でできる改善法①

怒りの感情を処理するコツを知っておく

怒りの感情をうまく処理するコツを知っておくと有効です。怒りがわき起こったときには、間を置くことと、普段から自分の怒りの傾向を知っておくことが大切だといわれています。

深呼吸をする、その場からいったん離れる、数をカウントするなど、自分に合った方法を見つけて実践してみるとよいでしょう。

怒りの感情をコントロールする方法
その場から離れる
深呼吸をする
ガマン
ガマン
気持ちを落ち着かせることばを心のなかで唱える

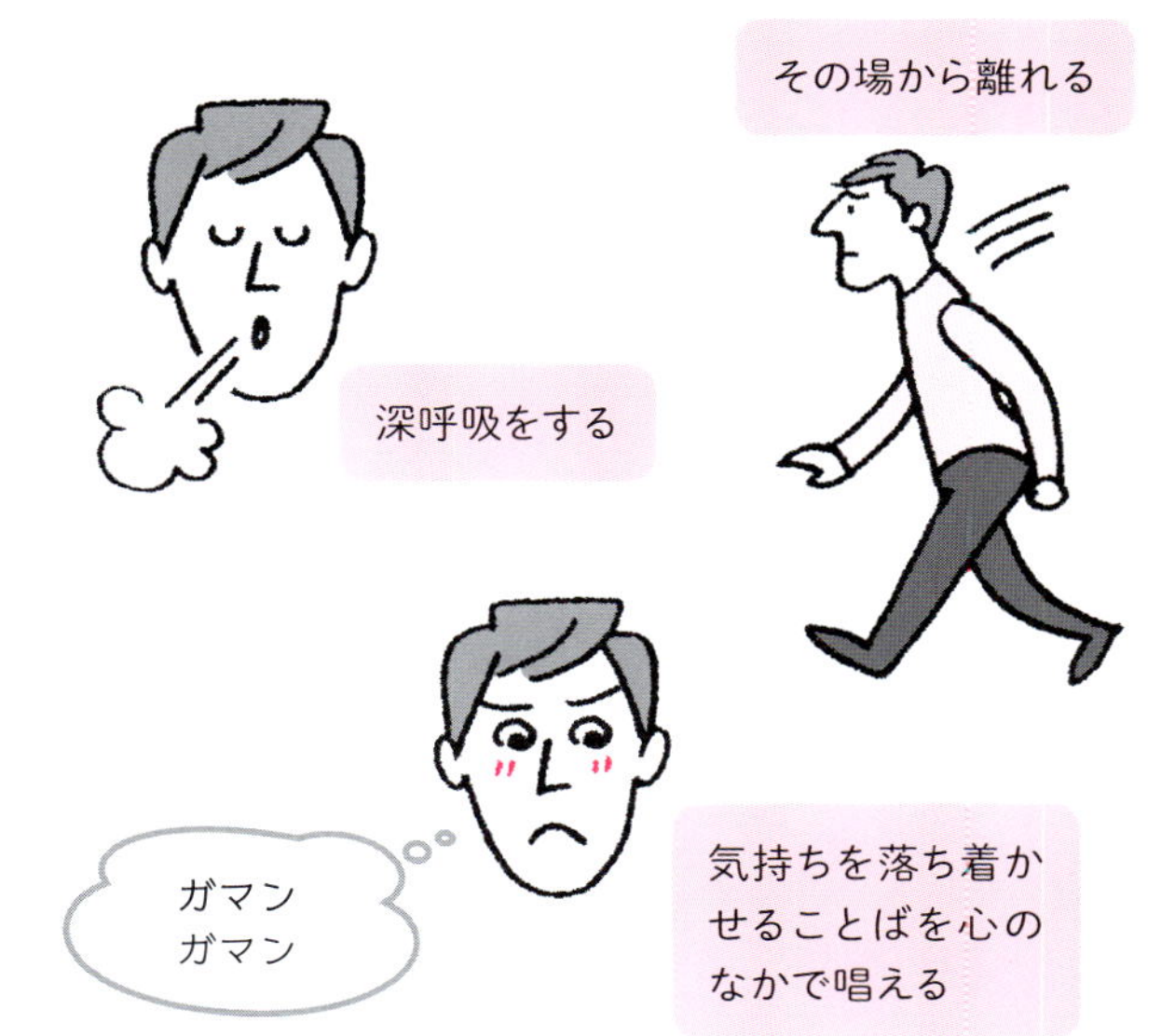

自分でできる改善法②

怒りの傾向を知り予防に努める

自分の怒りの傾向を知ることも重要です。怒りがおさまったあとに、プロセスを冷静に振り返って分析し、怒らなくて済むような策を講じます。

例 プロセスを振り返る

怒りの引き金になる原因を考える
↓
原因をなるべく避ける
↓
自分の怒りを客観的にとらえられるようになり、怒らなくて済むようになる

また約束忘れちゃったの？
たまには子どもの面倒もみてよね
片づかないから早く食べちゃってよ
カッとなるのはいつも妻から文句を言われたときだな…
激しい怒りを引き起こす原因を考える

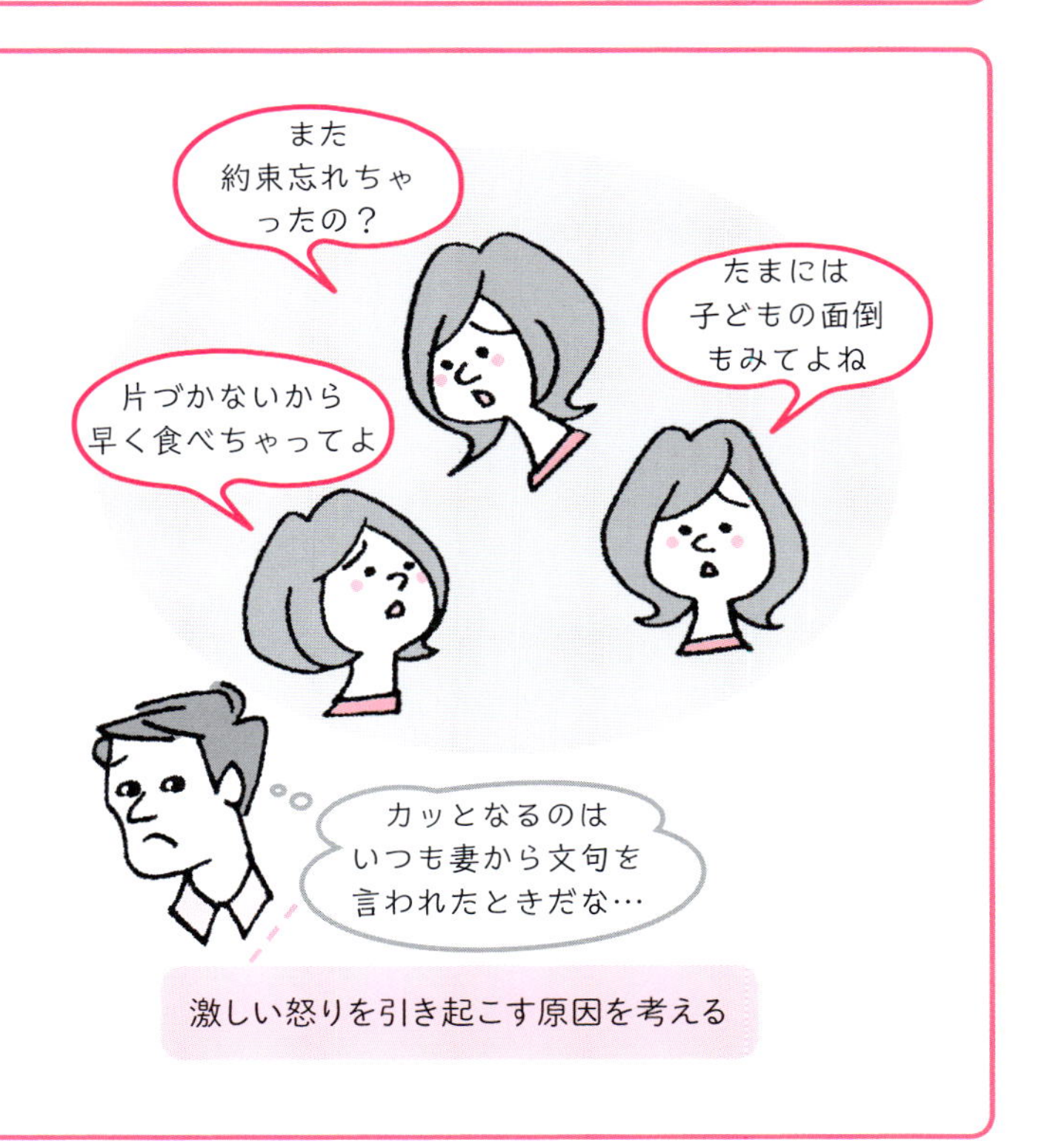

男性に多い悩み

無意識にセクハラをしてしまう

社会性に欠ける面があり、人前で話してよいことと、いけないことの区別がつかず、軽い気持ちでセクハラ的な言動をとってしまいます。

よくみられるケース

- 異性の容姿や年齢について言及する
- 相手のプライバシーに立ち入った話をする
- 親しみの感情からボディータッチをしてしまう

解説

思ったことをそのまま口にしてしまう傾向があり、「きれいだな」と思った人に「きれいですね」と正直に言ってしまうことがあります。言われた女性も、その場に居合わせた女性も、居心地の悪い思いをすることを知っておく必要があります。

「悪意がない」では済まされない

社会性の乏しさから、人前で言ってもよいことや、してよいことといけないことの違いを的確に理解していない場合が少なくありません。悪気はないとしても、異性の容姿について指摘したり、プライベートなことに立ち入って質問したりして、相手を不快にさせてしまうことがあります。容姿をけなすのではなく、ほめた場合でもセクハラになります。

また、親しみの感情を込めたつもりで、肩や背中を軽くたたいた場合も、セクハラととられることを理解していない人もいます。基本的に、異性に対してボディータッチはしないということを知っておく必要があります。

自分でできる改善法①

容姿や年齢に関する話をしない

発達障害のある人は、ほめことばならセクハラにならないだろうと勘違いしている場合がありますが、容姿や年齢に関することばはセクハラになることを理解しておく必要があります。

異性の容姿について言及したり、ほかの人と比較することはしないようにします。また、プライバシーに立ち入った質問もNGです。

話題にしてはいけないこと

容姿のこと	顔の印象、太っている、やせている、背が高い、背が低いなど
年齢のこと	年齢や「○歳ぐらいに見える」という印象など
プライバシーのこと	交際している人はいるか、結婚しているか、離婚した理由など

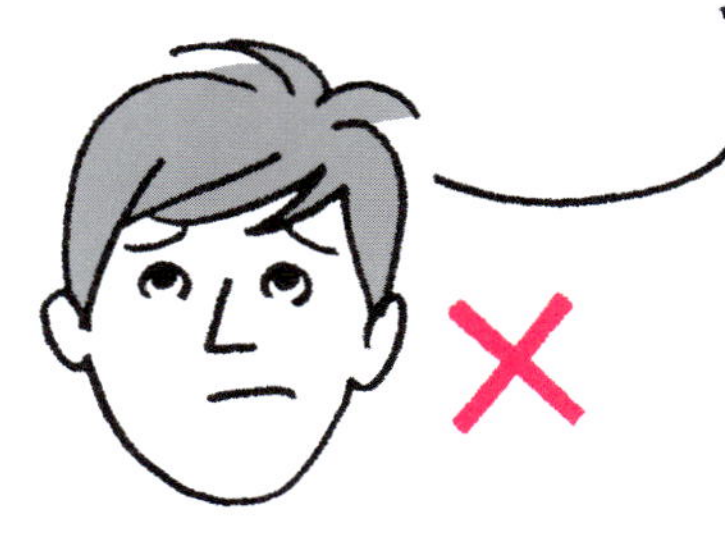

自分でできる改善法②

女性のいる場所では話題にも気づかいを

相手に直接語りかけるのではないとしても、女性がいて、その人に話が聞こえると考えられる状況では、話題も慎重に選ぶ必要があります。どういうケースがセクハラになるのかわからないときは、家族などに相談してみましょう。

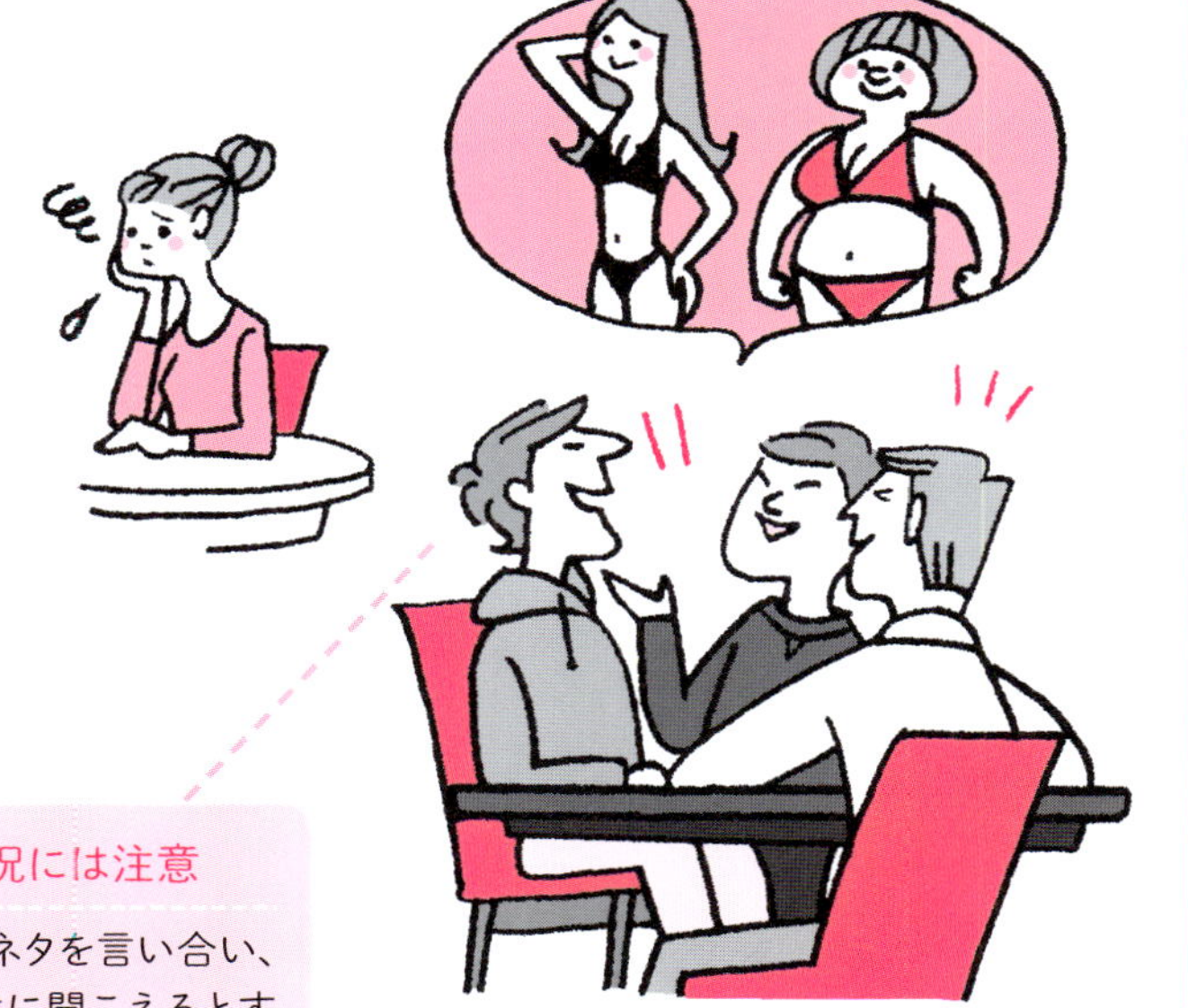

相手が不快になる状況には注意

男性どうしで性的な話や下ネタを言い合い、その声がその場にいる女性に聞こえるとすれば、それもセクハラになるので、女性がいるときはしないようにする

女性に多い悩み

防犯意識が低い

警戒心や用心深さに欠ける傾向があり、犯罪に巻き込まれるリスクも高いといえます。防犯のルールを理解し、守るようにしましょう。

よくみられるケース

- 夜遅い時間に、人通りの少ない道を一人で歩いてしまう
- 訪問者に対し、不用意に玄関のドアを開けてしまう
- 日中、外から見える場所に下着などを干しっぱなしにしてしまう

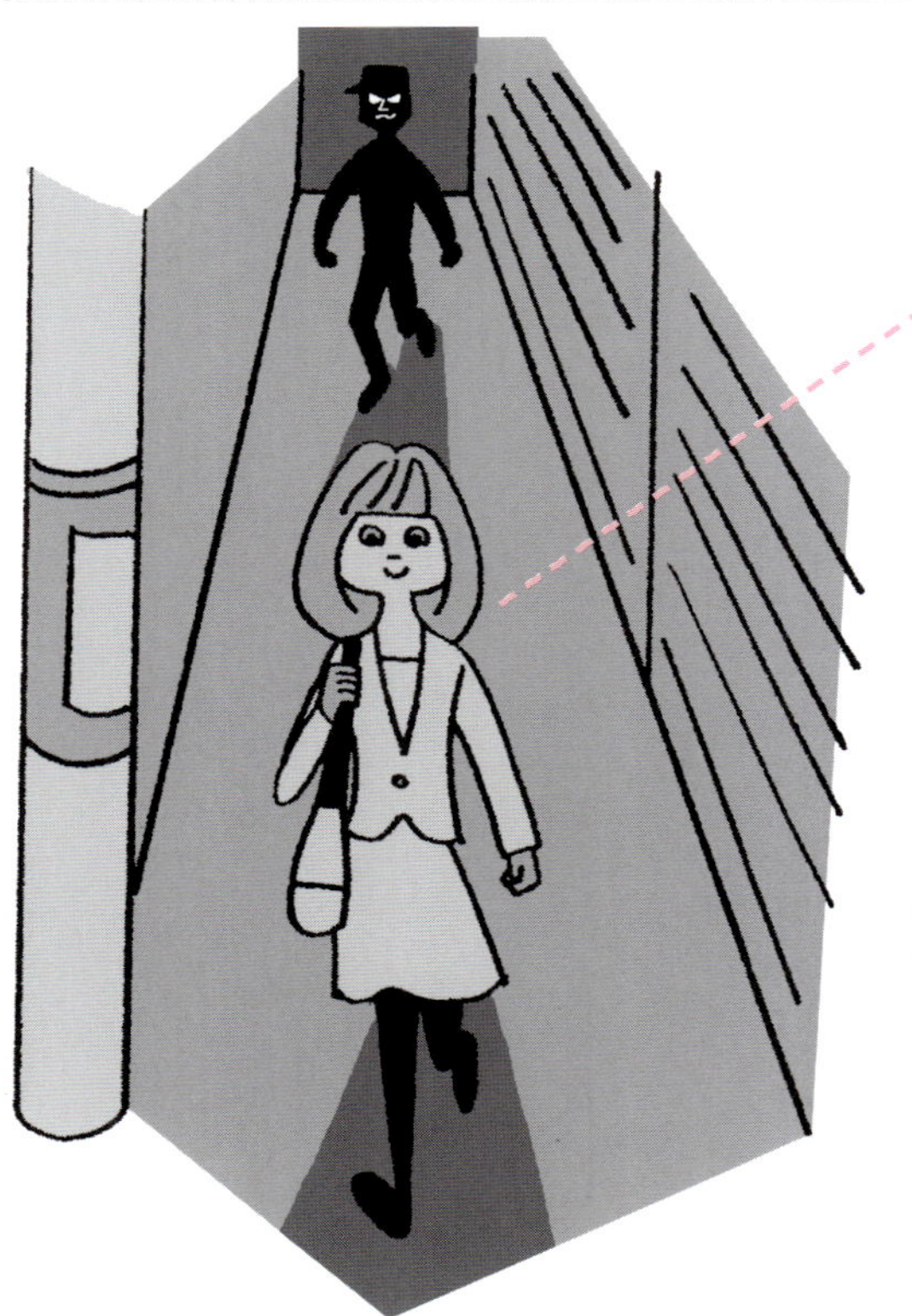

女性は犯罪に巻き込まれるリスクも高い

解説

発達障害のある人は、「暗くて人通りが少ない道は危険」という一般的な感覚をもち合わせていない場合があります。深夜の暗い道を警戒心もなく歩いていて、犯罪に巻き込まれてしまうことも考えられます。

警戒心に乏しく危険に備えられない

発達障害のある人は注意力や警戒心が弱く、防犯意識も低くなりがちです。女性の場合はとくに、犯罪に巻き込まれるおそれがあるため注意が必要になります。一人暮らしのケースでは、さらに高い防犯意識が必要です。

夜、人通りのない暗い道を歩いていても、「危ない」という感覚がもてず、襲われたり、追いかけられたりしてはじめて身の危険を感じる人もいます。また、一人で夜道を歩いたり、周囲を警戒せずにエレベーターに乗ったりといった不用心さを日ごろからマークされてしまい、タイミングを狙われて犯罪に巻き込まれることもあるので注意を要します。

自分でできる改善法①

防犯のルールをしっかり守る

家族や友だちなどに相談し、安全のために、最低限で守るべき防犯のルールを覚えておきましょう。

例 防犯のルール

- 夜間、人通りのない道を一人で歩かない（遅くなったときは、タクシーなどを利用する）
- エレベーターに乗るとき、帰宅時に玄関を開けるときは、周囲に不審者がいないか確認する
- 玄関は常に鍵をかけておく　など

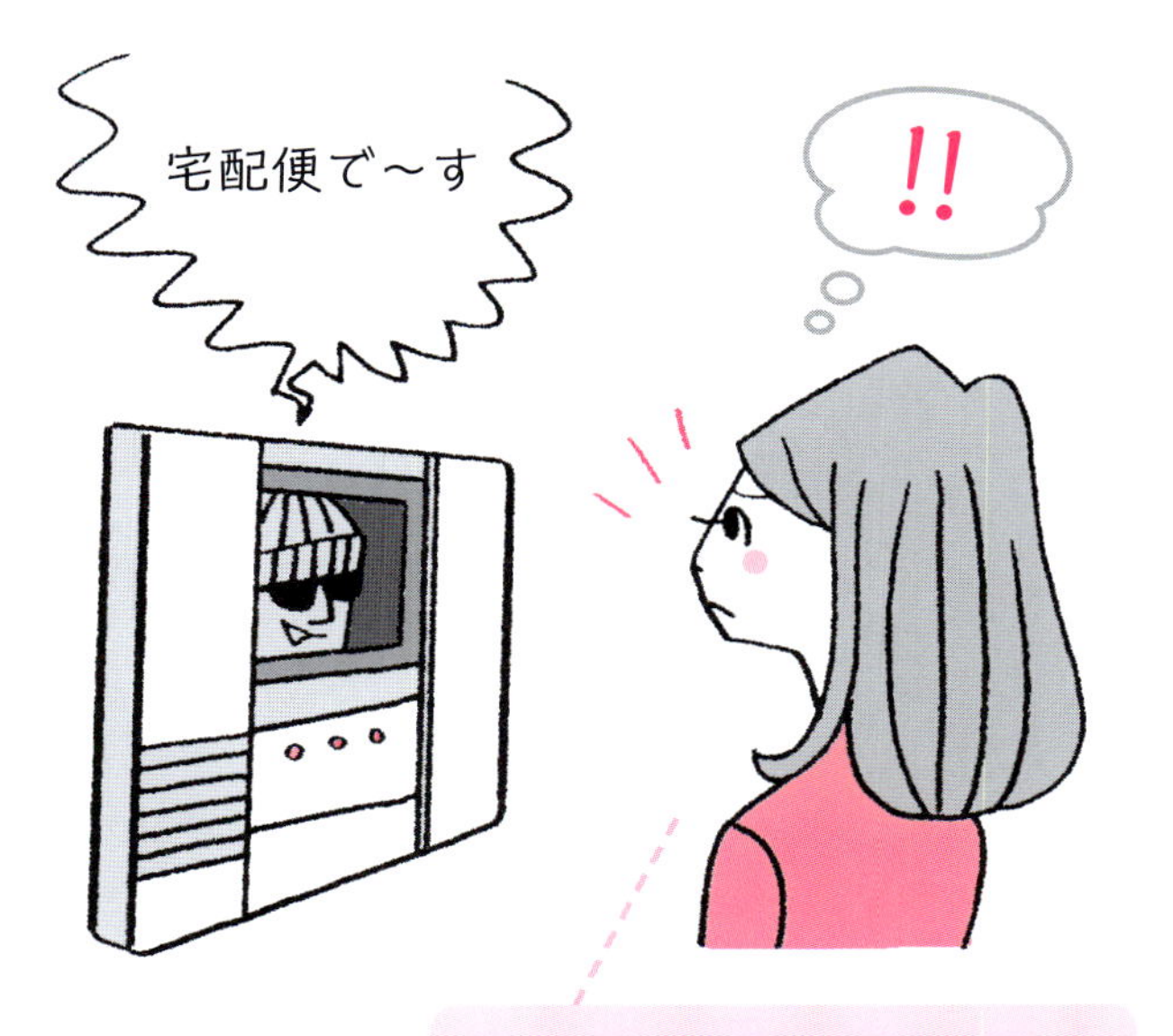

訪問者には、インターホンで対応し、すぐにドアを開けない

自分でできる改善法②

女性の一人暮らしと知られないように

女性の一人暮らしであることを、人に知られないように気をつけます。外出時に洗たく物を干す場合は室内に干し、カーテンも閉めておきます。また、表札やポストに掲示する名前は、女性とわかるフルネームではなく、名字だけにします。このほか、帰宅が夜遅くなるときには、玄関か部屋に明かりをつけておき、同居人がいるように見せかけるなどの工夫をするとよいでしょう。

遮光カーテンにすると室内が外から見えにくい

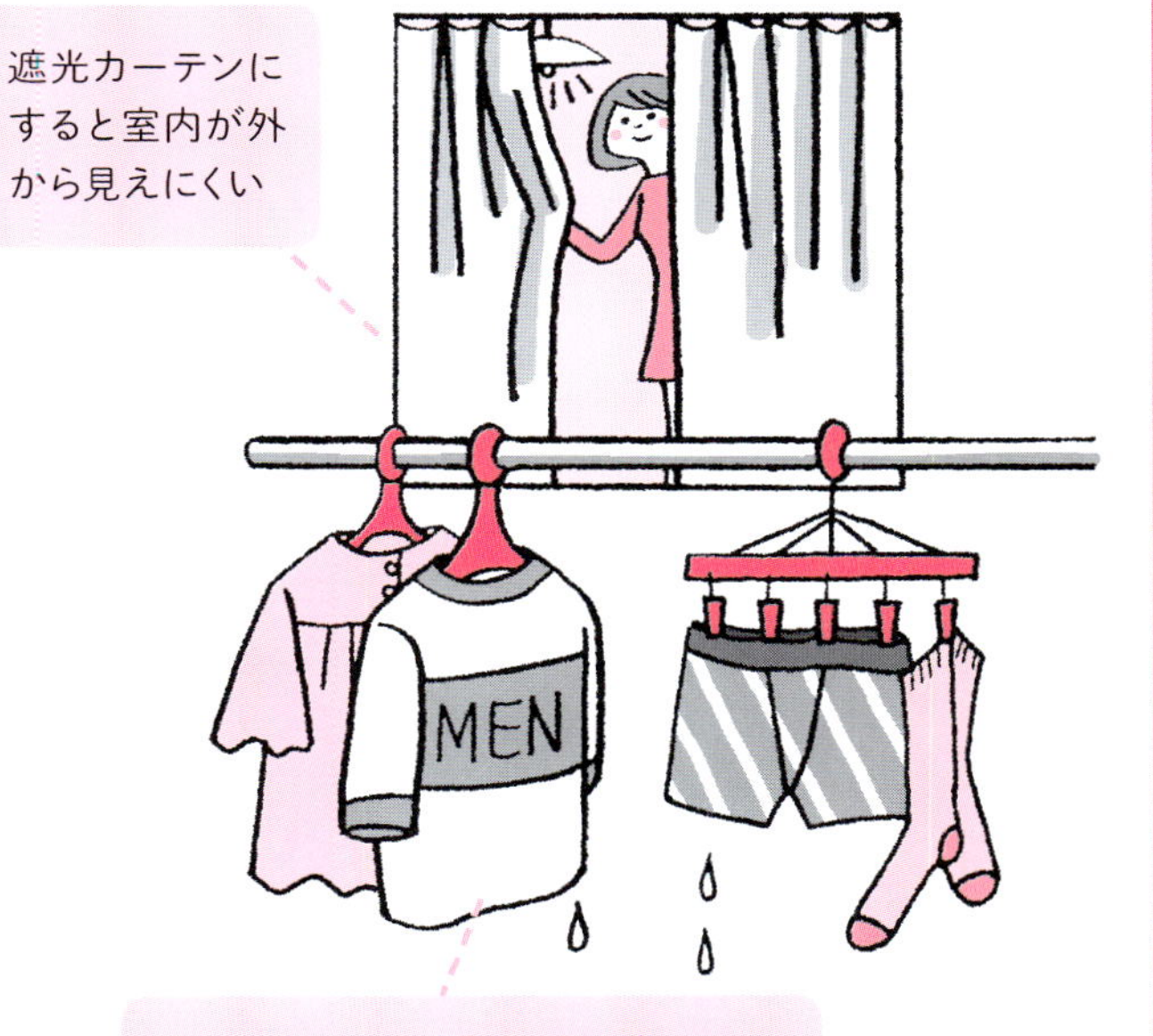

洗たく物を外に干すときは男性物の衣類も一緒に干す

女性に多い悩み

家事を要領よくこなせない

洗たくや料理などを段取りよくこなすことができず、時間がかかってしまいます。がんばりすぎず、家族などに分担してもらいましょう。

よくみられるケース

- 片づけることが苦手なため、そうじがはかどらない
- 段取りを考えることが不得意で、ひどく時間がかかってしまう
- 家事に手をつけようと思っても、重い腰が上がらない

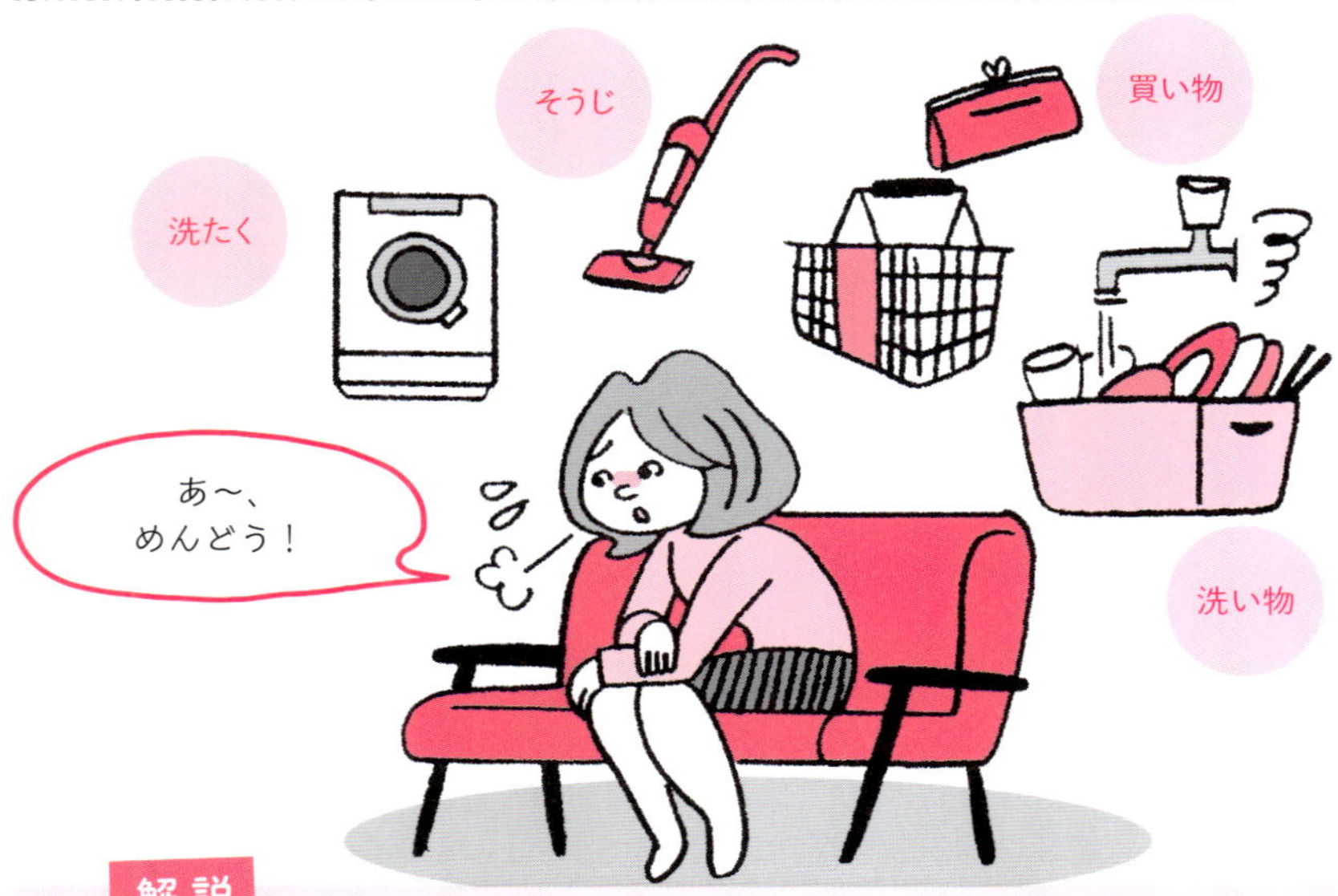

解説

やらなければならない複数のことで頭がいっぱいになり、優先順位をつけられず、気持ちがおっくうになってしまいます。ひとつずつこなすという地道な取り組みが苦手で、踏ん切りをつけて取りかかることができないのです。

段取りを考えられず時間がかかりすぎてしまう

ＡＤＨＤの人は、物事の優先順位を組み立てることができないために、段取りの必要な作業をこなすのが苦手です。また、複数の作業を並行して行うことも不得意なため、洗たくをしながら、合間にそうじをするというふうに、「有効な時間活用」ができず、すべての家事を終わらせるのに、ひどく時間がかかってしまうのです。

また、忘れっぽさがあるために、洗たく物を干し忘れたり、料理するはずだった献立を一品つくり忘れたりといった失敗も起こしやすいです。このほか、苦手な作業にはサッと取りかかることができず、ぐずぐずして無駄に時間を費やしてしまったりします。

自分でできる改善法①

「やることリスト」でやり忘れを防ぐ

今日こなすべき家事をリストアップして、終わったらチェックしていきます。

時間のかかる家事の場合、合間に別の用事を入れてしまうと、先にやっていた家事を忘れてしまいやすくなるため、洗たくが終わったあとにアラームが鳴るようにしたり、鍋を火にかけたらキッチンタイマーをセットしたりと工夫をするとよいでしょう。

やることリスト 12/15

8：00	洗たく	V
8：30	そうじ	V
9：30	郵便局（振込）	
10：00	買い物	

あっ！ そろそろ郵便局に行かなくちゃ

終わったものからチェックすることで、やり忘れを防ぐことができる

自分でできる改善法②

全部を自分で背負わず家族で分担する

不得意な家事を全部一人でこなそうとするのではなく、家族に協力を求め、分担制にすることをすすめます。それぞれの得意分野を担い合うことが理想です。

たとえ失敗しても、お互いに許し合うこと、カバーし合うことが大切です。他者に寛容になることで、自分のミスも大目にみてもらえます。

自分の担当分が早く終わったときには、ほかの家族を手伝うなど、協力するとよい
おかあさん、手伝うよ
ありがとう助かるわ！

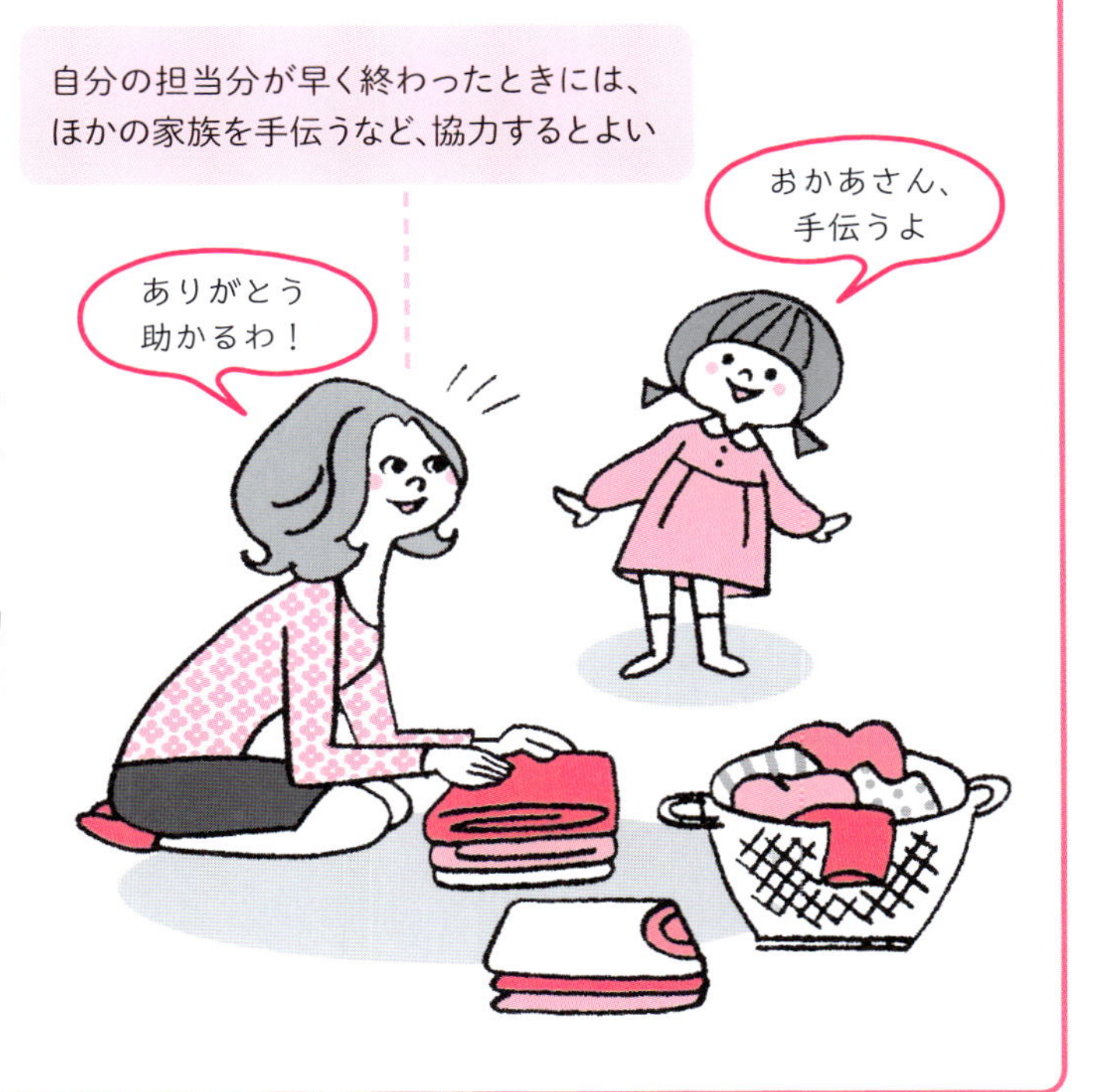

女性に多い悩み

子育てが思い通りにいかない

子育てが自分の思い通りにならないことが多く、イライラしやすくなりがちです。子どもは自分とは別人格と割り切ることが重要です。

理性的ではない相手に振り回されてしまう

発達障害のある人は、自分自身も「大人」になりきれていない一面があります。そうした人が、本当に未熟な子どもを相手にするのですから、うまくいかないのは、ある意味で当然といえるかもしれません。子どもは理性的な態度をとらないため、注意しても言うことを聞かない、指示したことをやらないというくり返しのなかで、いらだちも多くなり、怒りが抑えられなくなることもあるでしょう。

ただし、叱ってばかりいると、子どもの自己肯定感を損ないかねず、心理的な問題を抱えるおそれがあります。子どもも発達障害であるケースでは、冷静な対応がますます難しくなります。

よくみられるケース

- 子どもが言うことを聞かないので、つい怒りが爆発してしまう
- 子どもの話を聞かず、自分の意見を押しつけてしまう
- 子どものために、自分の時間を奪われたくないと思ってしまう

子どもを頭ごなしに叱りがち
でも、よく考えると…
私の特性
息子の特性
似ているかも

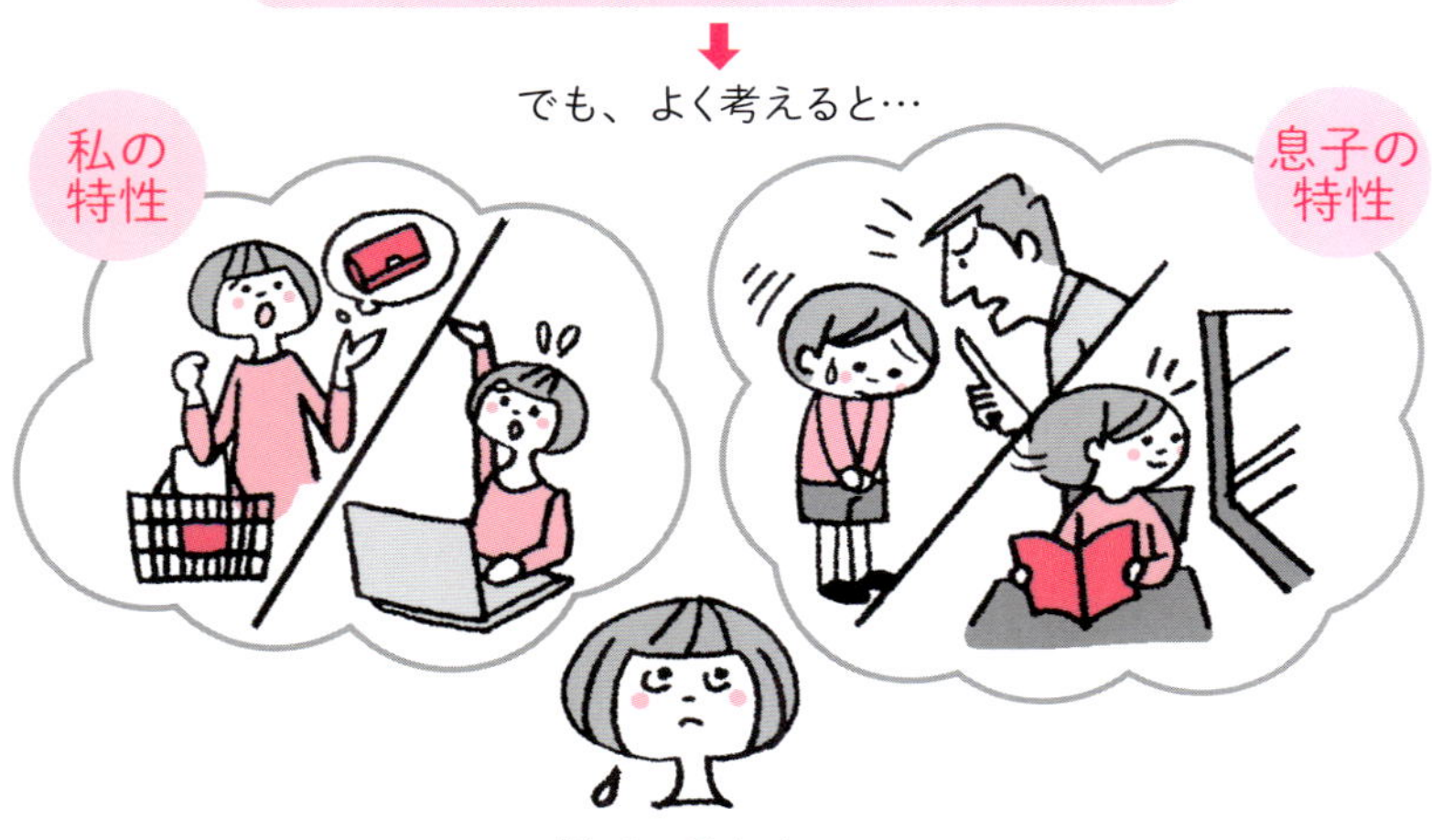

解説

発達障害のなかには家族性があるものがあります。子どもの特性が自分と似ていると思ったら、頭ごなしに叱るのではなく、子どものつまずきや困り感を受け止めてあげ、「よき理解者」となることが求められます。

自分でできる改善法①

子どもの言い分をまず聞いてみる

子どもが親の思い通りに行動しないのはごくふつうのことであり、そのことでストレスを感じないようにしましょう。子どもに伝えるときも、叱り口調ではなく、穏やかに話すことが大切です。

「○○しなさい」ではなく、まず、子どもの言い分に耳を傾けましょう。子ども自身も話を聞いてもらえることで、反発心が抑制されます。

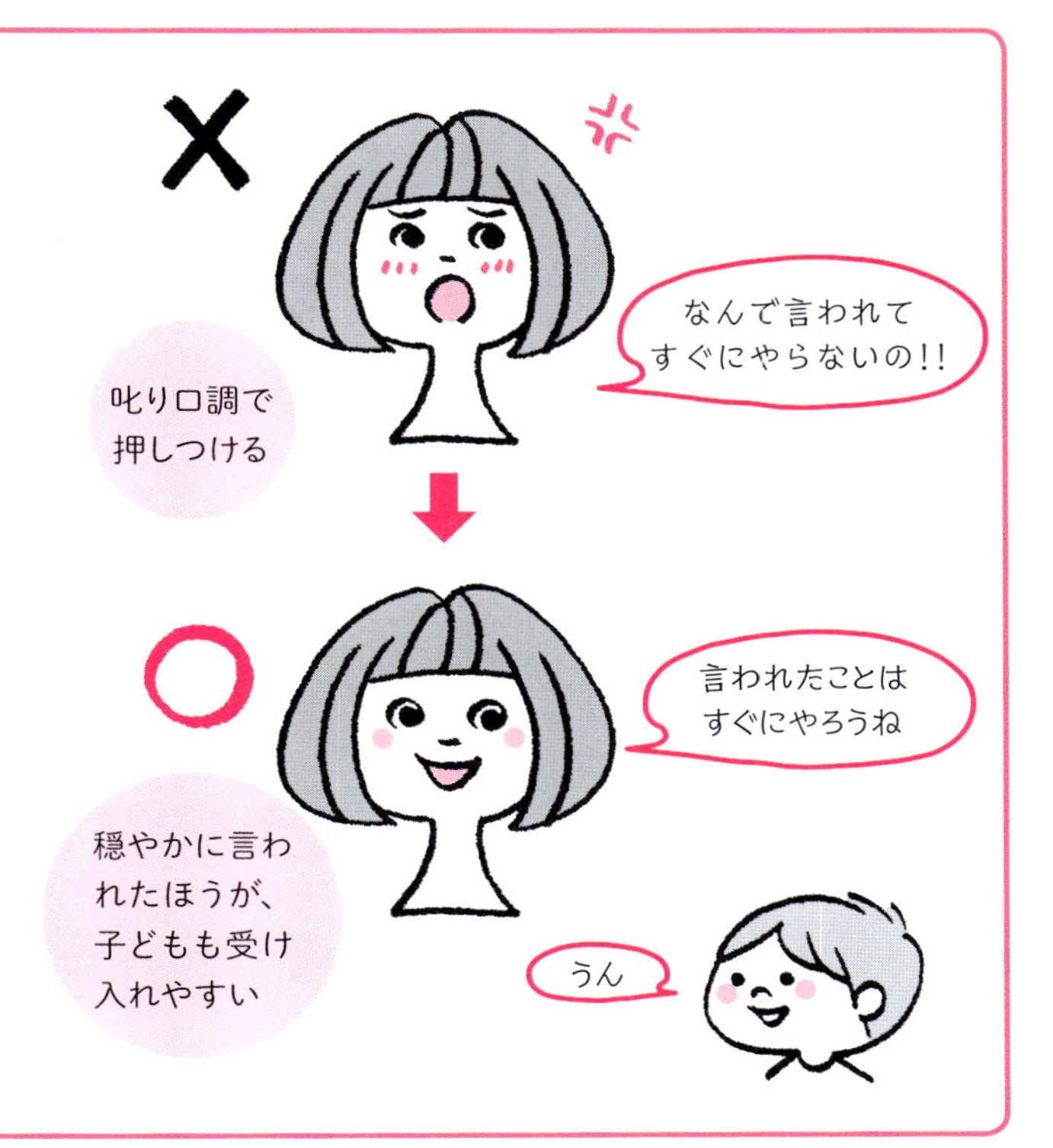

自分でできる改善法②

「ありがとう」「ごめん」が言える親子関係に

親は子どもを支配する立場にあるのではなく、「見守り役」であるということを再認識しましょう。

子どもには、ある程度は自由に行動させて、極端に軌道を外れそうになったときだけ注意することが大切です。また、人間としては互いに対等であるという感覚をもっておくことも重要です。


「ありがとう」「ごめん」が言い合える関係性を保つことができていれば、壁にぶつかっても乗り越えられる

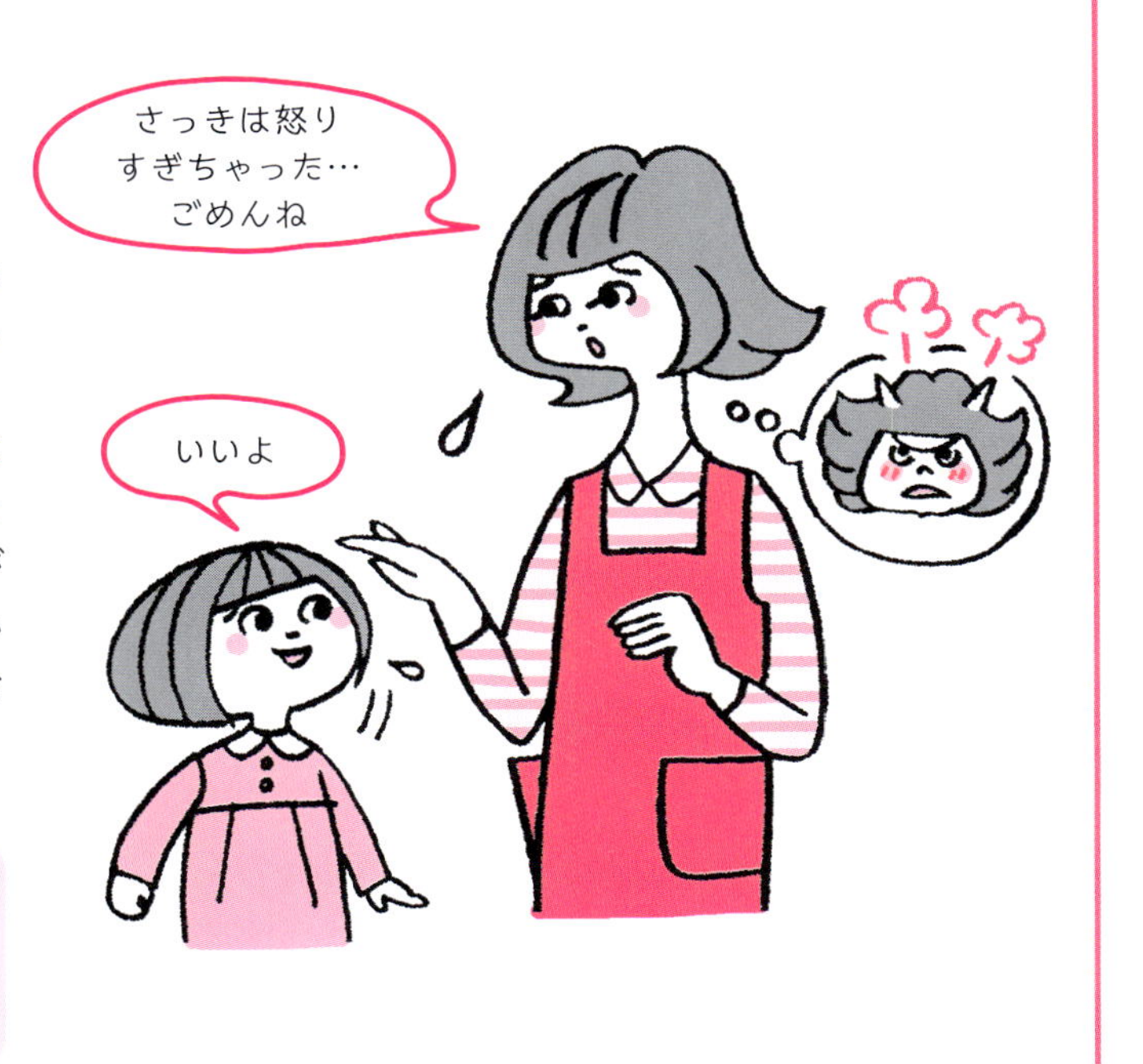

社会からの孤立

ひきこもりにならないために

発達障害の特性により、人とのかかわりにつまずきやすくなり、それが原因となって、ひきこもりになってしまうケースもあります。

よくみられるケース

- 学校や職場の雰囲気になじめず、就学・就労が続かなくなる
- 人とのかかわりで失敗したことがショックで人前に出られなくなる
- 自信がなく、自分は社会に役立つ人間ではないと思い込んでしまう

発達障害の特性

忘れやすさ、不注意、衝動性、
コミュニケーションが苦手、
空気が読めない　など

↓

学校や職場で不適応が
起こりやすく、居心地が悪くなって
行きづらくなる

↓

ひきこもりになって
しまうことも

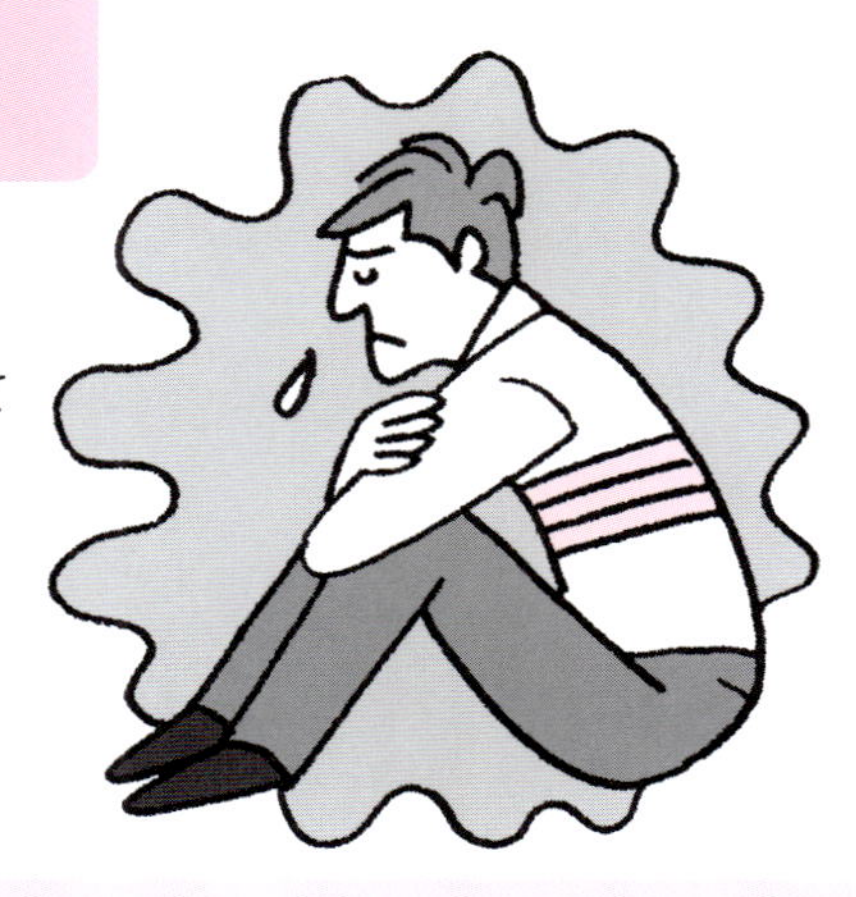

解説

発達障害の特性のために人と衝突したり、誤解を招いたりして、集団社会で生きづらくなってしまうケースが少なくありません。社会での居場所を失い、結果として、家の中にひきこもってしまうことになるのです。

二次障害として現れる「ひきこもり」

発達障害の特性のために、人間関係でつまずいたり、仕事上の失敗などが生じたりすることで、学校や職場などに行きづらくなり、そのまま長期間にわたって行かなくなってしまうケースもあります。これは発達障害による社会不適応から起こるひきこもりです。

このように、発達障害がある人のひきこもりは、発達障害の二次障害として生じやすくなります。

いったん、外とのかかわりを断ち切り孤立してしまうと、思考のかたよりが激しくなったり、人を信頼することが難しくなったりします。だれか一人でも、話をしたり、相談できる人とのつながりを保っておくことが大切です。

自分でできる改善法①

気軽に悩みを相談できる相手を確保しておく

学校や職場などでうまくいかないことがあったり、人間関係で悩んだりしたときに、気軽に相談できる人がいると、悩みが大きくなる前に解決することができます。家族や友人など、気心の知れた人、自分の特性をよく理解してくれている人に相談しましょう。人の意見を参考にすることも大切です。

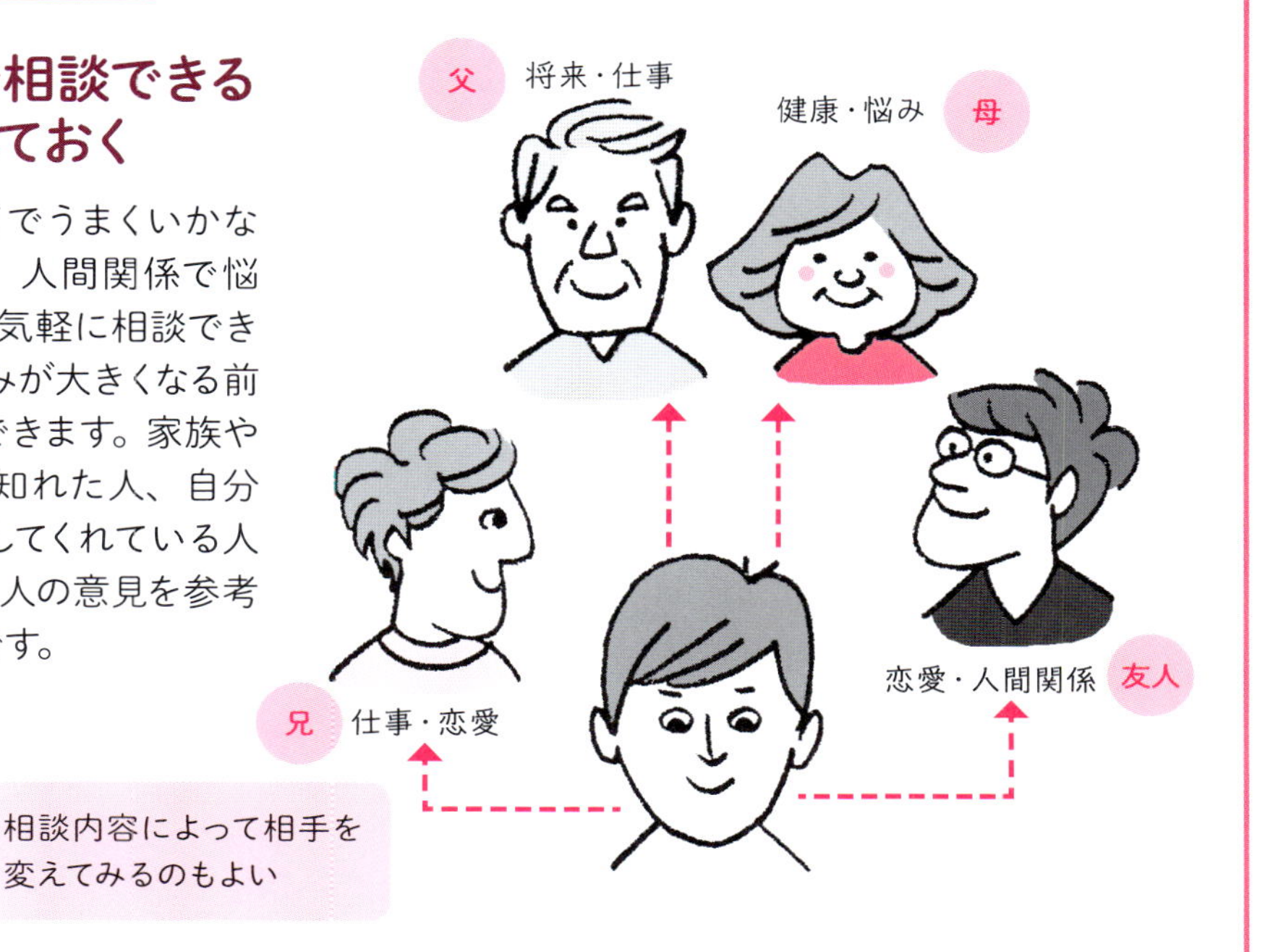

相談内容によって相手を変えてみるのもよい

自分でできる改善法②

周りに合わせようと無理をしすぎない

発達障害のある人は、もともと周りに合わせることが得意ではありません。しかし、社会生活では歩調を合わせなければならないこともあり、無理をしているうちにストレスがたまってしまうケースもあります。社会のなかでは、できるだけ緊張と不安を減らすことが、そこで生活を続けていくコツです。

ごめんなさい
私は失礼しても
いいかな？
私たち合コン
行くけど、どうする？

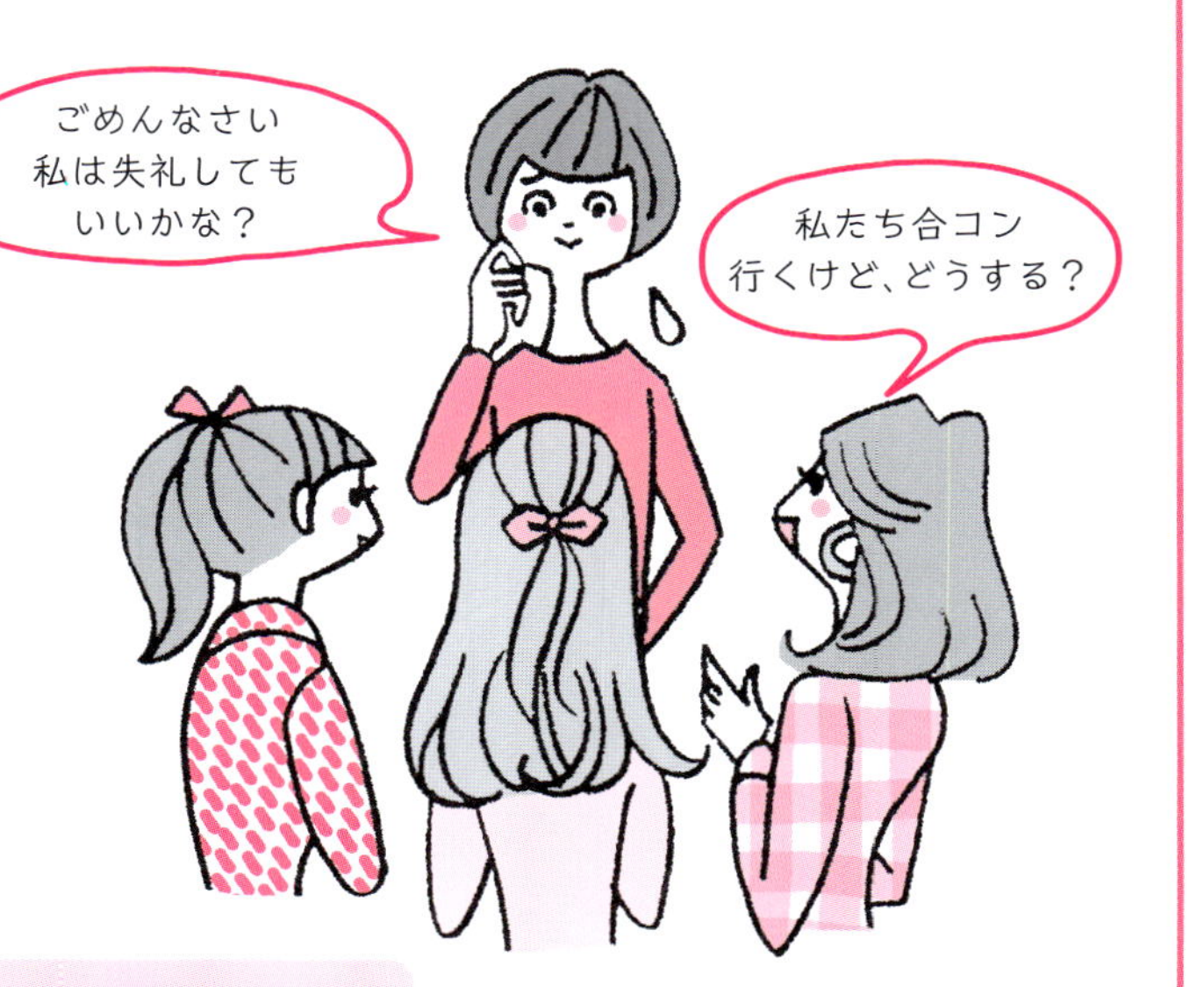

気乗りしなければ思い切って断る

自分の特性を周囲の人に理解してもらい、無理に合わせなくてもよいところは許容してもらえるように相談する

ストレスの回避

ストレスをためない工夫

発達障害のある人はストレスにさらされやすいうえ、ストレスの発散もうまくできません。日ごろからストレスをためないようにしましょう。

よくみられるケース

- 周囲から理解が得られないことが多く、ストレスをためやすい
- こだわりが強く、ストレスを抱えやすい
- 気持ちの切り替えが苦手で、ストレス発散の方法が見つからない

ベランダの植木鉢、どうして勝手に動かしたんだ!?
○
×

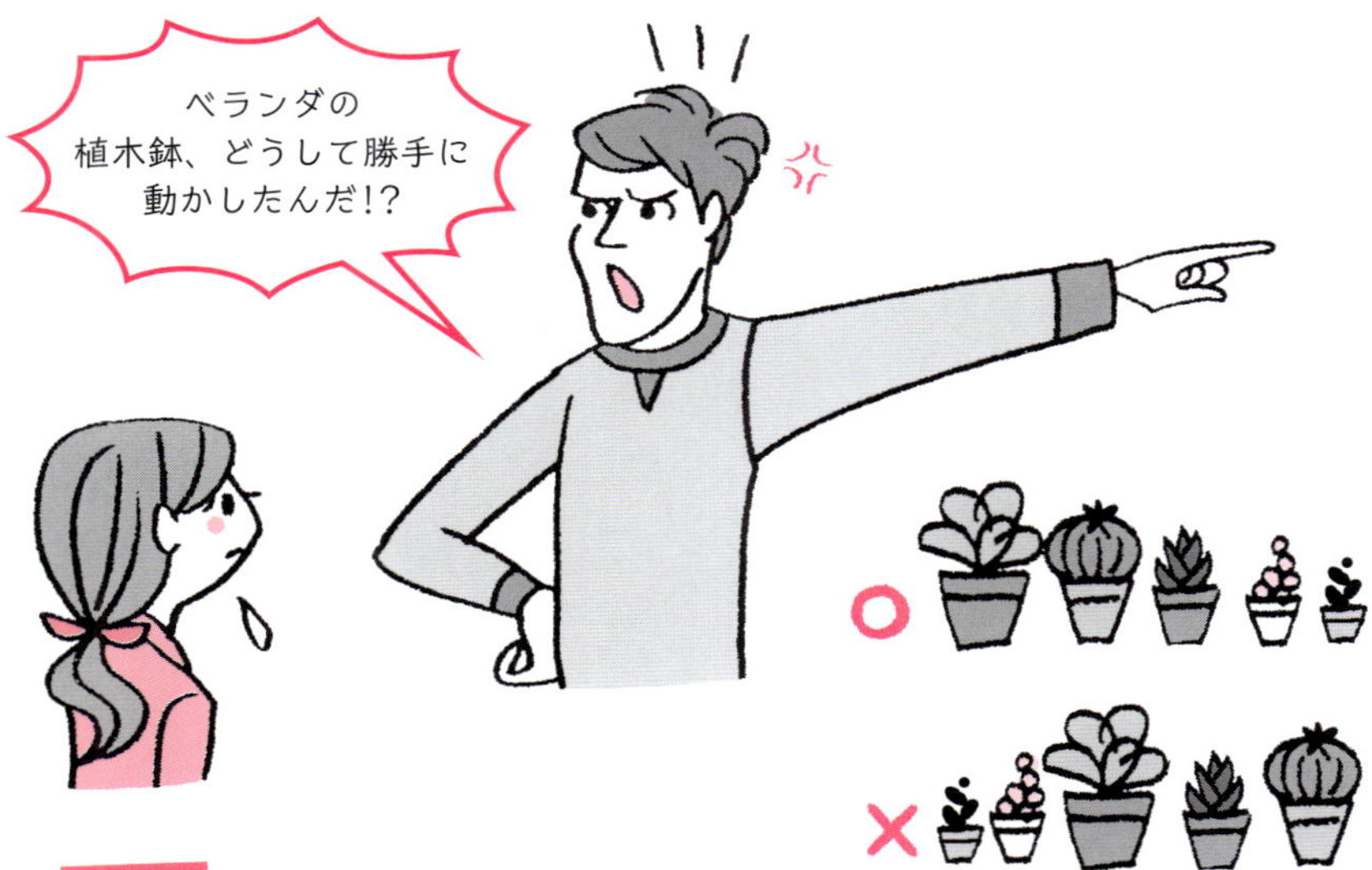

解説

他人には理解されにくい強いこだわりがあると、思い通りにならないことがいちいち気になってしまいます。人からは「どうでもいいことで怒っている」と思われ、そのすれ違いからストレスをためていくことになります。

ストレスを抱えやすく発散も苦手

発達障害のある人は、子どものころから周囲に理解されにくく、非難や叱責（しっせき）を受けやすい生活を送ってきたために、日常的にストレスを抱えていることが少なくありません。また、こだわりの強さから、人と衝突しやすいケースもあり、その意味でもストレスを抱えやすいといえます。

一方、気持ちの切り替えが苦手、ものごとに臨機応変に対応することが不得意なことから、ストレスに弱い面があることも否めません。ストレスがたまっていることを自覚して、リフレッシュの方法を探すといった機転も利きにくいのです。できるかぎり、ストレスをためない工夫をする必要があります。

自分でできる改善法①

家ではリラックスすることを心がける

学校や職場は、発達障害のある人にとってはストレスを抱えやすい環境です。ですから、帰宅後は思い切りくつろぐようにして、リフレッシュを図ります。好きな音楽を聴く、ゆっくり入浴するなど自分がリラックスできる方法を見つけて、気持ちを切り替える工夫をしましょう。また、夜ふかしはせず早めに就寝して、十分な睡眠時間を確保しましょう。

学校・職場モード

- 明るく快活に
- 周りをよく見て合わせる
- 納得いかなくても飲み込む
- 疲れていてもがんばる

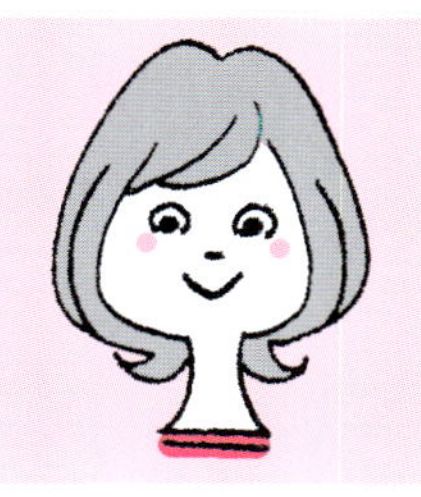

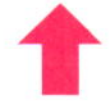

上手に切り替えることが大切

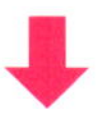

家庭モード

- 自分の時間を最優先に
- 気乗りしなければやらない
- 周りに気をつかわない
- 疲れたらすぐ休む

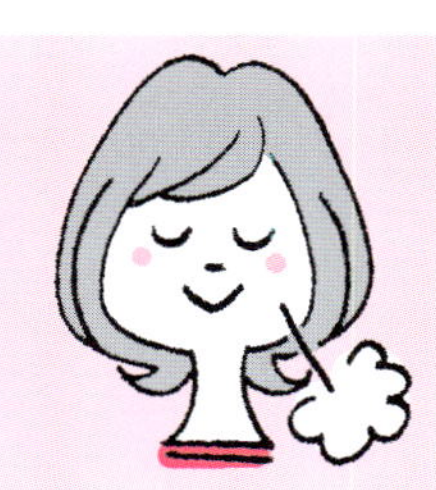

自分でできる改善法②

安請(やすう)け合いをしない、完璧主義にならない

たまったストレスを発散させることより、ストレスをできるだけためない工夫をしましょう。また、完璧を求めるのではなく、ほどほどで折り合いをつけられるように、心のトレーニングをする必要があります。

ストレスをためない工夫

- 無理なときは自分から申し出る
- 守れるかどうかわからない約束をしない
- 頼まれごとを安請け合いしない
- 頼まれごとの即答は避け、ひと晩考えてから返事をする　など

ごめん。
そういうの苦手なんで、
5人にしてもいいかな？
3人で10人
ずつとる？
出欠の確認
手分けしてとろう！
サークル
名簿

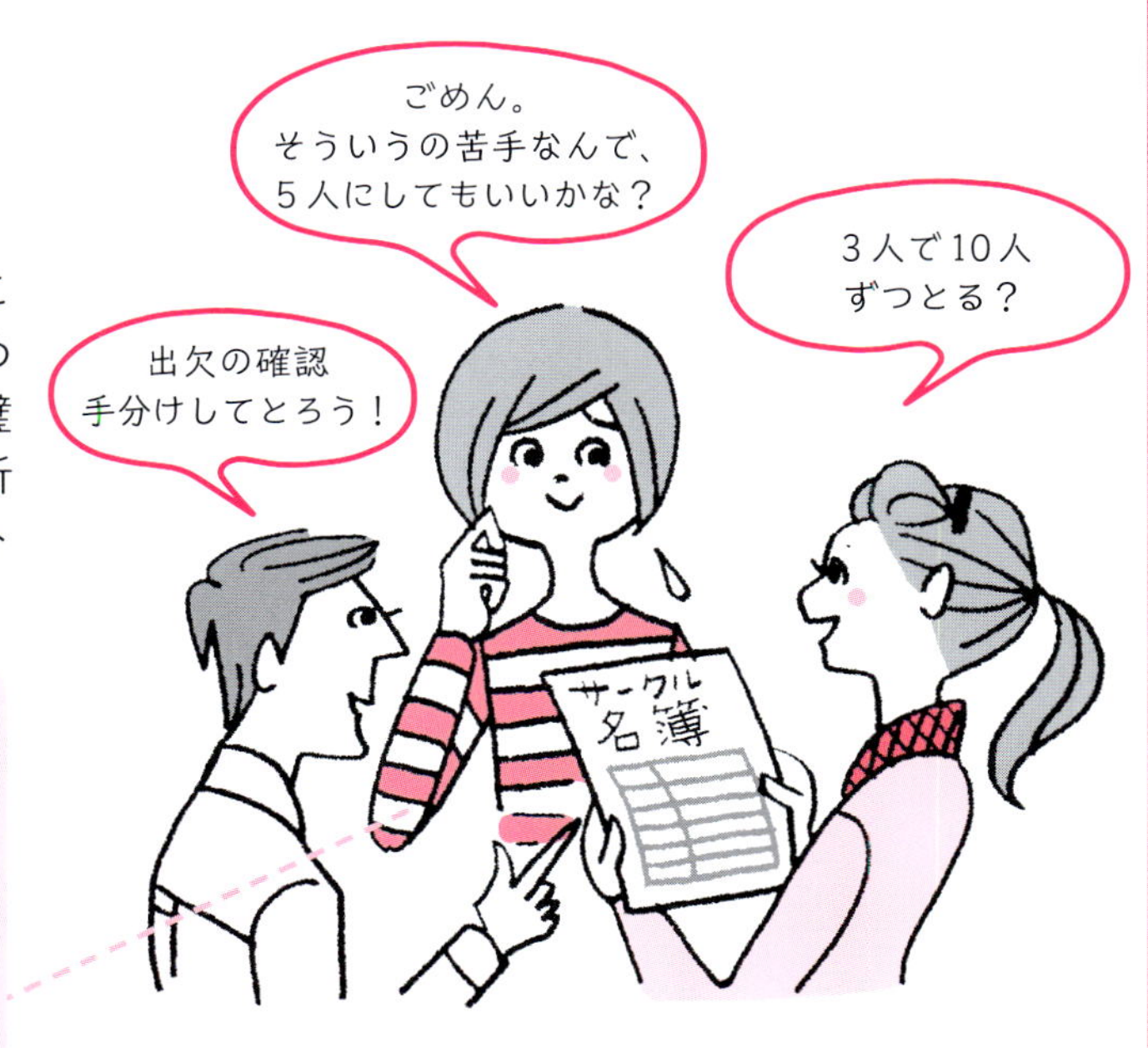

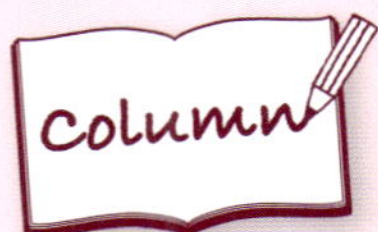

発達障害のある人の家族に起こりやすい「症状」

カサンドラ症候群とは？

発達障害（とくに、自閉症スペクトラム）のある人の家族が、相手と感情を共有したり、深い心のつながりをもったりしにくいことが原因となって、ストレスや不安、さまざまな身体的不調を起こしてしまうことがあります。

この症状は、医学的には正式な病気とはされていませんが、「カサンドラ症候群」と呼ばれることがあり、知られています。

そもそも、家庭や夫婦の問題というのは、他人にはわかりにくいものです。そのうえ、悩みを人に話しても、話した相手に発達障害についての知識や理解がないような場合には、苦痛をなかなか理解してもらえません。発達障害のある本人が能力をうまく発揮し、社会的に活躍していたりするようなケースでは、なおさら周囲の共感や理解を得ることは難しいでしょう。

そのような苦痛が積み重なった結果、発達障害のある人の家族が、さまざまな症状を引き起こしてしまうという説です。「カサンドラ症候群」ということばは、ギリシア神話に基づいています。予言能力をもったトロイの女王カサンドラが、「予言を信じてもらえない」という呪いをかけられたために、どんなに人々に真実を伝えても、だれにも信じてもらえなかったという神話から名づけられています。この状況が、発達障害の家族の訴えと通ずる部分があるために、こう呼ばれることがあるのです。

家族で発達障害について考えていくことが必要

このように、発達障害を「家庭不和の原因のひとつ」とする考えは、発達障害が社会的に広く認知されてきている表れといえるかもしれません。

しかし、夫婦間のコミュニケーションの問題を、発達障害を原因とした病気としてしまうことには、まだ課題があるように思います。

なぜなら、相手と感情を共有したり、深い心のつながりをもったりしにくいという課題は、発達障害がない夫婦にも起こり得ることだからです。

ただ、このような問題に直面したときに、発達障害についても考えてみる必要があることを知っておくことは、現代の家族において、大切なことなのかもしれません。

正しい知識や理解、対応のしかたを、本書で紹介している方法やさまざまな情報をもとに学びながら、家族で協力して発達障害と向き合い、乗り越えていっていただきたいと願います。

4章

「社会」で円滑に過ごすために
―マナーと適切な支援―

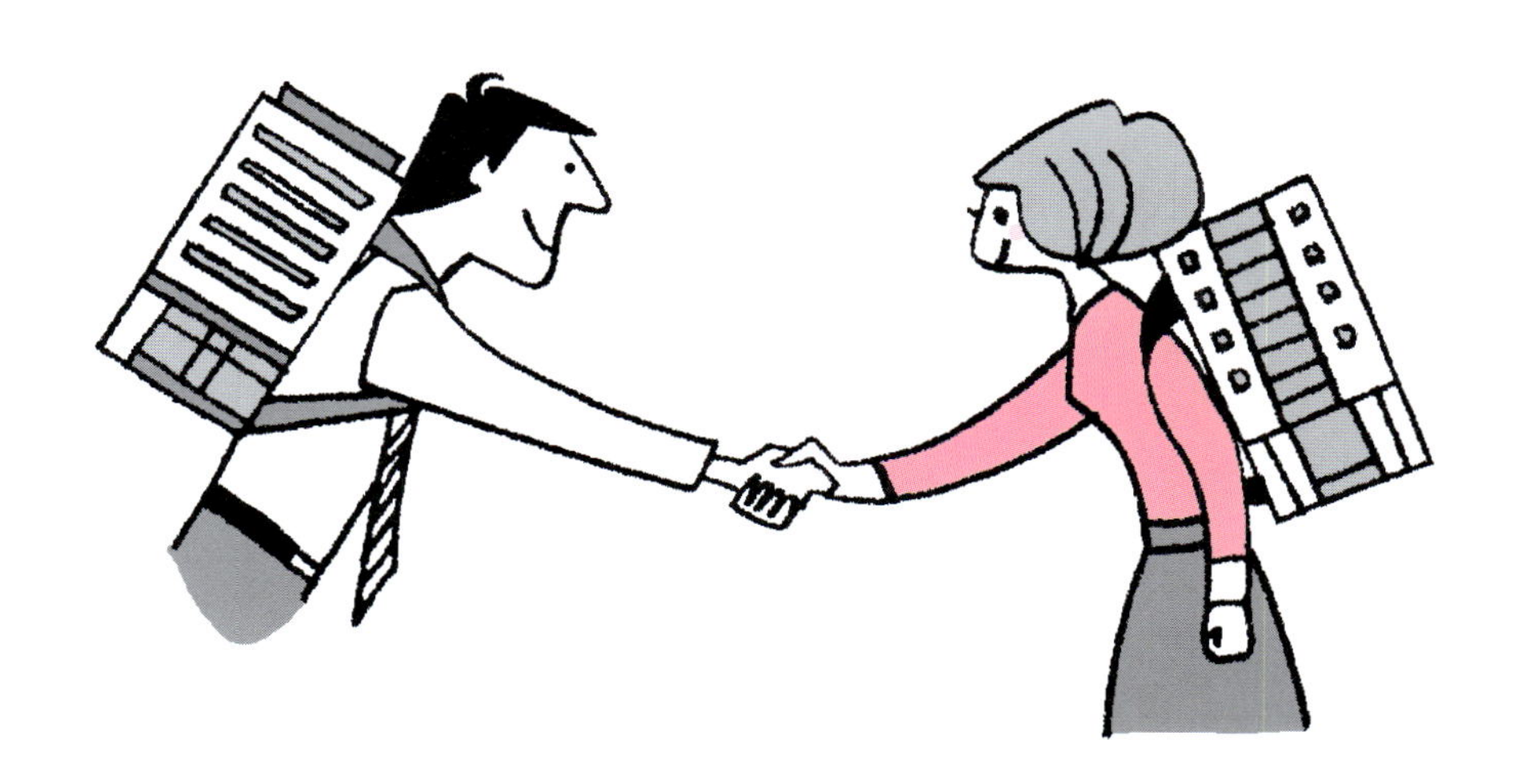

社会生活を円滑にするマナー1

あいさつの基本

あいさつは、生活やビジネスの場で欠かせない基本的なマナーです。気持ちのよいあいさつができると、対人関係もスムーズになります。

あいさつの基本

おはよう
おはようございます

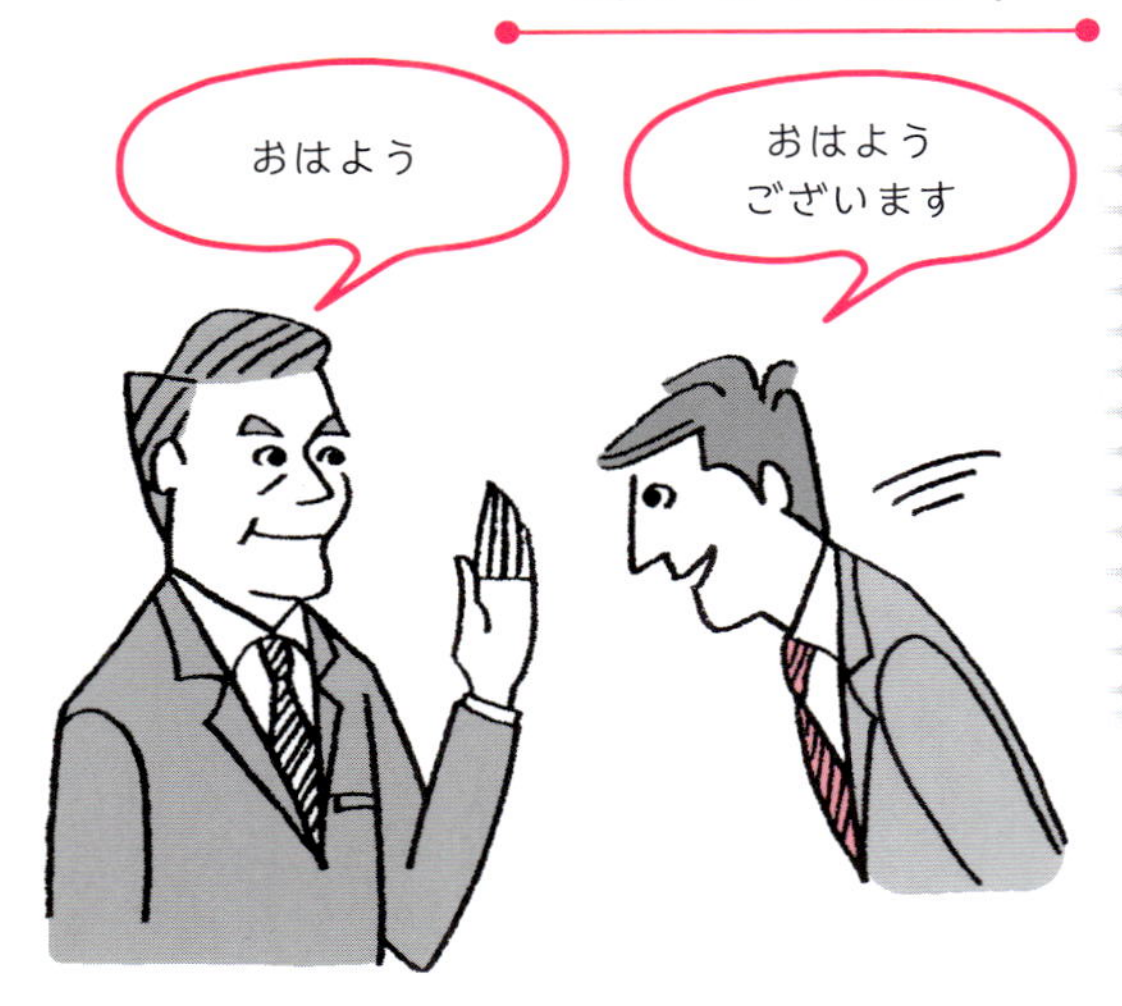

ワンポイント！

あいさつをするとき、ことばだけでなく、おじぎを添えると礼儀正しい印象になり、好感をもたれやすくなります。とくに、目上の人にあいさつをするときは、おじぎもしましょう。

NG ていねいなつもりが「上から目線」？

職場でよく使われることばに、「お世話さまです」「ご苦労さまです」がありますが、これらのことばは目上の人が目下の人に使うことばです。目上の人に使うときは、「お世話になっております」「お疲れさまです」と言いましょう。

ご苦労さまです！

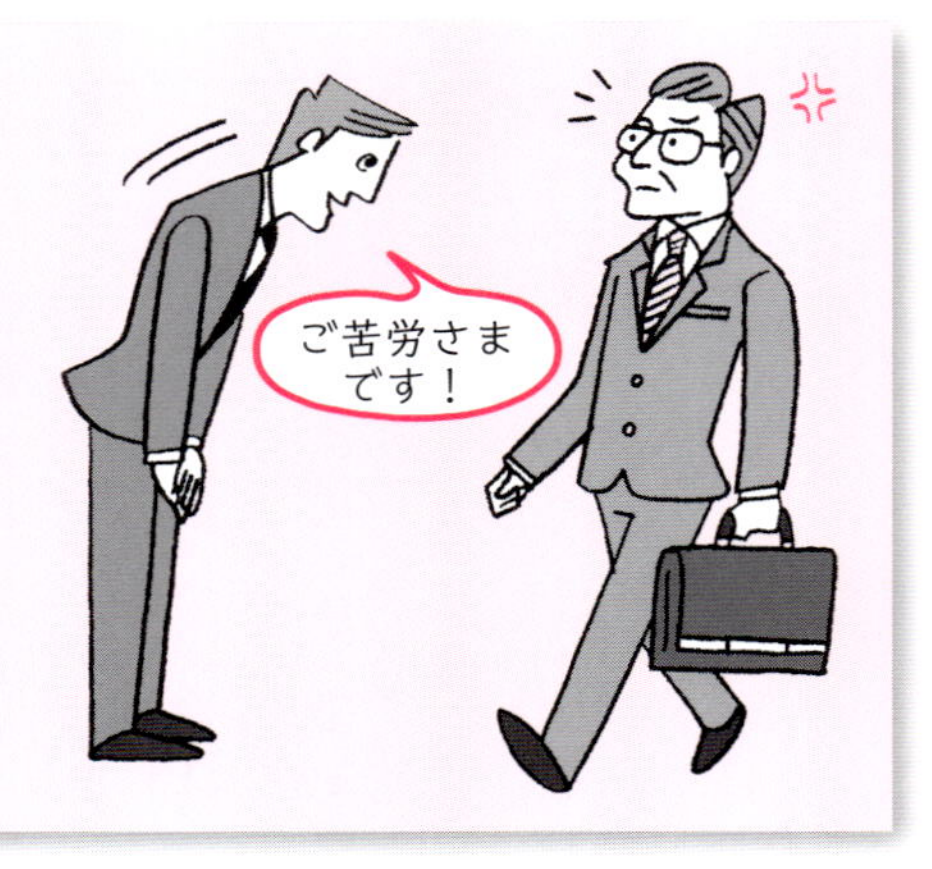

相手の心をなごませる基本的なスキル

人とコミュニケーションをとる際の基本といえるスキルがあいさつです。こちらからあいさつをすれば、相手の心をなごませ、親近感をもってもらうことができます。日常のあいさつがうまくできるようになることは、スムーズな人間関係を構築することにつながるでしょう。

あいさつのポイントは、

①自分からする
②相手の顔を見て言う
③相手に聞こえる声ではっきり言う

ことです。声をかける相手や場面によって、ことばづかいを変える場合もありますが、基本的には、にこやかな表情とていねいな言い方を心がけます。

狭い空間では会釈だけでOK

エレベーターやトイレなどの狭い空間で、周りにほかの人がいるときは、相手と視線を合わせながら小声であいさつするか、声は出さずに会釈だけします。

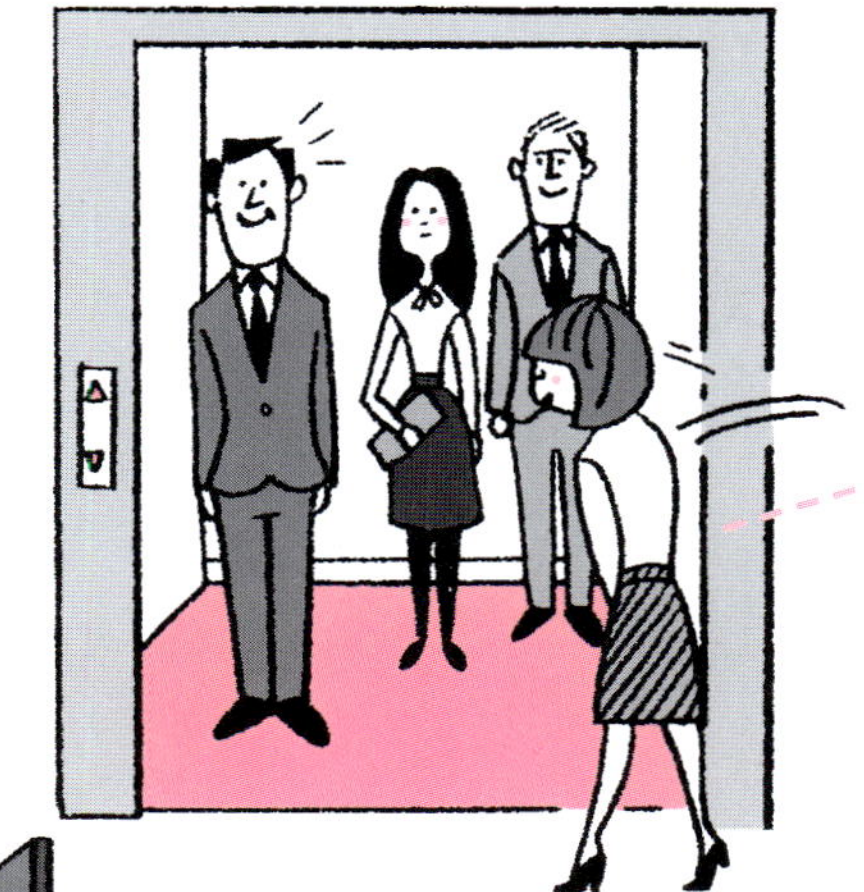

大きな声であいさつをすると、ほかの人への迷惑になるので控える

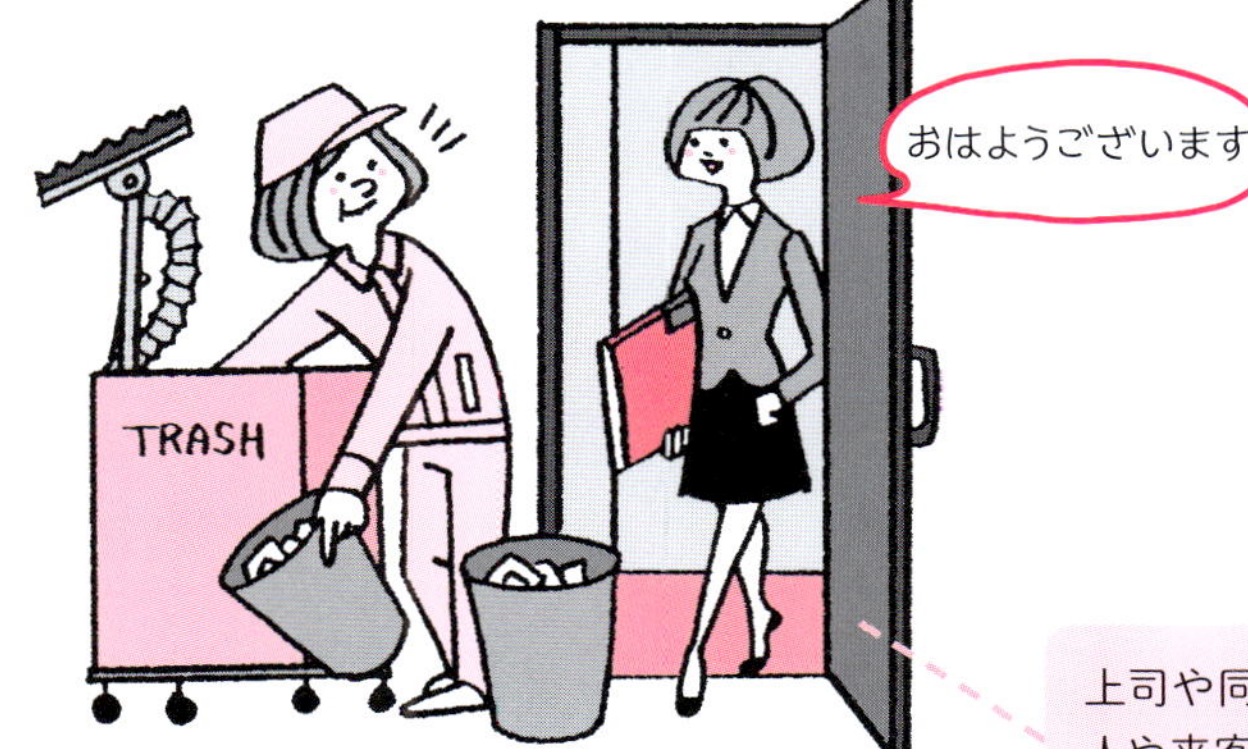

面識がなくてもあいさつする

職場では、面識のない人でも気軽にあいさつするようにしましょう。みんなが自然にあいさつするようになれば、職場の雰囲気も明るくなります。

上司や同僚だけでなく、ほかの部署の人や来客、配送業者や清掃業者の人にもあいさつをする

こんな場面ではこんなあいさつを

時間	場面		あいさつ
出社時	自分が出社した・ほかの人が出社したとき		おはようございます
就業時間中	外出	自分が外出するとき	行ってまいります
		自分が戻ったとき	ただいま戻りました
		ほかの人が外出するとき	行ってらっしゃい
		ほかの人が戻ったとき	お帰りなさい、お疲れさまでした
	訪問や入室・退室	訪問・入室するとき	失礼いたします、ごめんください
		帰る・退室するとき	失礼いたしました
	来客	来客に対して	いらっしゃいませ
退社時	自分が退社するとき		お先に失礼します
	ほかの人が退社するとき		お疲れさまでした

社会生活を円滑にするマナー2

ことばの使い方

職場では基本的にていねいなことばづかいを心がけましょう。社内向けと、社外向けではことばづかいが変わることも理解しておきます。

立場によってことばづかいは変わる

職場ではよく知っている相手でも、なれなれしい言い方はせずに、「です」「ます」調のていねいなことばづかいを心がけましょう。また、話す相手との関係性によって、ことばづかいが変わることを理解しておく必要があります。

たとえば、自分の上司に直接話すときは尊敬語を使いますが、社外の人に上司のことを話すときは尊敬語は使いません。こうした使い分けは難しいので、事前に同僚や先輩などに正しいことばづかいを確認してから話すようにしましょう。

一度は、正しい敬語を勉強しておくことが大切です。

よく使われる敬語

敬語は主に、次の3つの種類に分かれます。「主語」がだれなのか、「使う相手」がだれなのかで使い分けます。

尊敬語

相手や相手側の人、目上の人などに話すときに使う相手を立てることば

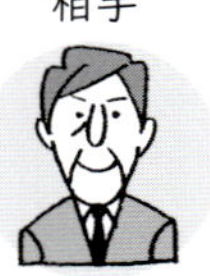

謙譲語

自分や自分側の人のことを話すときに使う自分をへりくだることば

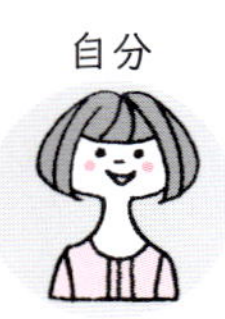

ていねい語

立場に関係なく相手に敬意を払うときに使うことば

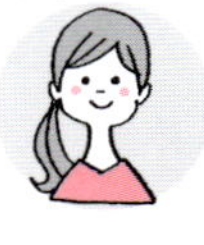

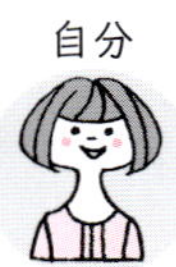

	尊敬語	謙譲語	ていねい語
見る	ご覧になる	拝見する	見ます
行く	いらっしゃる	伺う、参る	行きます、伺います
来る	おいでになる、お越しになる、お見えになる	参る	来ます
言う	おっしゃる、言われる	申す、申し上げる	言います、話します
食べる	召しあがる	いただく、頂戴する	食べます
知っている	ご存知です	存じあげる	知っています
聞く	お聞きになる	お聞きする、拝聴する、伺う	聞きます
する	される、なさる	いたす	します

ことばづかいの基本

場面	使うことば	関係性

顧客や得意先、社外の人と話すとき

社内で、上司や先輩、年配者と話すとき

→ **尊敬語を使う**
（自分には謙譲語を使う）

例 資料をご覧になりますか？
（尊敬語）
すぐに手配いたします
（謙譲語）

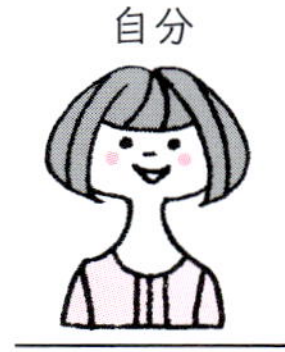

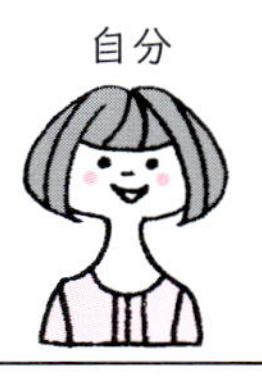
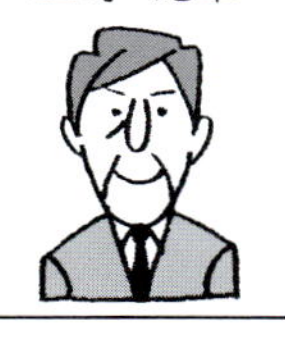

同僚や後輩と話すとき

→ **基本的にはていねい語を使う**

例 ○○の件、確認します
（ていねい語）

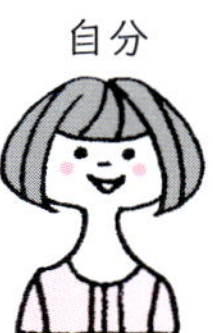
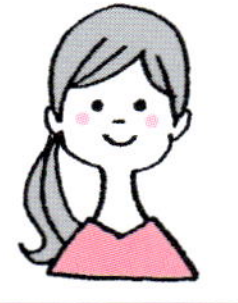

社外の人に自分の上司のことを話すとき

→ **謙譲語を使う**

例 課長の○○が
申しておりました
（謙譲語）

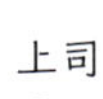
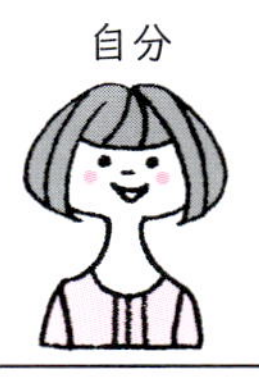
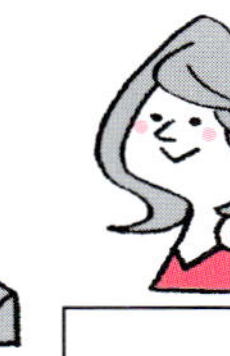

上司に顧客のことを話すとき

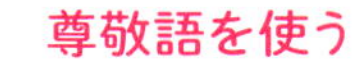
→ **どちらに対しても尊敬語を使う**

例 課長、お客様が
お見えになりました
（尊敬語）

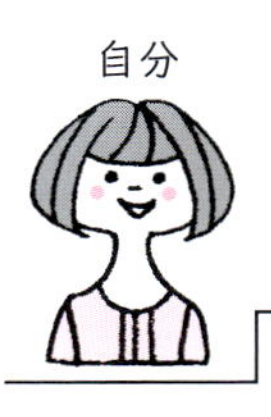
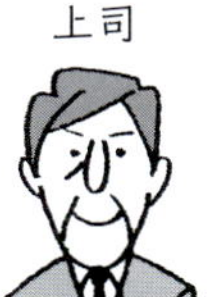
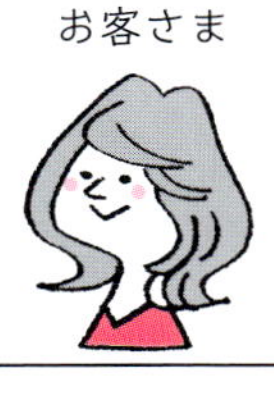

ワンポイント！

ビジネスの場面では、人と人との関係性によってことばづかいも変わります。たとえ社長であっても、社外の人に話すときは謙譲語を使って、社外の人よりも下の立場であることを表します。

社会生活を円滑にするマナー3

出勤時の服装と持ち物の基本

ビジネスの場面では身だしなみを整えることも重要です。周りの人に不快感や違和感を与えない、清潔感のある服装を心がけましょう。

出勤時の服装・身だしなみの整え方

家を出る前に鏡を見る習慣をつける
出勤時の服装や持ち物は、前日のうちに準備しておく
靴の汚れ落としは、とくに忘れがち。革靴は磨く習慣をつける

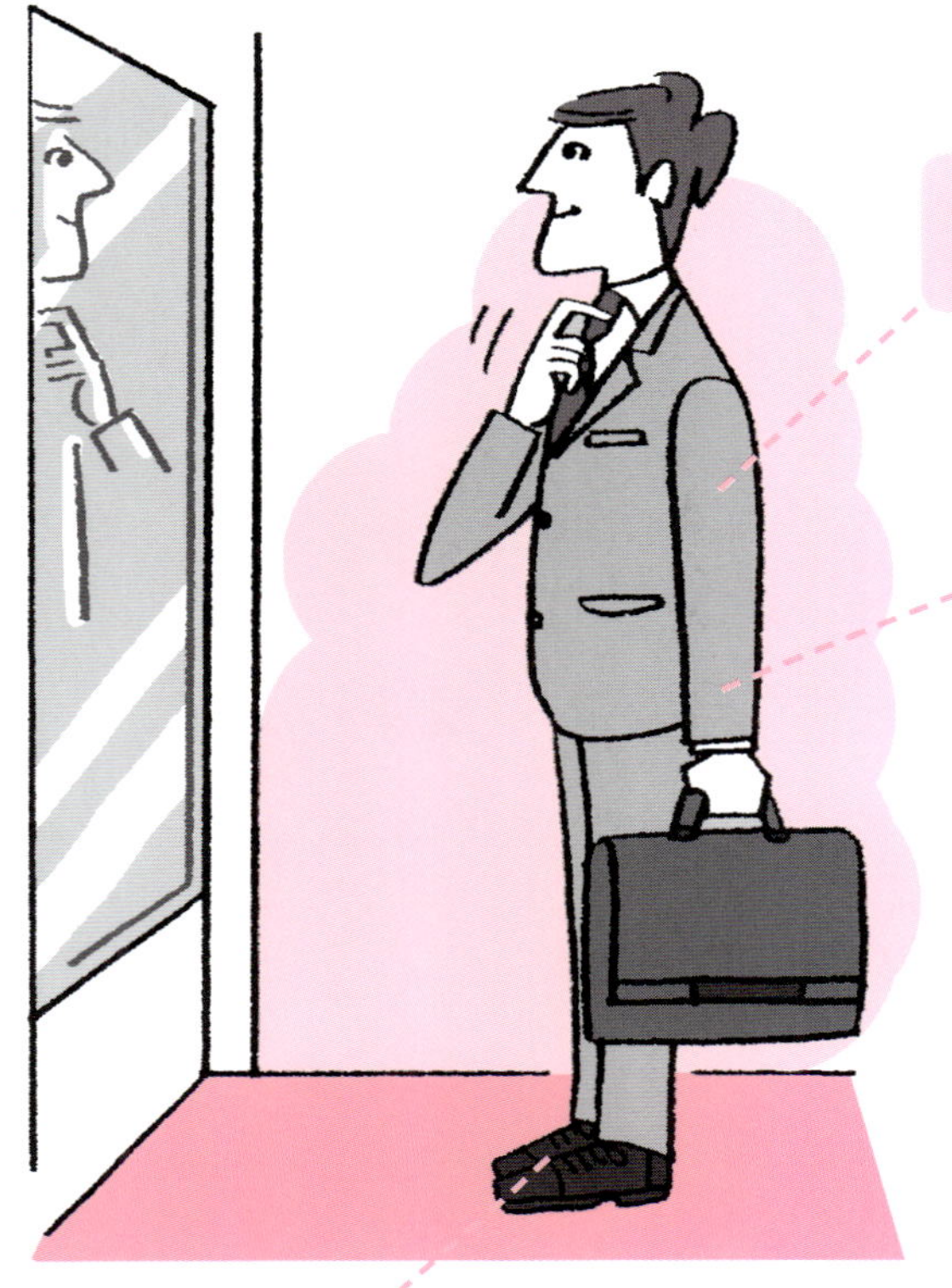

ワンポイント！
衣服の汚れやほつれ、持ち物の不具合や破損などは前夜までに確認し、修理・調整しておきましょう。

身だしなみを整え仕事に向かう態勢を

職場は仕事に専念する場所であり、顧客や社外の人と会う場所でもあります。そうした場にふさわしい服装や身だしなみを整えることは社会人としてのマナーといえます。身だしなみがきちんとしていることは、仕事に向かう姿勢ができていることの現れともいえるのです。たとえば、華美な服装は控え、女性の場合はメイクも派手にならないよう気をつけます。

また、服の着方、髪型、つめやひげの手入れも重要です。シャツがだらしなくズボンからはみ出ていないか、髪は乱れていないか、つめやひげが伸びたままではないかなど、出勤前に鏡を見てチェックしましょう。

身だしなみの基本

メイク

- □ 濃すぎず、ナチュラルなメイクを心がける

× カラーコンタクトはNG
× 派手な口紅やアイメイクはNG

ヘアスタイル

- □ 寝癖を直し、整髪する
- □ 仕事や食事のときにじゃまにならない髪型に

× 金髪など明るすぎるヘアカラーはNG

スキンケア

- □ こまめに洗顔し、皮脂の汚れをとる
- □ 乾燥しやすい肌にはスキンケア用品を使う
- □ 汗はこまめに拭き、体臭にも気配りを

服装

- □ スーツなどのデザインは基本的なものを（ベージュ、紺、グレーなどの色が無難）
- □ アクセサリーは小さく上品なものを

× 派手な服装、カジュアルすぎる服装は避ける

服装

- □ スーツ、シャツはアイロンをかける
- □ 襟や袖口が汚れていないか注意する
- □ 落ち着いた色や基本的なデザインのスーツやネクタイ

つめ

- □ つめは定期的に切り整える

× 長いつめは仕事の妨げにもなるのでNG
× 濃い色、ラメ入りのネイルはNG

靴

- □ 通勤も考慮し、ヒールが低めの靴に
- □ ストッキングは肌色・無地のものを

× サンダルやミュールなど、カジュアルなものはNG

靴

- □ 汚れは毎日落とす

× 履き古した靴はNG

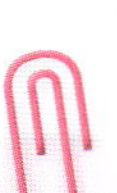

持ち物の基本

出勤するときには、以下のアイテムをカバンに入れておくようにしましょう。

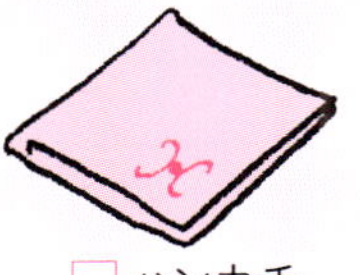
□ ハンカチ（２枚あるとよい）

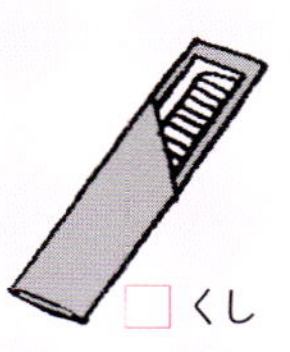
□ くし

□ 手帳とペン

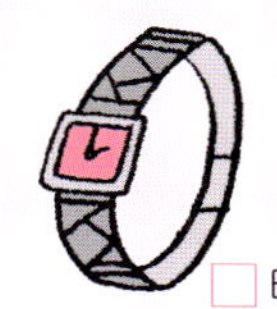
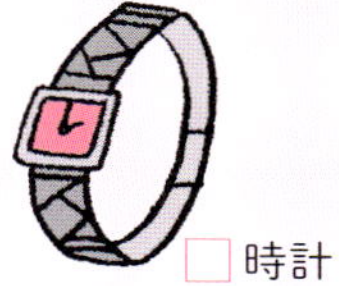
□ 時計

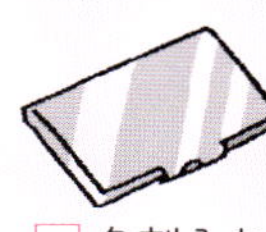
□ 名刺入れ

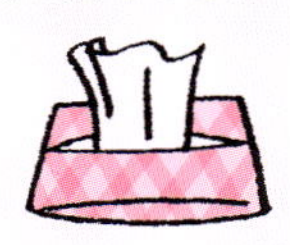
□ ティッシュ

□ 化粧ポーチ（女性）

□ 財布

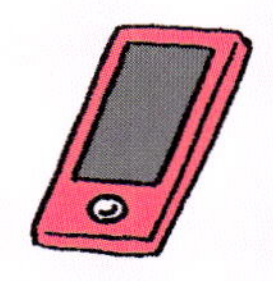
□ 携帯電話

社会生活を円滑にするマナー4

勤怠のルール

職場には早めに出勤すること、やむを得ず遅刻や欠勤する場合は、できるだけ早く会社に連絡を入れることなど、基本ルールを守ります。

出社の基本ルール

- 始業時刻ギリギリではなく、10 ～ 15分早めに出社する
- 携帯電話や私物のバッグなどはロッカーにしまう
- トイレなどの用事は始業時刻までに済ませる
- 机の上を整頓し気持ちよく仕事がはじめられるようにする

早めに出社するメリット

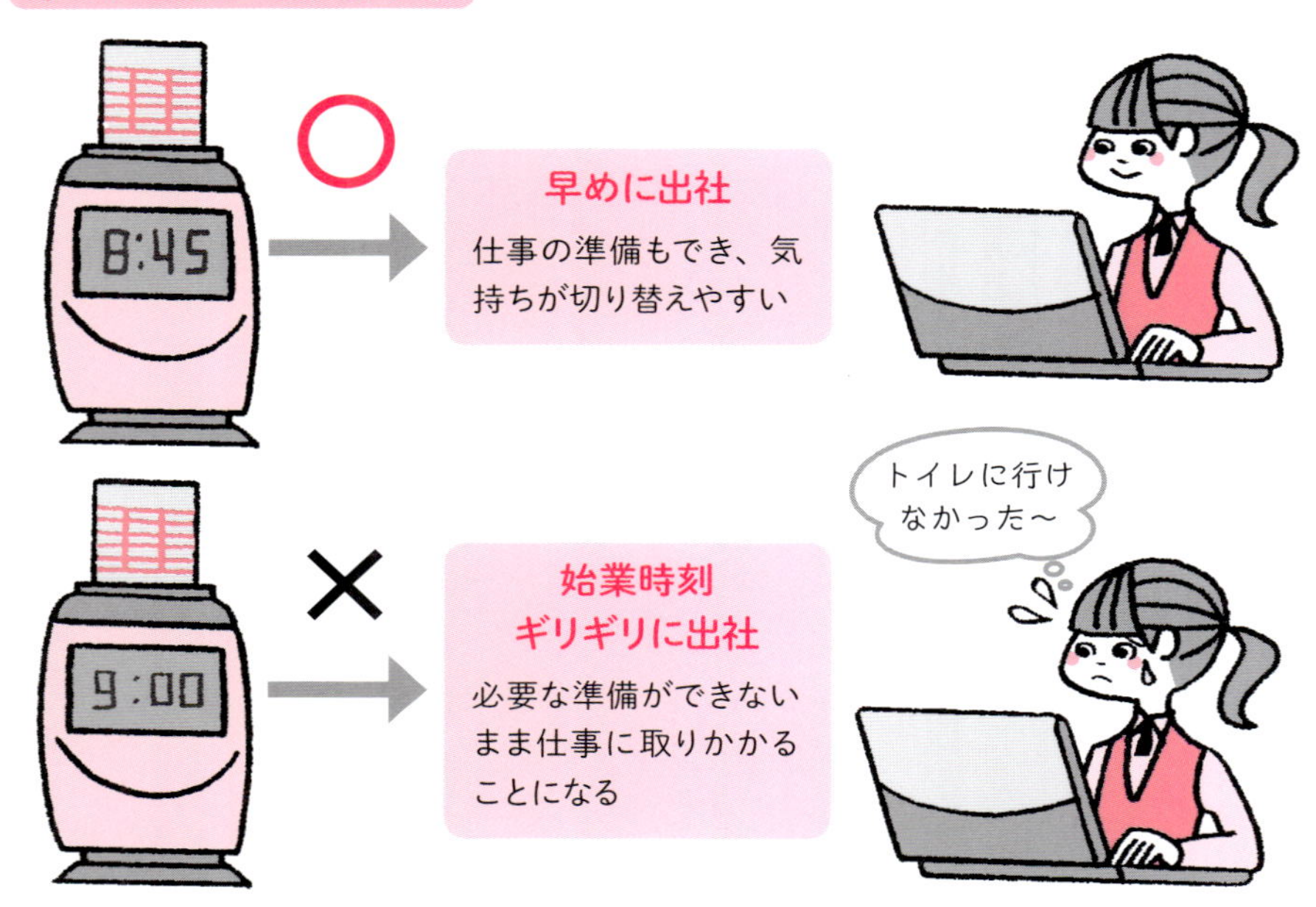

通勤中のトラブルも考え早めに家を出る

会社には、始業時刻よりも早めに出勤するようにします。通勤の途中で、交通機関のトラブルなどが生じる可能性も見込み、10～15分は余裕をもって家を出るようにしましょう。

また、体調不良などで遅刻や欠勤をしなければならなくなった場合、すぐに会社に電話をして、その旨を連絡します。通勤中に事故に巻き込まれて出社が遅れそうになったようなときも、その場からすぐに職場に連絡を入れ、何時ごろ出社できそうかを伝えます。

また、退社の場合、終業時刻と同時に席を立つのではなく、5～10分は机周りの片づけや書類整理などをしてから帰りましょう。

退社の基本ルール

- 終業時刻と同時に席を立たない
- 終業時刻後は、周りの人のじゃまにならないように、机の片づけや書類整理をし、10分ほど経ってから退社する

お先に
失礼します
お疲れさま
でした

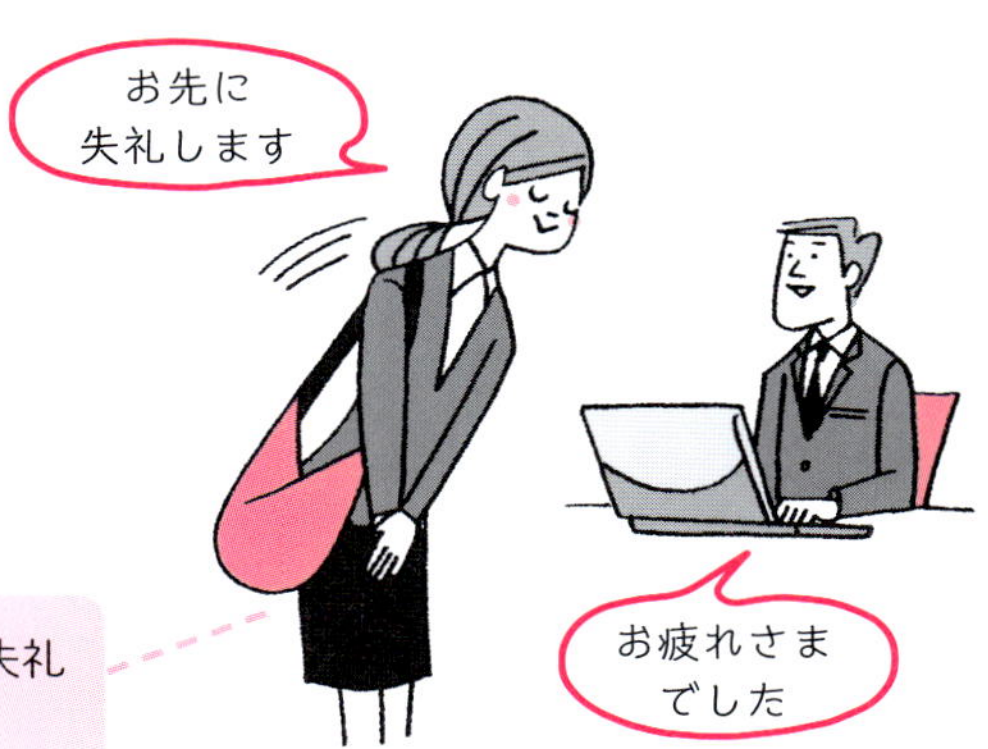

黙って帰るのではなく、「お先に失礼します」と周りにあいさつする

休暇のとり方のマナー

- 職場の繁忙期は避ける
- 休暇をとりたいときは、前もって上司に相談する
- 不在の間に職場の同僚にお願いしたいことがある場合は、伝えておく
- 出勤時には、同僚に「不在の間お世話になりました」とあいさつする

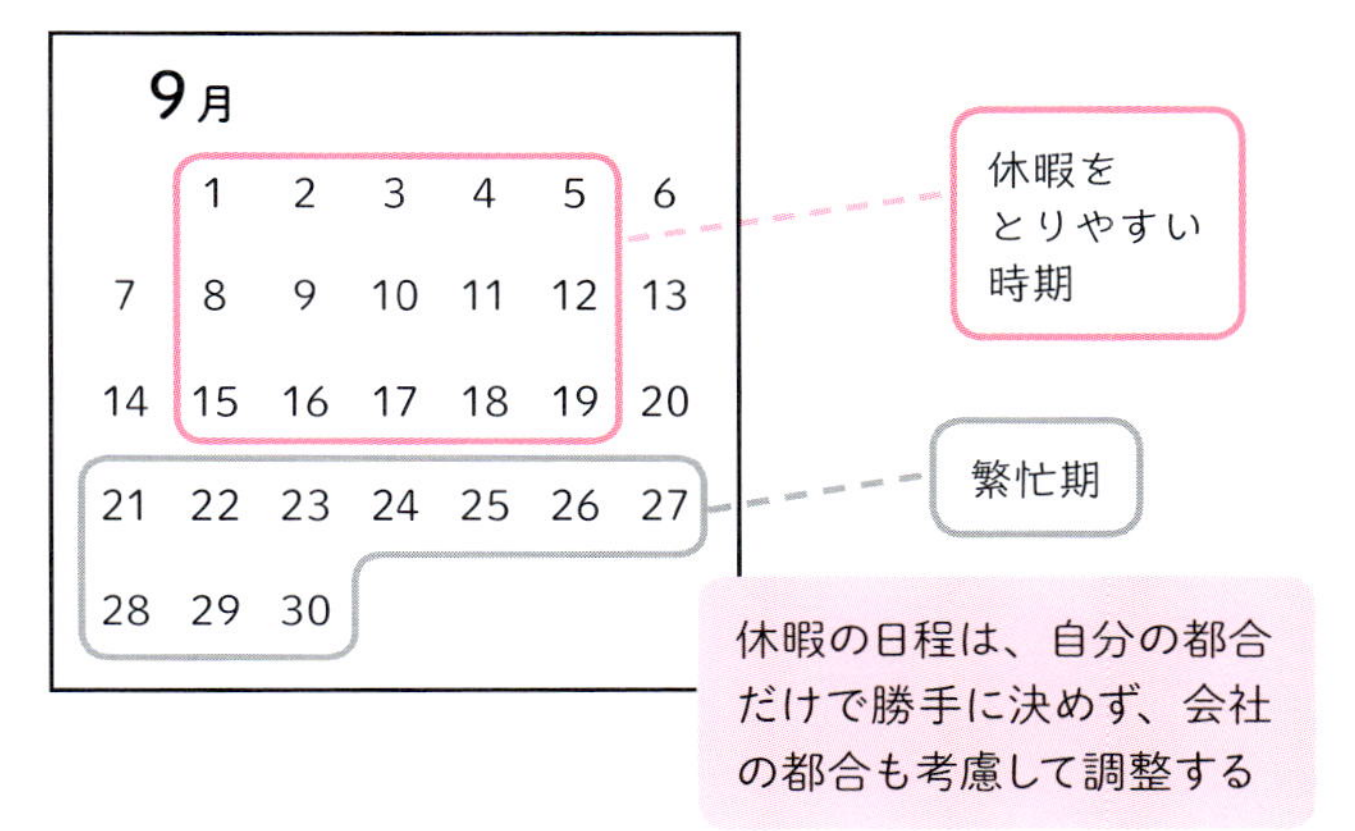

休暇の日程は、自分の都合だけで勝手に決めず、会社の都合も考慮して調整する

遅刻や欠勤の連絡方法

- 遅刻しそうになったり、急病で休まなければならなくなったときは、できるだけ早く会社に連絡する
- 部署名、名前、遅刻・休みの理由を簡潔に伝える
- 同じ部署の人が出勤していないときは、ほかの部署の人に伝言してもらう

○○課の△△です
電車の事故で
30分ほど遅れます
9時半ごろ出社予定です

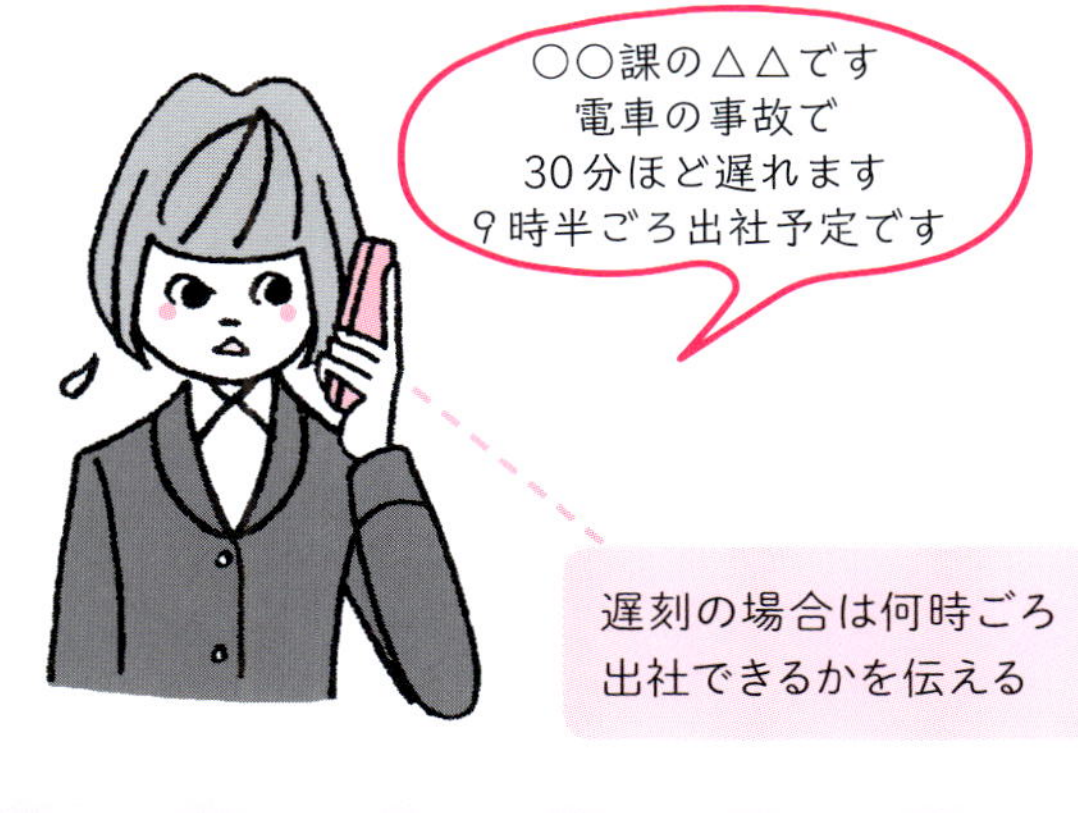

遅刻の場合は何時ごろ出社できるかを伝える

出勤時間が極端に早くなる場合も

ADHDがある人は、遅刻することを過度に心配し、その不安から極端に早く出勤するようになる場合があります。また、自閉症スペクトラムがある人では、一度電車が遅れて遅刻してしまうと、それ以降は、早く出勤することにこだわるようになる場合もあります。

社会生活を
円滑にする
マナー5

仕事場の整理整頓

日ごろから自分の机や作業場の整理整頓を行うことは、仕事の効率アップにつながるうえ、書類や道具などの紛失防止につながります。

机周りは常に整理整頓する

自分の机周りや作業台、作業場が散らかっていると、見た目が悪いだけでなく、物が汚れたり、なくなったりしやすくなります。短時間でよいので、終業時などに机周りを整理整頓する習慣づけをしましょう。

仕事中は、基本的に机や作業台には必要な物だけを出します。作業内容が変わるたびに使った物を一度片づけ、次の作業で使う物を出してくるようにします。

また、ほかの人と共用する道具などは、使い終わったらすぐに元にあった場所に戻します。いつまでも手元に置いていると、なくしたり、返し忘れたりするので気をつけましょう。

整理整頓の方法

- ひどく散らかってから整理すると時間がかかるので、こまめに整頓する
- 書類の整理などは仕事の繁忙期は避けて時間に余裕があるときに行う
- 物が増えると散らかるので、不要な物は早めに捨てる
- 消しゴムのかすや食べこぼしなどは
すぐに拭いてきれいにする

わぁー
机の上ひどいから
片づけなくちゃ
えっ？
今から？
課長
WATER

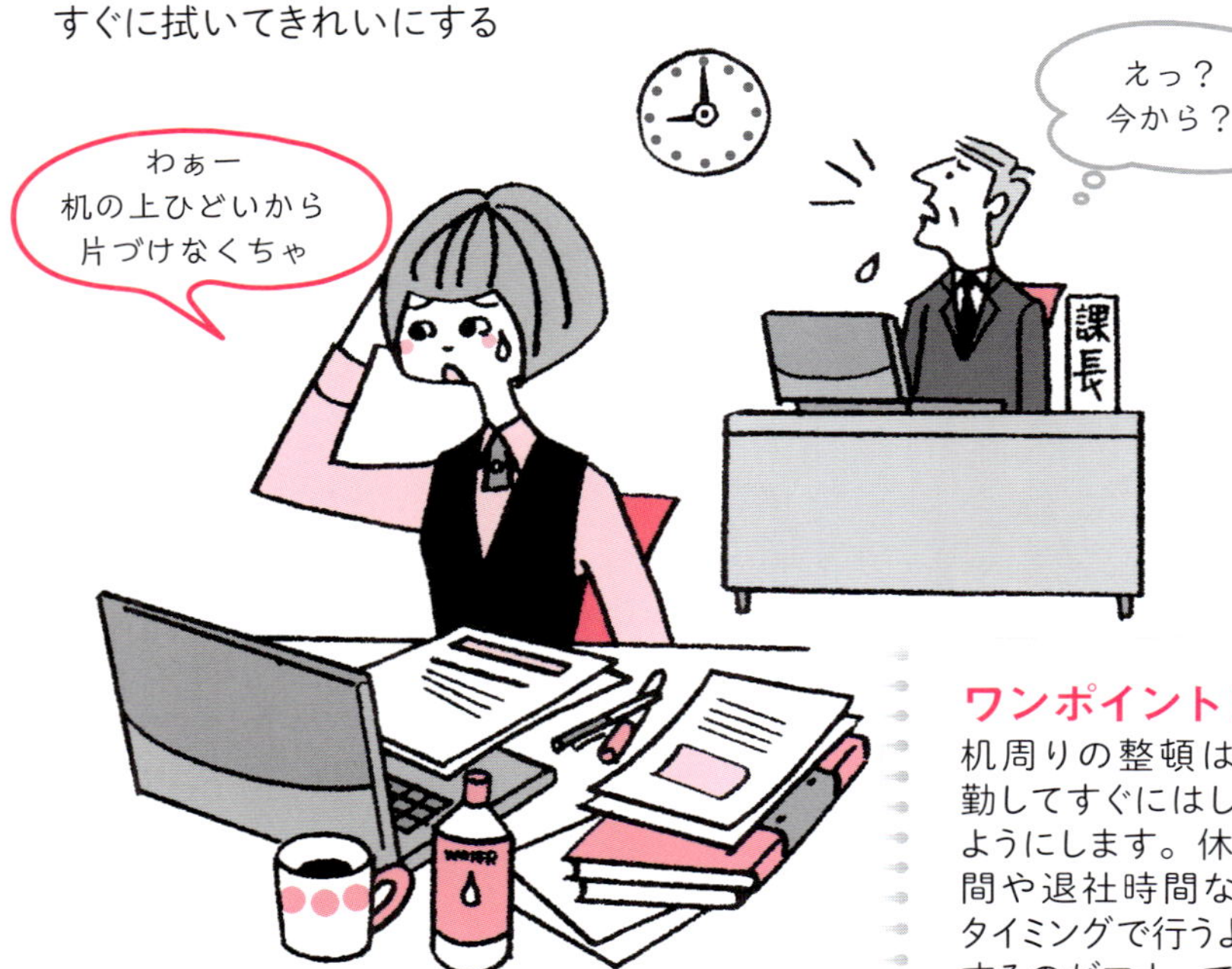

ワンポイント！
机周りの整頓は、出勤してすぐにはしないようにします。休み時間や退社時間などのタイミングで行うようにするのがマナーです。

机周りの整頓の基本

ほかの人が見ても
どこに何があるか
わかるようにして
おく
机の上には今の仕事に必要
な物だけを出し、ほかの書
類や道具はあとで使う場合
でもいったん片づける
昼休みや外出時、退社
時などは机の上に何もな
い状態にする
資料のファイル
は色別などで重
要度がわかるよ
うにしておく
下段の深さの
ある引き出しに
は、保管すべき
書類やファイル
を入れる
引き出しは上段・中段・下段それぞれに何を入れるか決めておく。
1番上の引き出し（カギつき）には使用頻度の高い物、大切な物
（印鑑、名刺など）を入れる

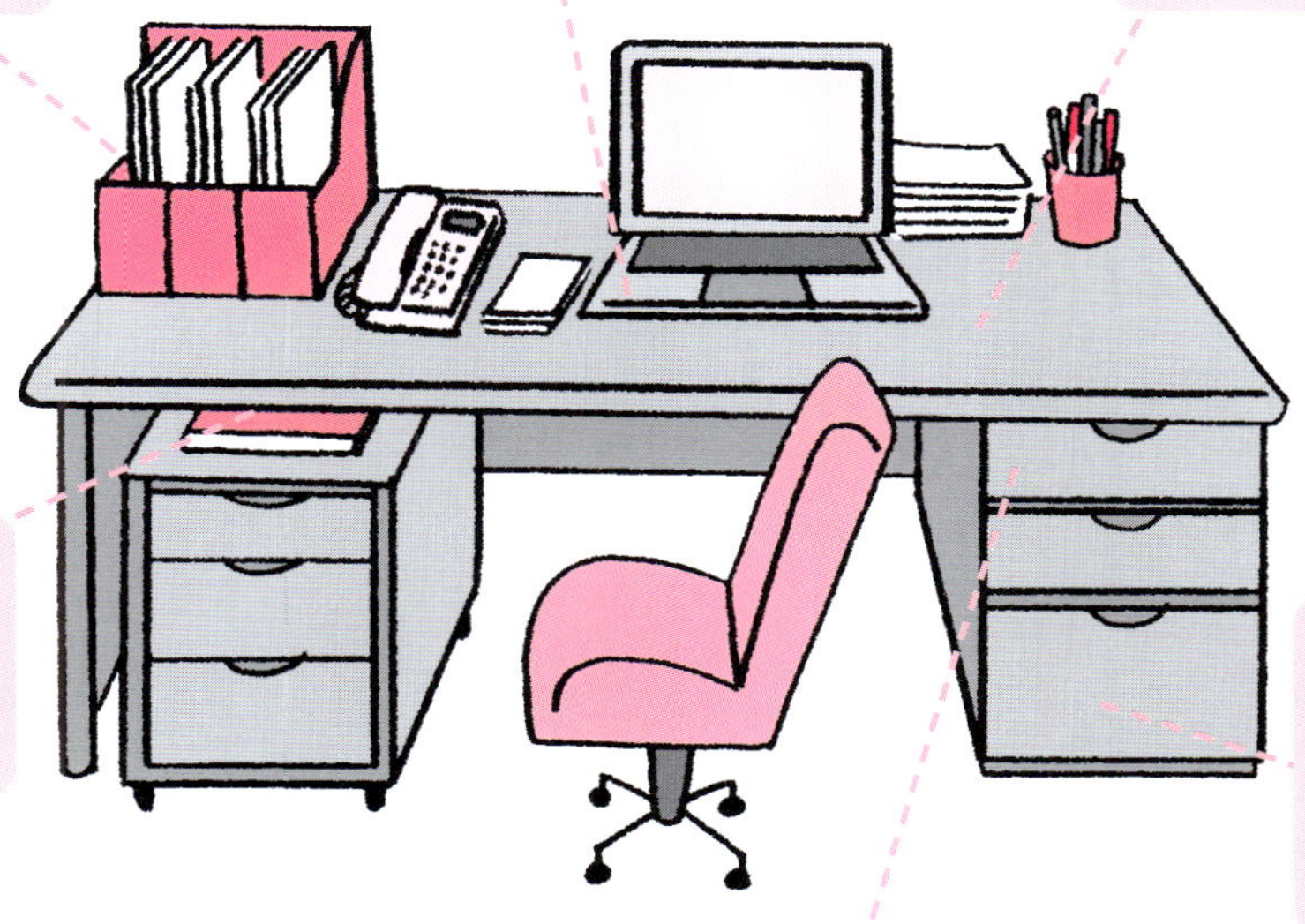

NG 職場の物は職場で使う

仕事場で使う物は会社に帰属する物です。備品などを自宅に持ち帰って使ったりしないようにします。また、週末などにパソコン作業を家でやろうとして、データを家に持ち帰ることも原則禁止です。情報漏洩（ろうえい）のリスクがあるため、パソコン内のデータをコピーしないこと、USBに入れて持ち歩かないことが重要です。

共有物を使うときのポイント

- 共有の作業道具やファイルなどは、使い終わったらすぐに元の場所に戻す
- 共有物や共有スペースは汚さないように大切に使う
- 共有物や共有スペースは、長時間独占しないよう周囲に配慮する
- 同時に使いたい人がいるときは、交代で使うことなどを話し合って決める

社会生活を円滑にするマナー6

休憩のとり方

社内規定で休憩時間が決まっている場合はそれに従います。勤務中にやむを得ず離席したいときは、上司などに断ってから席を外します。

適度に休憩をとり仕事の効率アップを図る

労働基準法では8時間以上の勤務中に1時間の休憩をとることが決められており、通常は昼食時にとります。このほか、トイレに立ったりパソコン作業で目が疲れたりしたときに、短い休憩をとることができます。適度な休憩は仕事の効率を高める効果があります。

ただし、周りの人が仕事に集中しているなかですので、一人だけ悠々と休むのではなく、目立たないように、短時間でサッと休むようにしましょう。

ADHDの人は集中力が持続せず、自閉症スペクトラムの人は過集中になって疲労を蓄積しやすいことから、どちらも一定時間働いたら休憩をとる、別の仕事に取りかかるなど工夫が必要です。

休憩をとるタイミング

- 社内規定で決められている休憩時間
- パソコン作業では1時間ごとに5 〜 10分程度
- 集中して取り組んだ作業が一段落したとき
- 水分補給などが必要なとき
- 体調が思わしくないとき
- トイレに行きたいとき

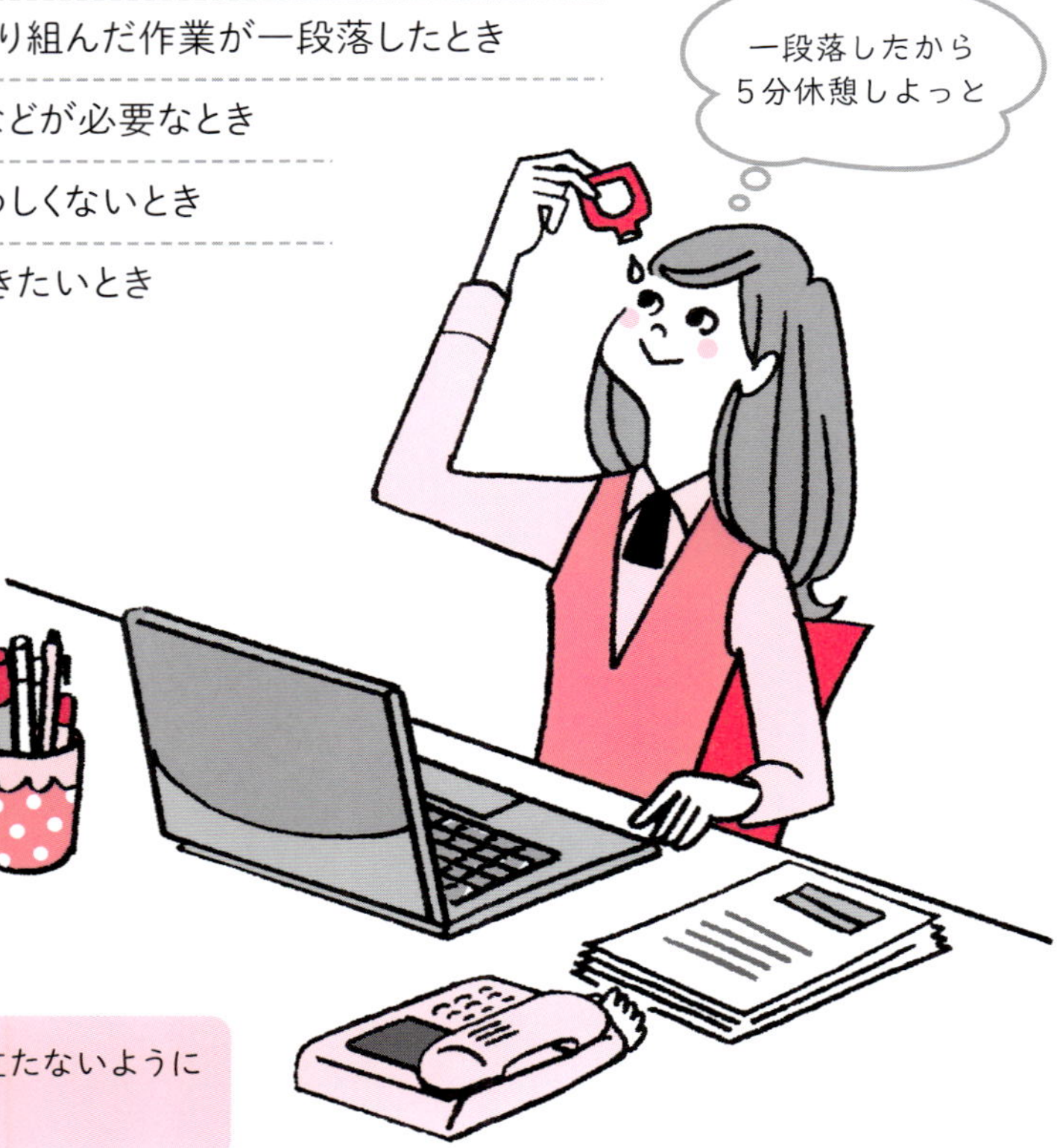

一段落したから
5分休憩しよっと

短時間で目立たないように
休憩する

離席のマナー

勤務中、集中が途切れてしまった、体調が悪くなったなど、やむを得ない事情で離席したくなったときは、黙っていなくなると周りの人に心配をかけるため、上司（上司がいなければ同僚）に断ってから席を外します。また、心身の調子が悪くなりやすいことを前もって上司に話しておき、理解してもらうことが大切です。

すみません
体調がすぐれないので
15分ほど休憩室で休んで
きてもいいですか？
わかりました

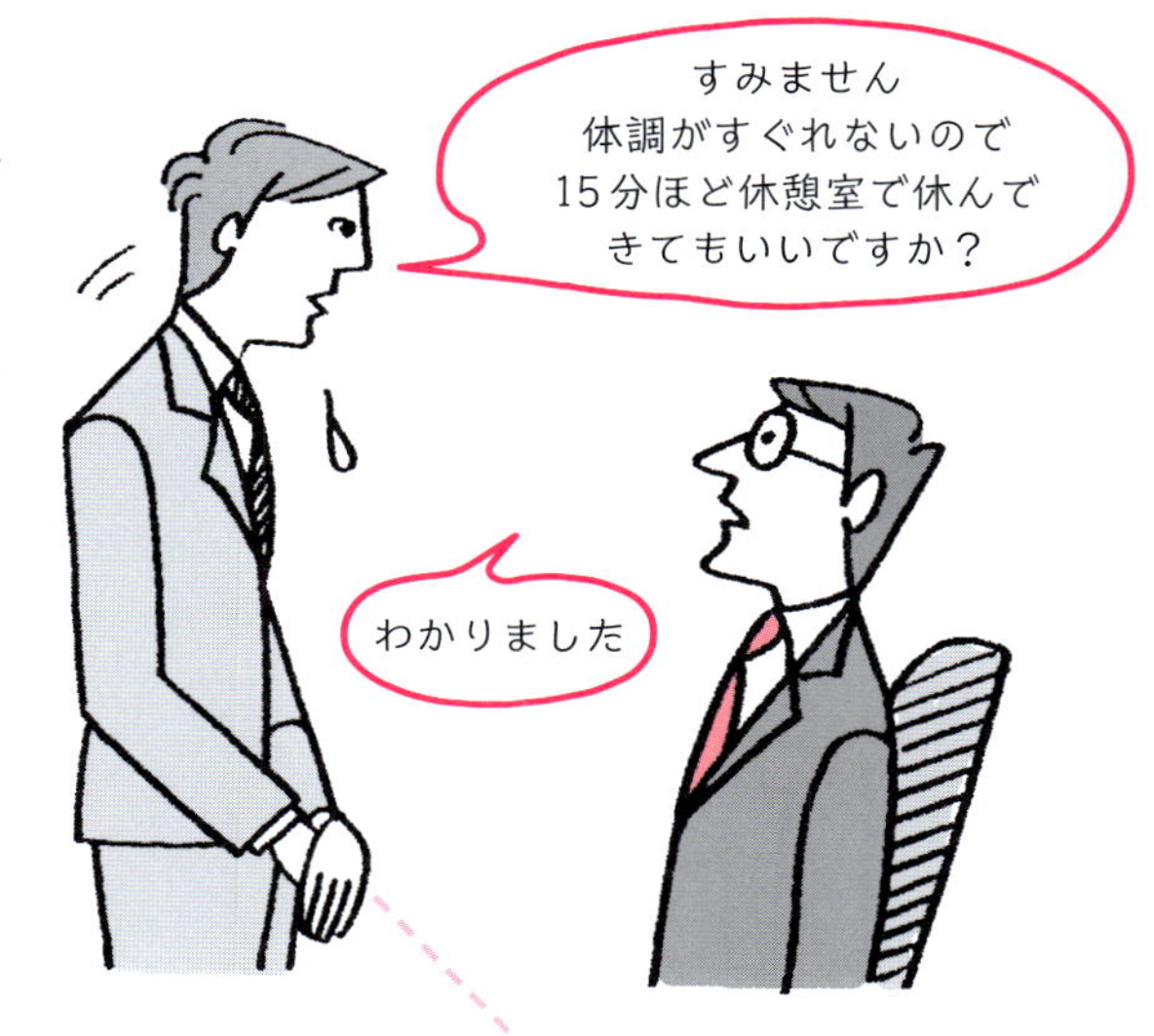

どこで休憩をとるか、何分後に席に戻ってこれそうかを告げる

NG こんな休憩はNG

- 休憩時間が過ぎても席に戻ってこない
- 勤務中に上司や同僚に断りなく、社外に出て行ってしまう

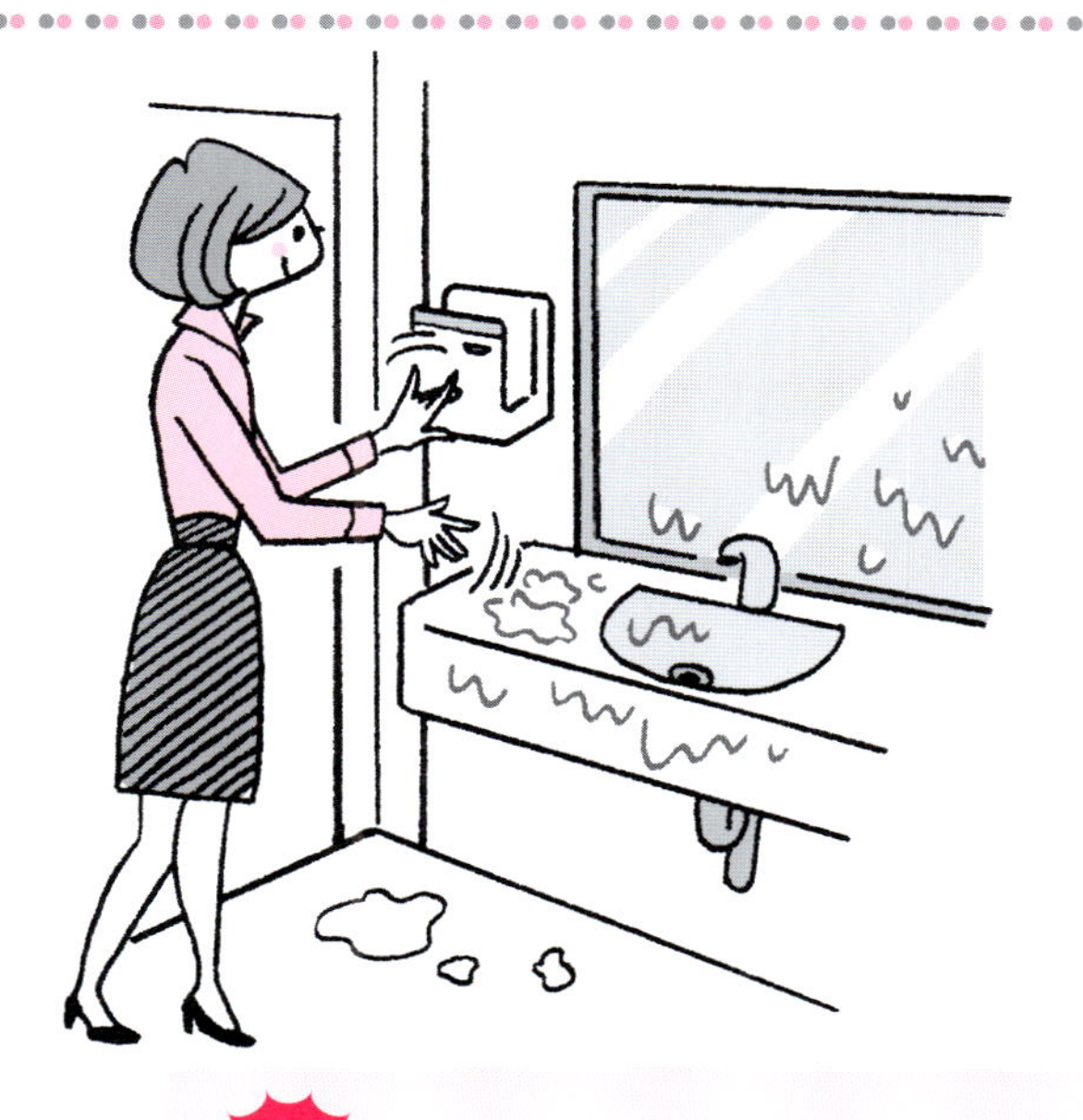

トイレの使い方のマナー

- トイレは汚さないように使い、汚してしまったら自分できれいにする
- トイレットペーパーを使い切ったら、次の人のために補充しておく
- 手洗い場の周りに水滴を残さない
- トイレで喫煙しない
- メイクなどで洗面台を長時間独占しない
- トイレで人の噂話などをしない

NG こんなトイレの使い方はNG

- いやなことがあるとトイレに逃げ込んだり、トイレで休憩する
- 休憩時間が終わってからトイレに行く
- 勤務中、1時間に何度もトイレに立ったり、20分も30分も席に戻らない

社会生活を
円滑にする
マナー7

指示や注意の受け方

上司からの指示や注意は素直に受けましょう。指示内容がわからないときは、質問して、作業に取りかかる前に解決しておきます。

こんな態度はNG

- 作業をしながら指示や注意を聞く
- 指示内容が理解できなくても質問せず、放っておく
- 注意されたときに反抗したり、ふてくされたりする
- 自分の非を認めず、謝罪ができない

君が担当したボルト
寸法が均一じゃないぞ！
あっ
わかりました

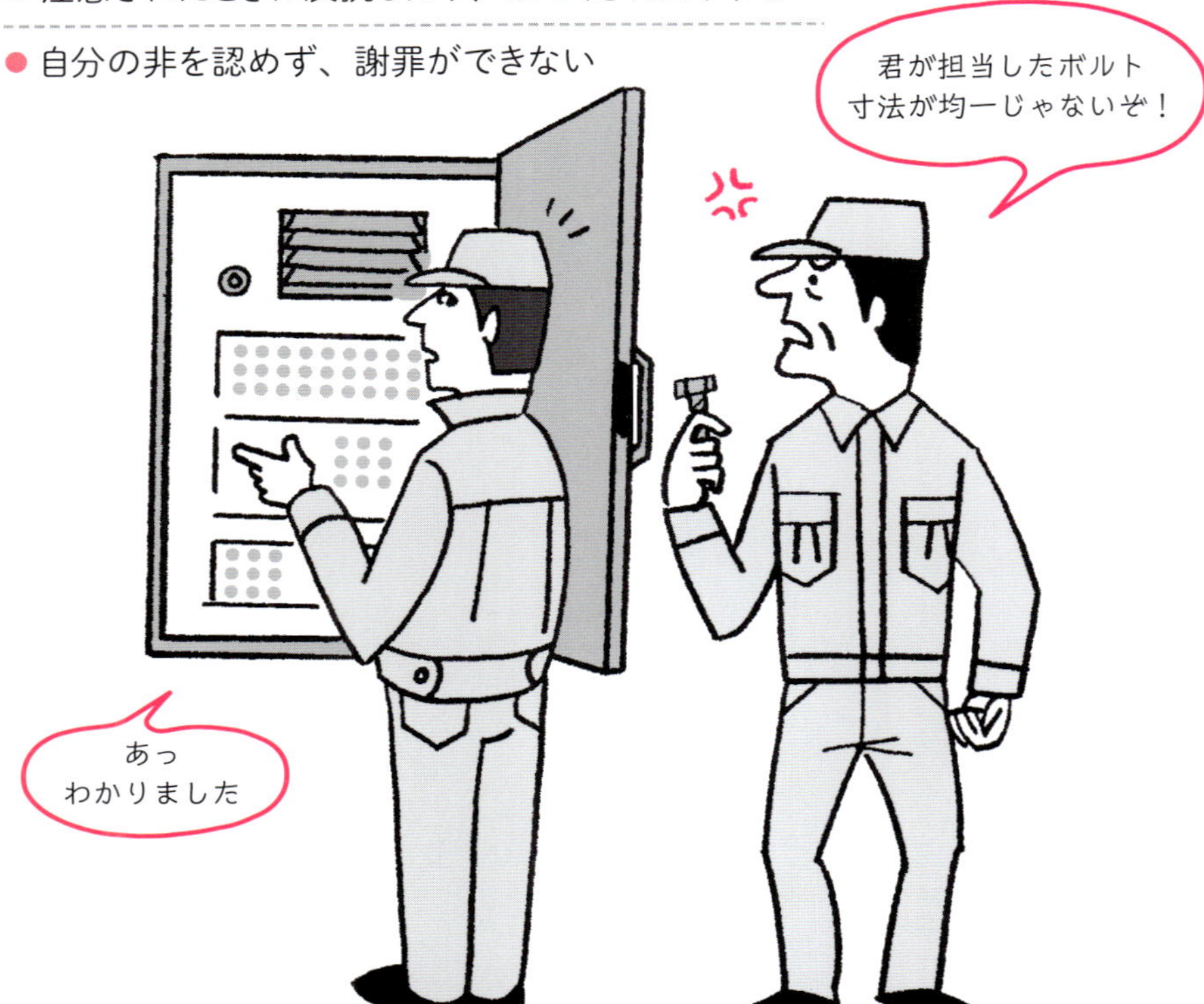

仕事の手を止めて指示を出す人のほうを向く

上司や先輩から指示や注意を受けるときは、作業の手を止め、その人のほうを向いてしっかりと話を聞きます。指示の場合は、指示内容を忘れないように、必要があればメモをとりましょう。指示がわかりにくいときは、復唱したり、質問したりして、内容を正しく理解するように努めます。

仕事のミスや失敗などを指摘され、注意されたときは、まず、素直に謝りましょう。同じミスをくり返さないためにも、どこが間違っていたのか、誤りの原因を理解し、どうすればよかったのかを検証します。自分ではわからないときは、上司にアドバイスを求めましょう。

指示の受け方

- 上司などから指示やアドバイスを受けるときは、自分の仕事の手を止める
- 指示者のほうに体や視線を向ける
- 説明を最後まで静かに聞く

わからないところや確認したい点については、指示者の話が終わってから質問します。作業の方法などを見せてもらいながら説明を受けるときは、指示者の顔ではなく、作業の手元に注目しましょう。アドバイスや、やり方を教えてもらったときは、最後にお礼を言います。

このアイコンをクリックします
「全リスト」のアイコンですね

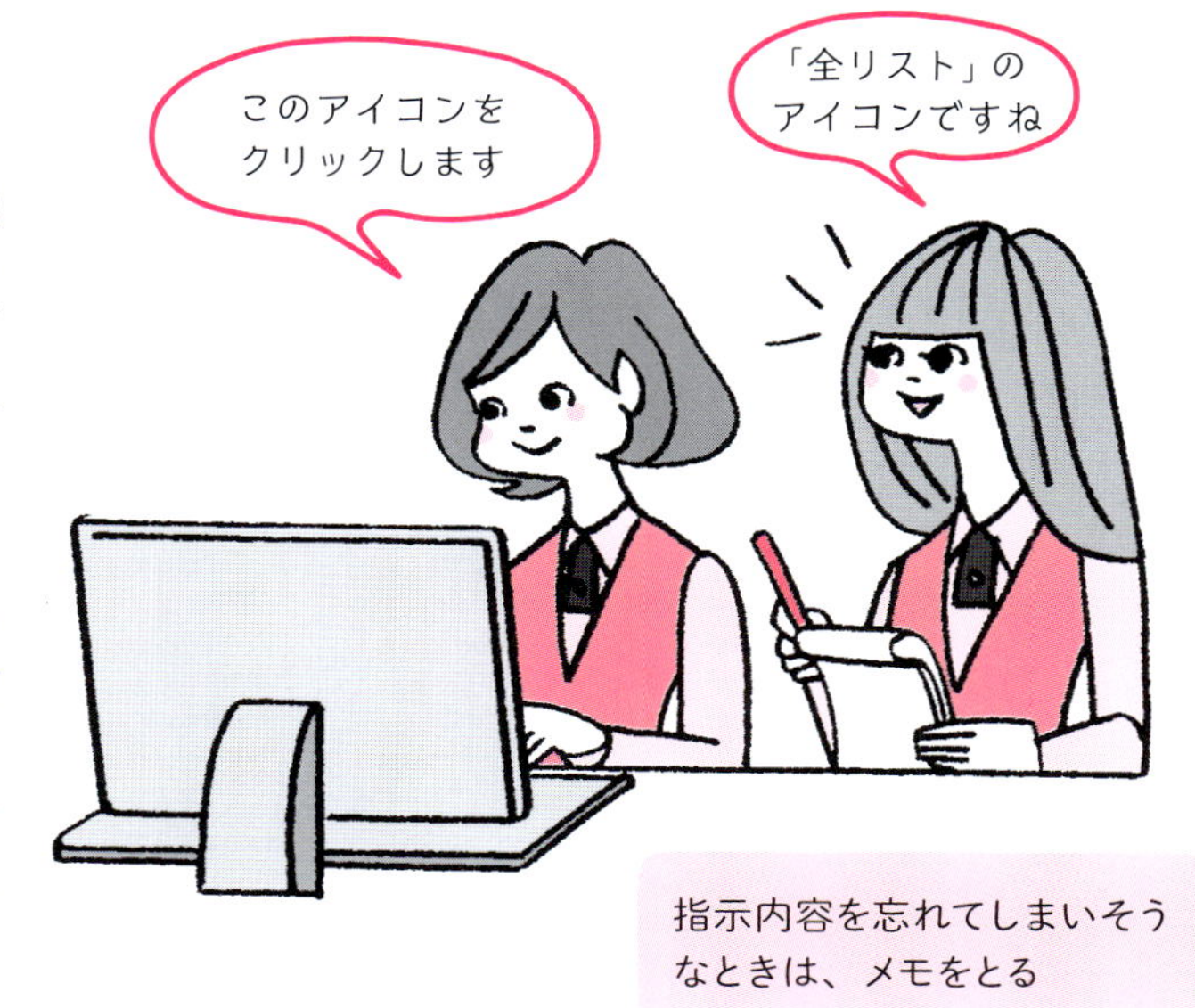

指示内容を忘れてしまいそうなときは、メモをとる

仕事のミスを指摘されたときは、最後まで黙って注意を聞き、素直に謝る

資料、ページ順に綴じてなかったよ気をつけてね

すみませんでした

注意の受け方

大切なことは同じミスをくり返さないことです。指摘されたことを忘れないために、注意を受けたあとでメモを残しておくとよいでしょう。

失敗しないためにどうしたらよいかわからないときは、正しいやり方を上司に聞いて確認します。最後に、「ご迷惑をおかけしました」「これからは気をつけます」と言って、反省の気持ちと、これからに向けた意欲を表すようにしましょう。

仕事の注意は人格否定ではない

発達障害のある人のなかには、仕事上の注意を人格を否定されてしまったように重く受け止めてしまう人がいます。上司は、仕事の評価をしているだけで、その人の人間性の善し悪しを評価しているわけではありません。冷静に受け止め、仕事の改善につなげることが大切です。

社会生活を円滑にするマナー8

仕事の段取りをつける

複数の仕事を任されたときに優先順位をつけたり、どの仕事をいつまでに終わらせられるか、見通しをつけたりするスキルが必要です。

仕事量を調整することが大切

新たな仕事を任されそうになったとき、やり遂げることが難しいと判断した場合は、断ったり、期限の延長を打診したりといった、柔軟な対応力が求められます。

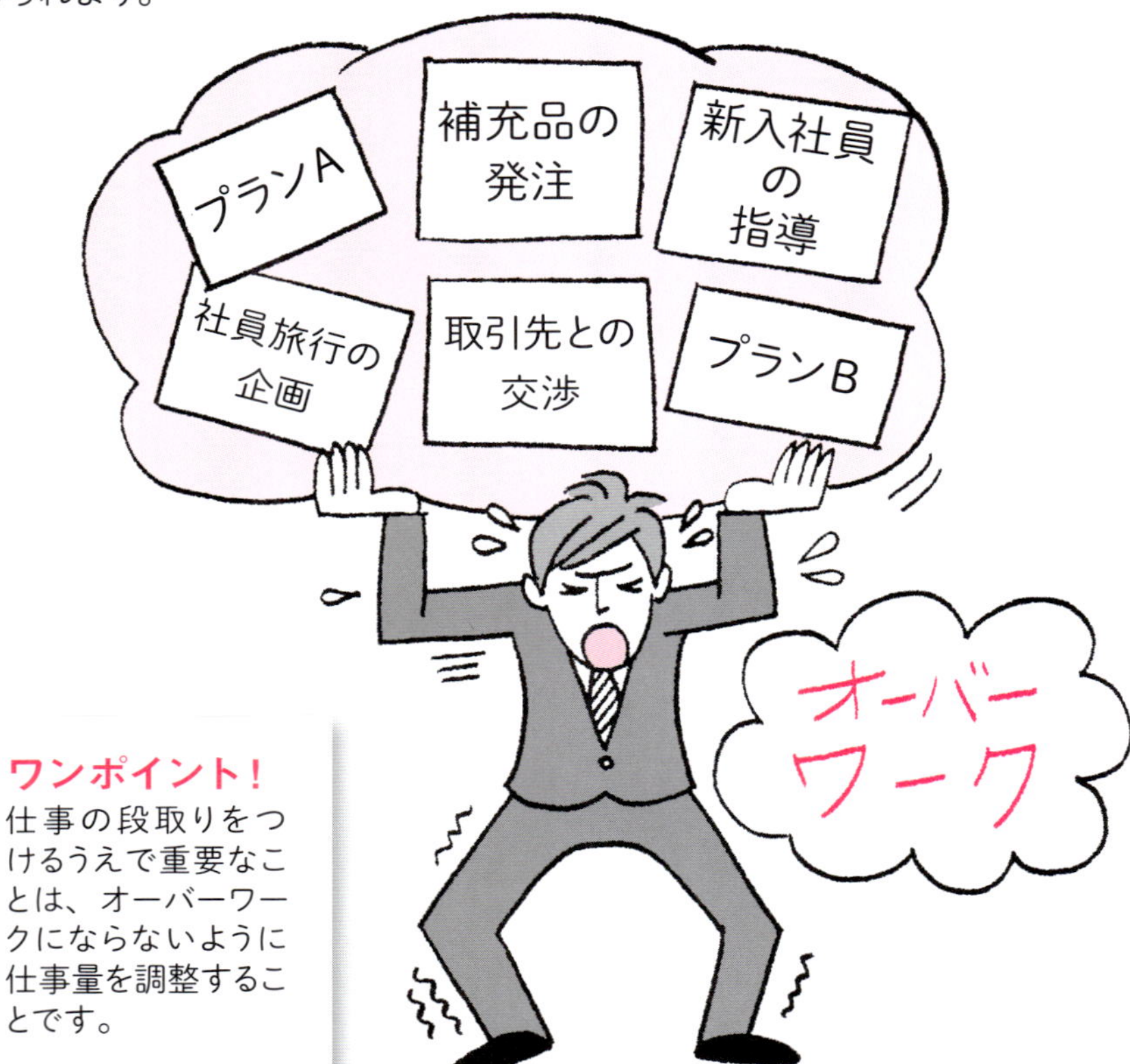

ワンポイント！
仕事の段取りをつけるうえで重要なことは、オーバーワークにならないように仕事量を調整することです。

仕事の優先順位をつけ期限内にやり遂げる

複数の仕事や作業を任されたとき、それぞれの仕事にどれくらいの時間と手間がかかるか見通しをつけ、どの仕事を最初にやるべきか優先順位をつけたり、どの仕事をいつまでに終わらせるかのプランを立てたりする能力が求められます。職場でいろいろな仕事をこなし、一定の経験を積み重ねた人の場合では、こうした仕事の任せられ方をすることがあります。

仕事の緊急度、重要度などを踏まえて妥当な優先順位をつける判断力とともに、期限が迫ってきても終わりそうにないとわかったときは、だれかにサポートしてもらうなどの臨機応変な対応力が求められます。

仕事の段取りのつけ方のコツ

- 多くの仕事を安請け合いしない（できそうにないときは断ることも必要）
- それぞれの仕事にかかる作業時間を的確に目算する
- 完璧にやろうとしすぎない（細かいこだわりは捨てる）
- プラン通りに進みそうにないときは、サポートや期限の延長を求める

3
仕事B
緊急度：中
重要度：低
目算1時間
4
仕事C
緊急度：低
重要度：低
目算30分
1
仕事A
緊急度：高
重要度：高
目算3時間
2
仕事D
緊急度：高
重要度：中
目算2時間
優先順位はこれでよし！

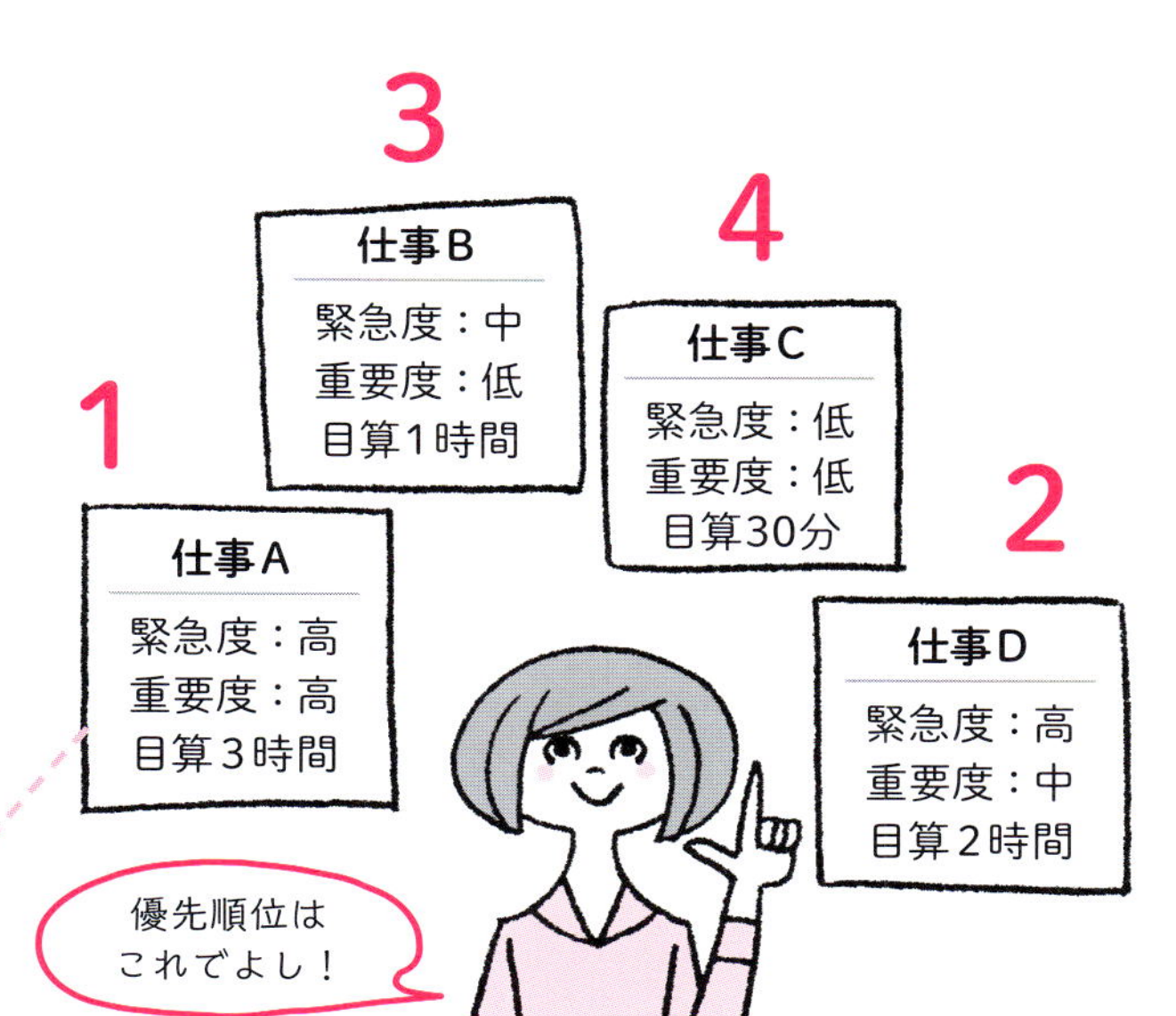

仕事には妥当な優先順位をつける

「やることリスト」の活用

1日単位、1週間単位で「やることリスト」を作成し、終わった仕事からチェックしていくと、やり忘れを防ぐとともに、やり遂げた仕事に対する達成感を得ることもできます。

また、全部の仕事のうち、どれくらいの量をこなせたのかがひと目でわかるので、その後のスケジュールや仕事量の調整もしやすくなります。

チェックすることで、仕事のやり忘れを防ぐことができる
○月○日（月）
9:00〜 補充品の発注 ☑
13:00〜 A社訪問 ☑
15:30〜 企画書作成 □
16:30〜 打ち合わせ □
この分だと残業せずに終えられそう！

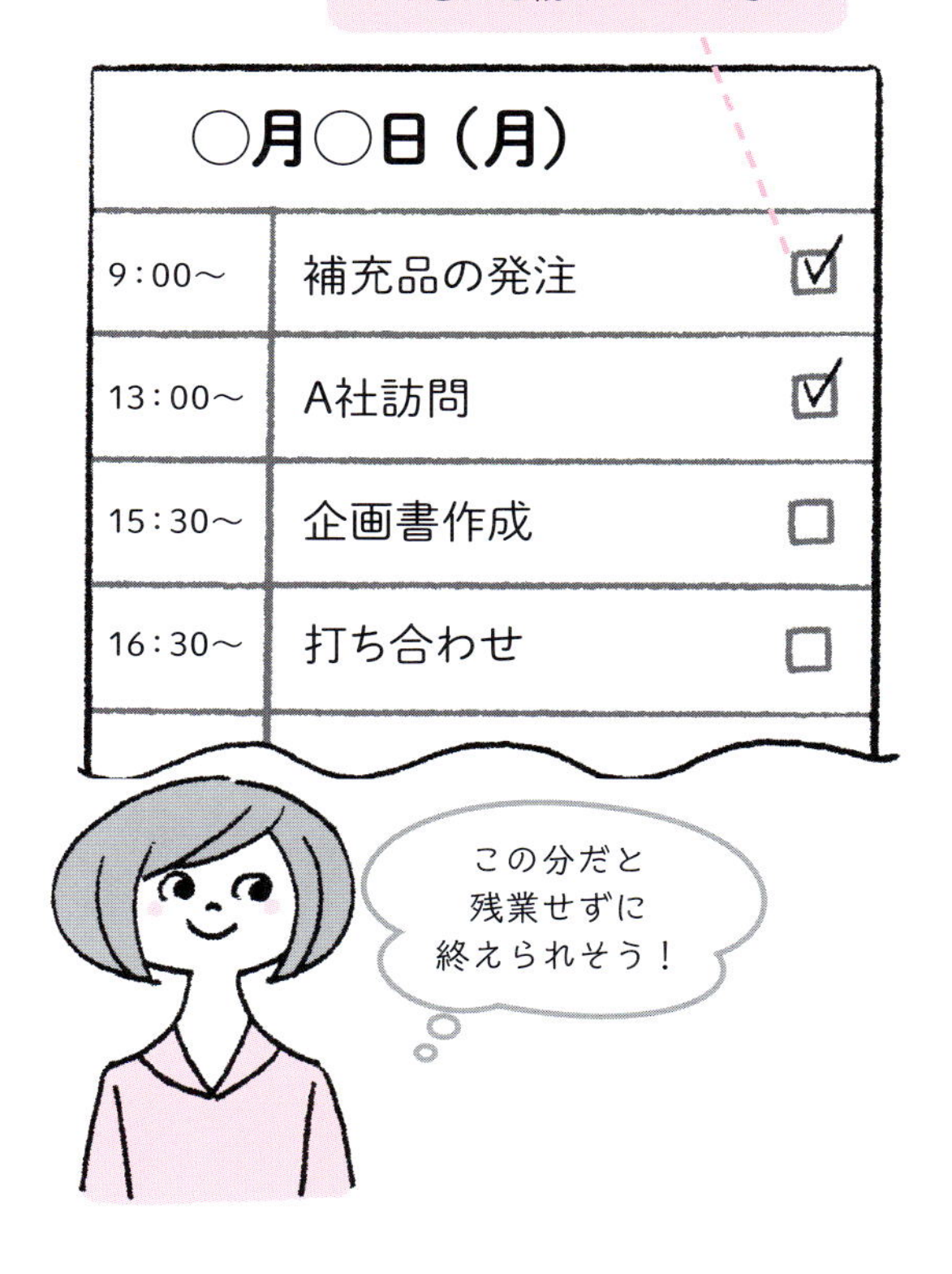

人に頼みごとをするときの態度

仕事が期限までに終わらないときなどは、上司に相談し、同僚などに手伝いをお願いします。お願いするときは、「すみません」と声をかけてから、自分の状況を伝え、手伝ってもらいたい仕事の内容を具体的に話します。また、忙しそうにしている相手には、依頼しないように配慮します。

社会生活を円滑にするマナー9

パニックへの対応

発達障害の特性によって精神的に不安定になり、パニックが起こることがあるかもしれません。いざというときのための備えをしておきます。

発達障害にみられる「パニック」とは

主に、自閉症スペクトラムのある人に起こりやすい状態で、強い緊張や不安が原因で起こります。突然その場からいなくなったり、大声をあげたり、ときには自傷や他害行為に至るケースもあります。

こんなことじゃ困るんだよ！
すみませんっ!!

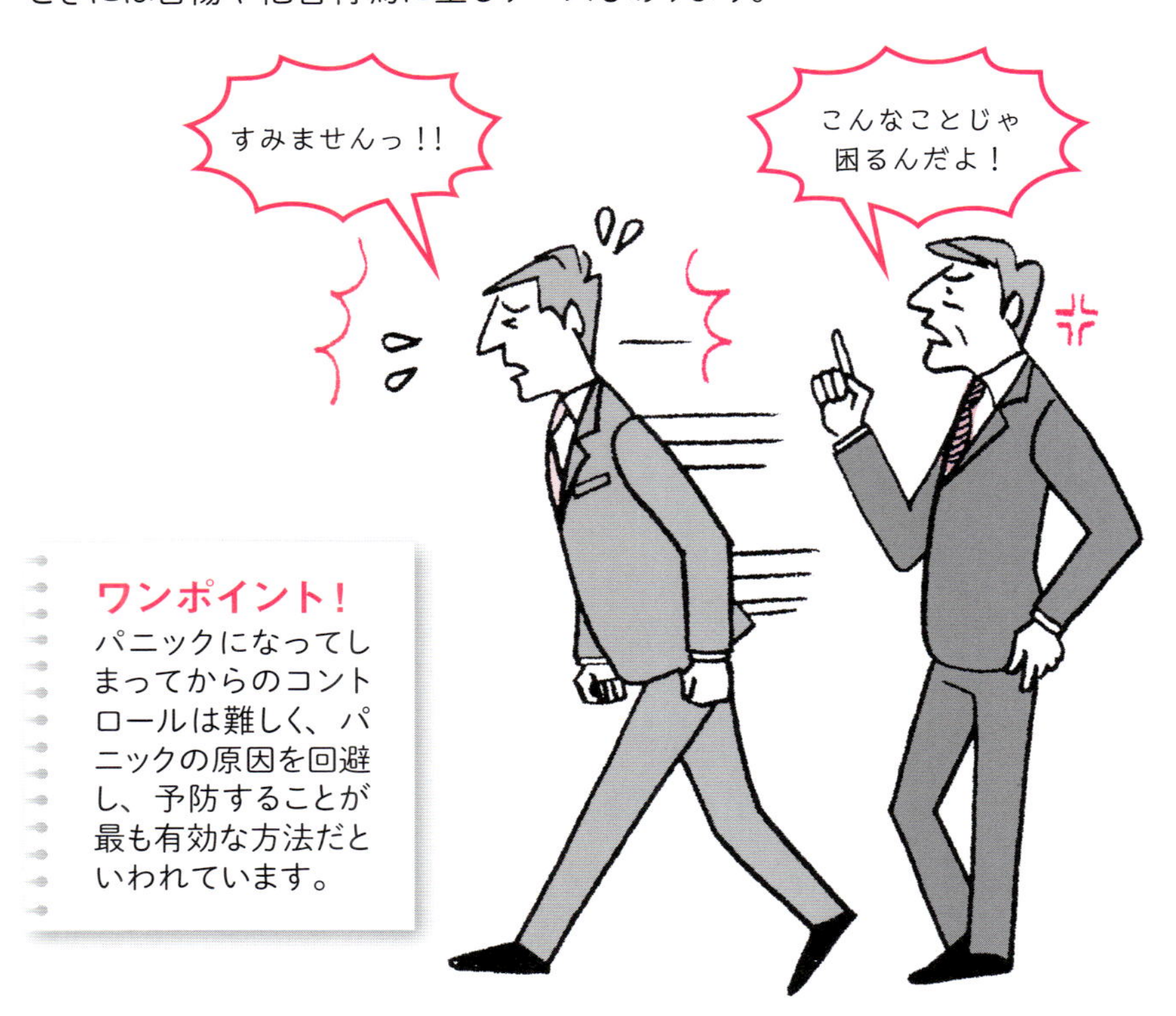

ワンポイント！
パニックになってしまってからのコントロールは難しく、パニックの原因を回避し、予防することが最も有効な方法だといわれています。

パニックの原因を避ける工夫をする

発達障害のある人のなかには、緊張や不安が高まると、耐えられなくなってその場から逃げ出したり、大声をあげて抵抗したりする人がいます。

パニックが起きてしまってから、その状態をコントロールすることは難しいので、基本的にはパニックのきっかけとなるような原因を避ける工夫が求められます。音に敏感、触られたくない、予定変更が苦手などの特性を、周囲の人にも伝えて理解を求めます。

くり返されるパニックには、必ずそれを引き起こす原因があります。医師やカウンセラーに相談して、理由を知っておくのも必要でしょう。

パニックの原因になりやすいこと

- 握手や肩をたたくなど、体を触られる
- 苦手なこと、適性の合わない仕事をさせられる
- 机周りなどを勝手に片づけられる
- 大きな声で話しかけられたり、大きな音が鳴ったりする
- にぎやかなパーティーなど、人混みのなかに立たされる

先方の都合で
すぐに行くことに
なったからね
えーっ!!
今すぐですか?

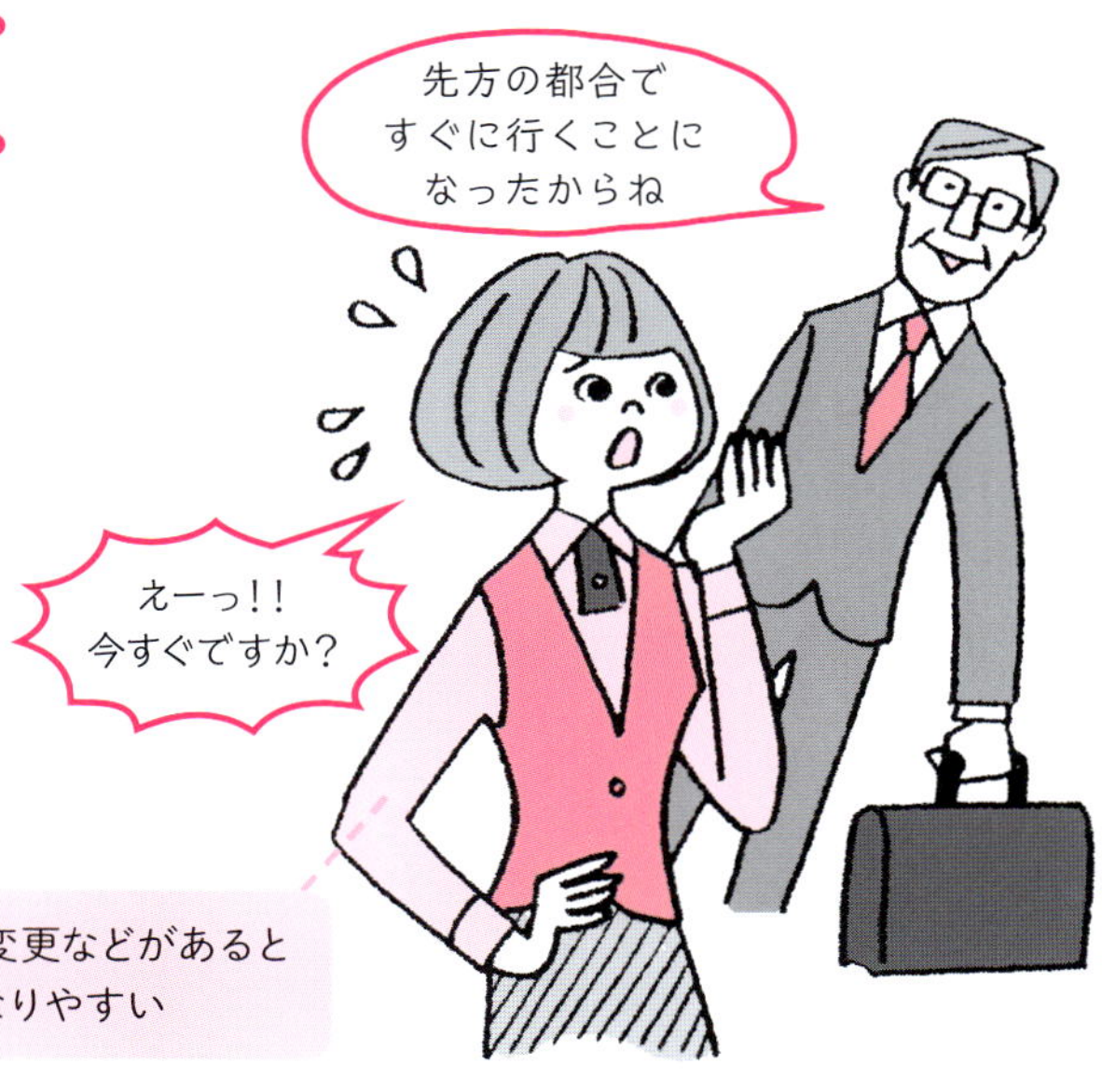

急な予定の変更などがあるとパニックになりやすい

パニックが起こりそうになったら…

1. 上司や同僚などに、「調子が悪いので、少し席を外していいですか」と言って、その場を離れる
2. 人のいない、薄暗い部屋に移動する（使っていない会議室など）
3. 興奮がおさまるまで静かに過ごす（興奮は20分前後でおさまる）
4. 興奮がおさまったら自席に戻り、上司に「もう落ち着きました、大丈夫です」と報告する

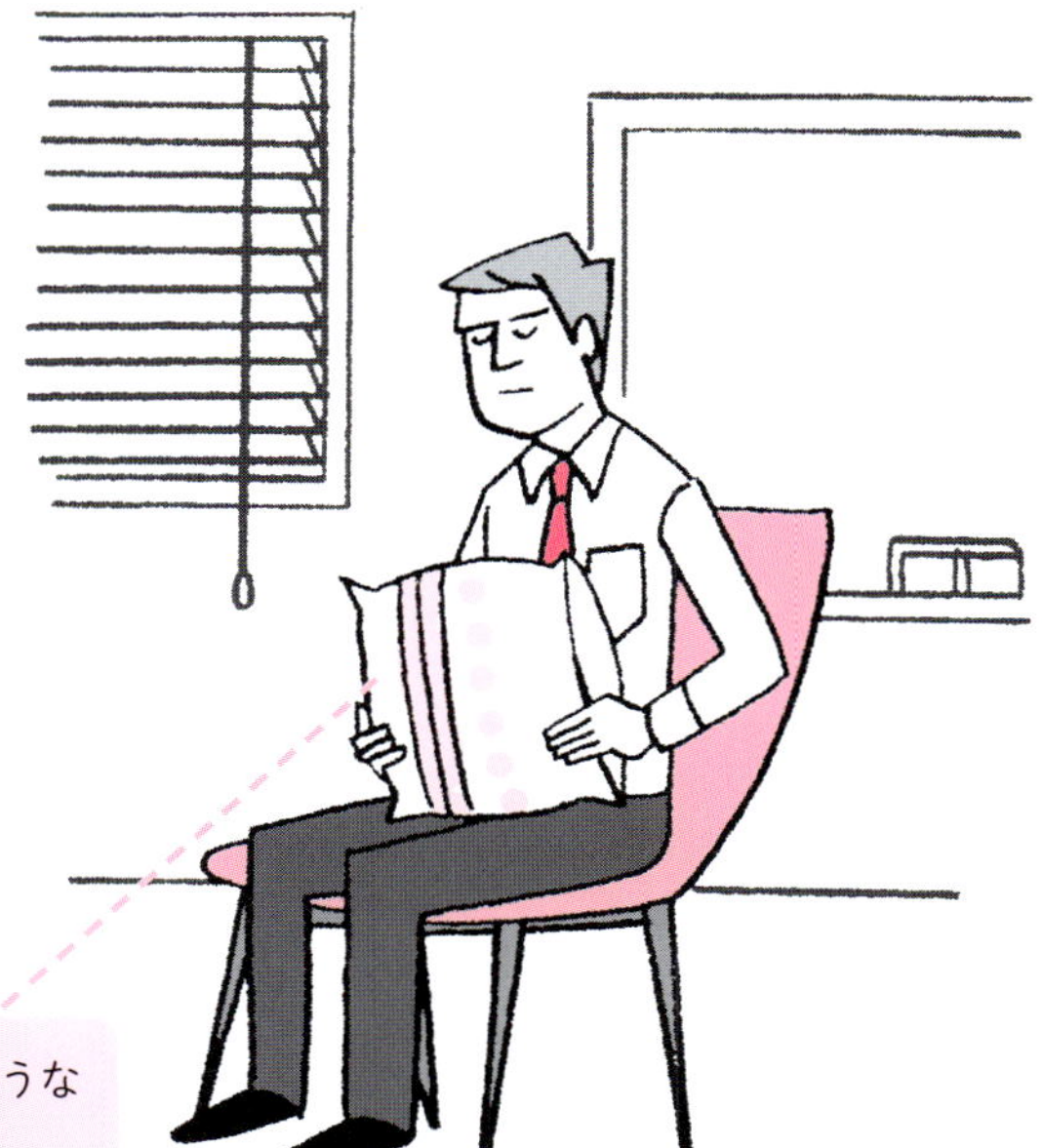

クッションなどパンチできるようなやわらかい物を持参するとよい

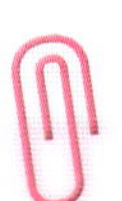

上司や同僚にパニックを理解してもらう

直属の上司や身近な同僚には、パニックが起こる可能性があることについて知っておいてもらったほうがよいでしょう。自分の場合、何が原因になりやすいのかも理解してもらえば、パニックの予防に協力してもらうことも可能です。

社会生活を円滑にするマナー10

職場を離れたつきあい

退社後に上司や同僚に酒席に誘われることもあるでしょう。親しくなるチャンスですが、羽目を外さないようマナーにも気をつけます。

職場とは異なる雰囲気に羽目を外さないように

上司や同僚と外に食事などに出かけると、仕事を通した関係から解放されて、人間どうしのつきあいができ、親しくなることができます。

しかし、リラックスした雰囲気だからこそ、注意しなければならない点もあります。まず、お酒を飲みすぎて周囲の人に迷惑をかけないことが重要です。お酒が飲めない場合はソフトドリンクを飲みましょう。

また、羽目（はめ）を外してその場にいない人や会社の悪口を言ったり、上司に乱暴な口をきいたりしないように気をつけます。夜遅くまで過ごして翌日の仕事に差しつかえることのないよう、ほどほどで切り上げることも大切です。

アフターファイブの酒席のマナー

- ビール○杯、チューハイ○杯までなどと決めておき、翌日の仕事に支障がないようにする
- 上司の誘いの場合でも、「支払いはいくらですか」と聞く
- おごってもらったときは「ごちそうさまでした」とお礼を言う

営業部の○○さん
彼女と別れたらしいですよ！
会社や他人の悪口、噂話はしない
ちょっと！

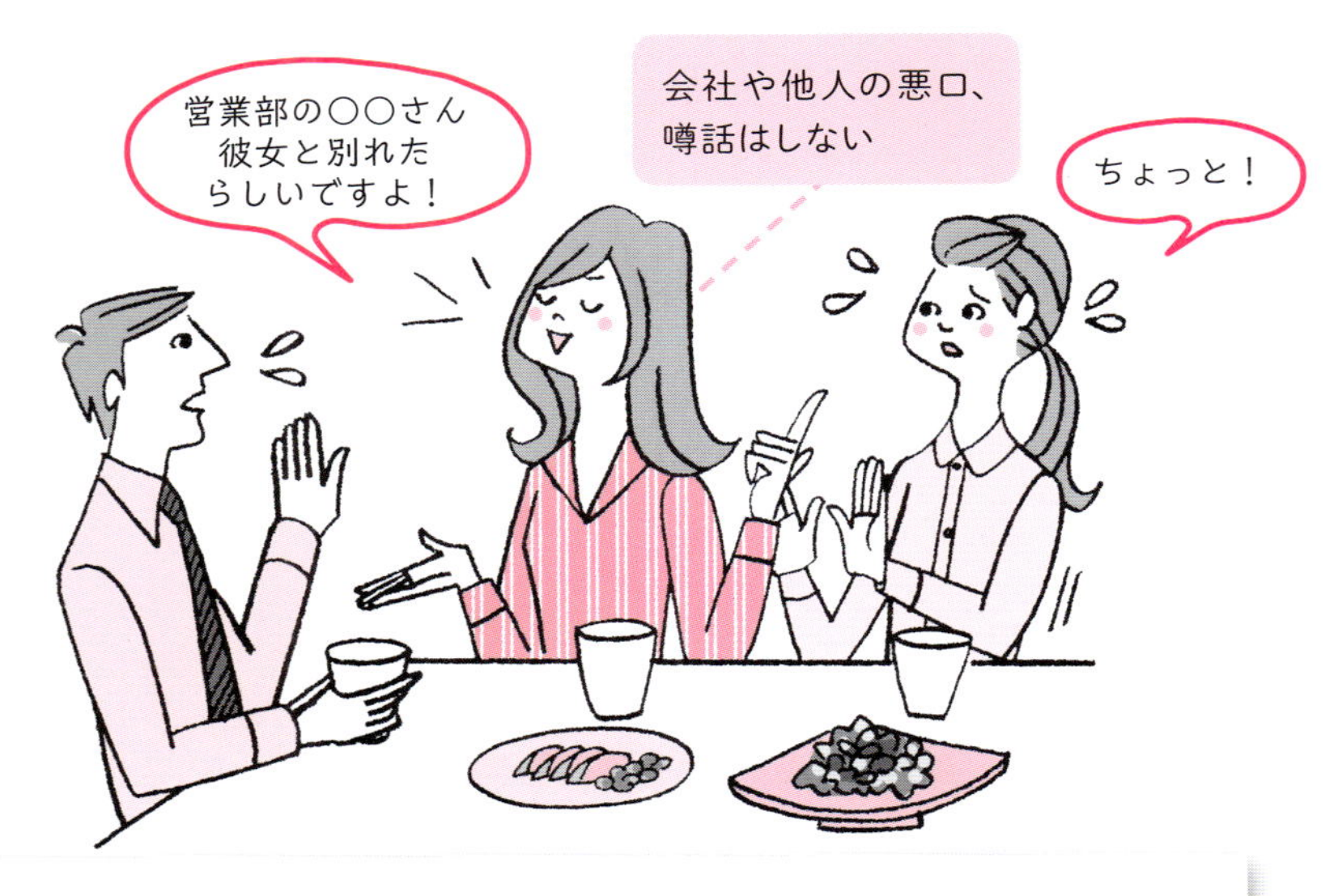

ワンポイント！

ADHDのある人は、テンションが上がりすぎる傾向があり、自閉症スペクトラムのある人は上下関係や状況を把握することが苦手なため、酒席では失敗しやすいので注意が必要です。

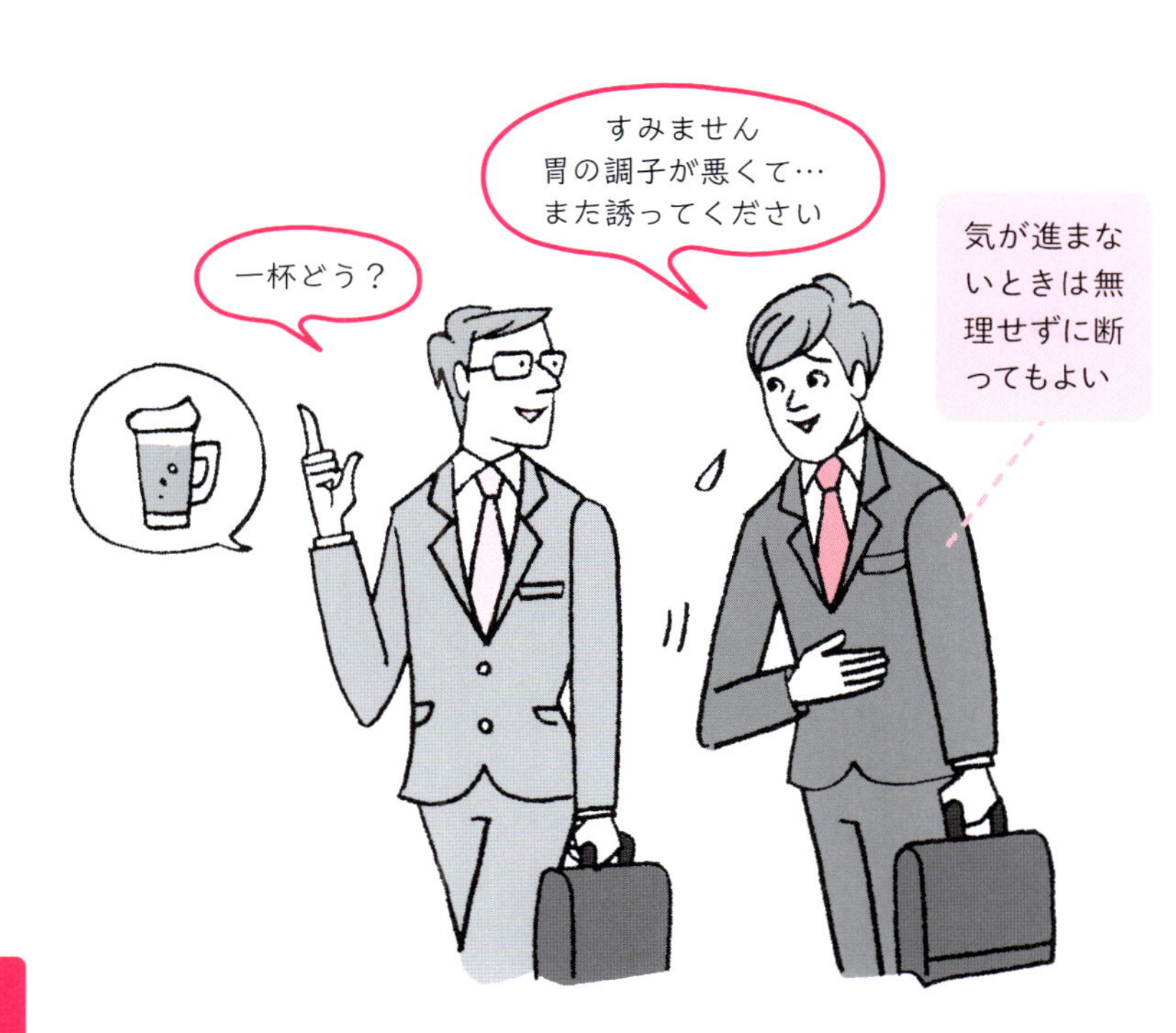

誘われたときの断り方

上司や先輩に誘われたときは、必ずつきあわなければならないわけではありません。酒席に誘われたときなども、居酒屋の騒がしい雰囲気が苦手、体調がすぐれないといった理由で断ることも可能です。

また、用事があったり、気乗りしなかったりといった場合も、「今日はちょっと失礼します」と言ってやわらかく断りましょう。

職場の人とのつきあい

職場の人とは、基本的には「会社内で、勤務時間内のみのつきあい」と考えます。個人的に親しくなった同僚と、休みの日に一緒に出かける約束をする人もいますが、それはむしろ“例外”といえます。

ですから、たとえ相手の連絡先を知っていても、帰宅後の夜間や休日に上司や同僚に電話をかけて、仕事の相談などをしないようにします。気になることがあっても、次に出勤するときまで待ちましょう。

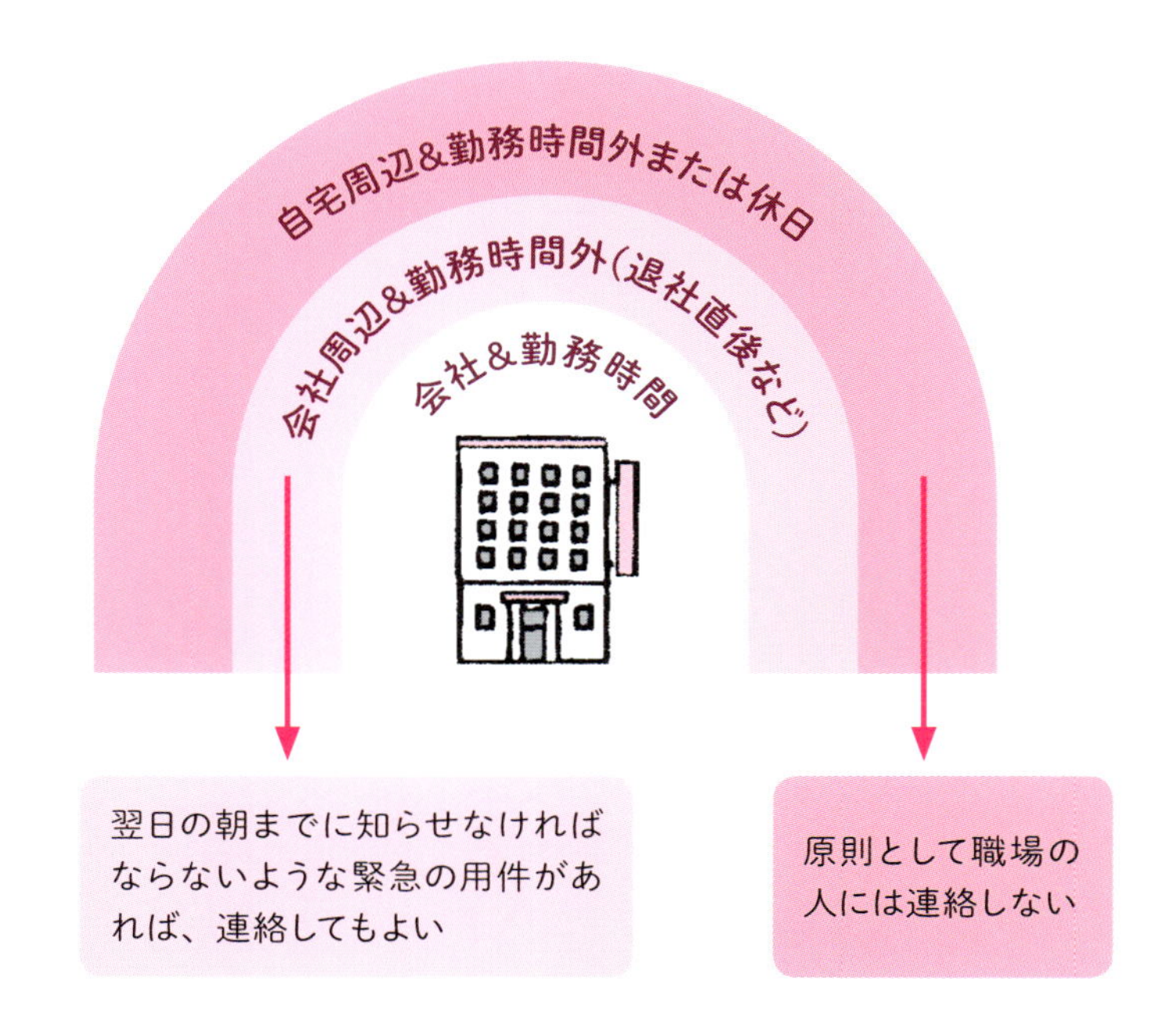

お互いがどこにいて、何をしている時間かを踏まえて、連絡してもよいかを考える

周囲のサポート

不用意な発言で人を不快にさせる

これを言ったら相手がどう感じるかということを予測することができないために、悪意なく、人を怒らせてしまうことがあります。

よくみられるケース

- 相手の欠点や失敗を指摘してしまう
- 目上の人を立てることができない（敬語が使えないなど）
- 上司に指示や注意をしてしまう

え～!!
先輩、また報告書、
書き直しですか!?
失礼な
ヤツだな
ムッ

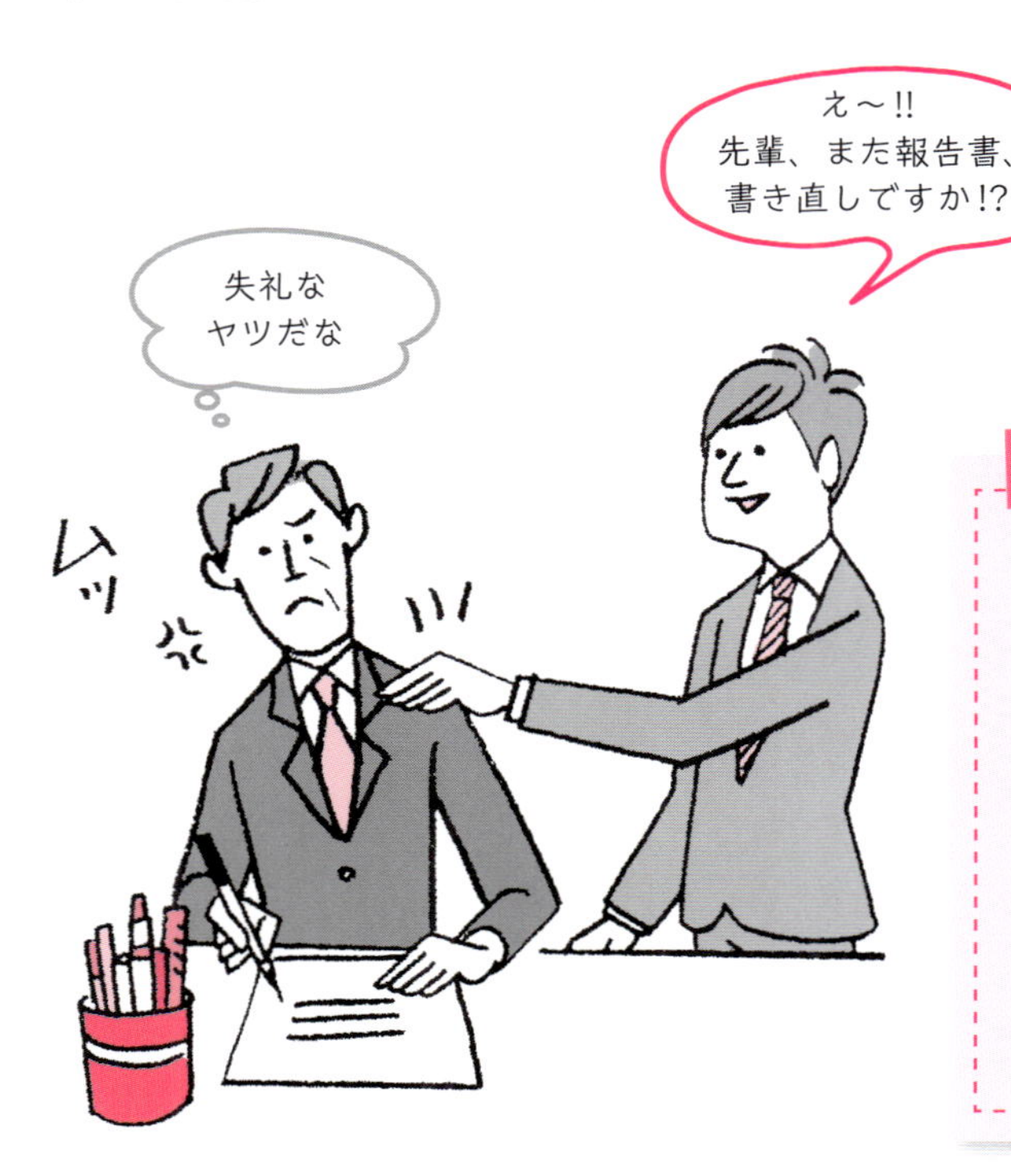

解説

上司や先輩に、親しみを込めて話しかけているつもりが、実は“上から目線”になっていることにまったく気づきません。職場内で「常識のない人」「失礼な人」といったレッテルを貼られ、みんなから距離を置かれてしまいます。

人の気持ちが読めず思ったままを口にする

発達障害の人のなかには、相手の気持ちを読むことが苦手な人がいます。「結構太ってますよね」「ずっと失敗続きですね」というように、人の容姿や失敗を躊躇（ちゅうちょ）なく指摘して、相手に不快な思いをさせてしまうことがあります。本人に悪気はないのですが、思ったことをそのまま口にしてしまうのです。

また、上下関係が理解できず、上司や年配の人になれなれしい態度をとったり、「上から目線」で注意したりして、相手を怒らせてしまうケースもあります。発達障害の人に社会の暗黙のルールを理解させるのは難しいので、失言があるたびに、「それは言ってはいけないこと」と教える必要があります。

周囲のサポート①

言ってよいことと悪いことを逐一教える

発達障害のある人が失言したときに、「そういうことは言わないほうがいい」と教えても、本人は、どの範囲のことばが失言になるのか理解できません。

具体的なことばひとつひとつを取り上げて伝える必要があります。基本的には外見上の特徴、その人にとってマイナス評価となることは言わないようアドバイスします。

また、言ってもよいかどうか迷ったときは、相談してもよいと声をかけておきます。

太ってる、やせてる、背が高い、背が低いは言わないほうがいいわね
えっ？
そうなんですか？

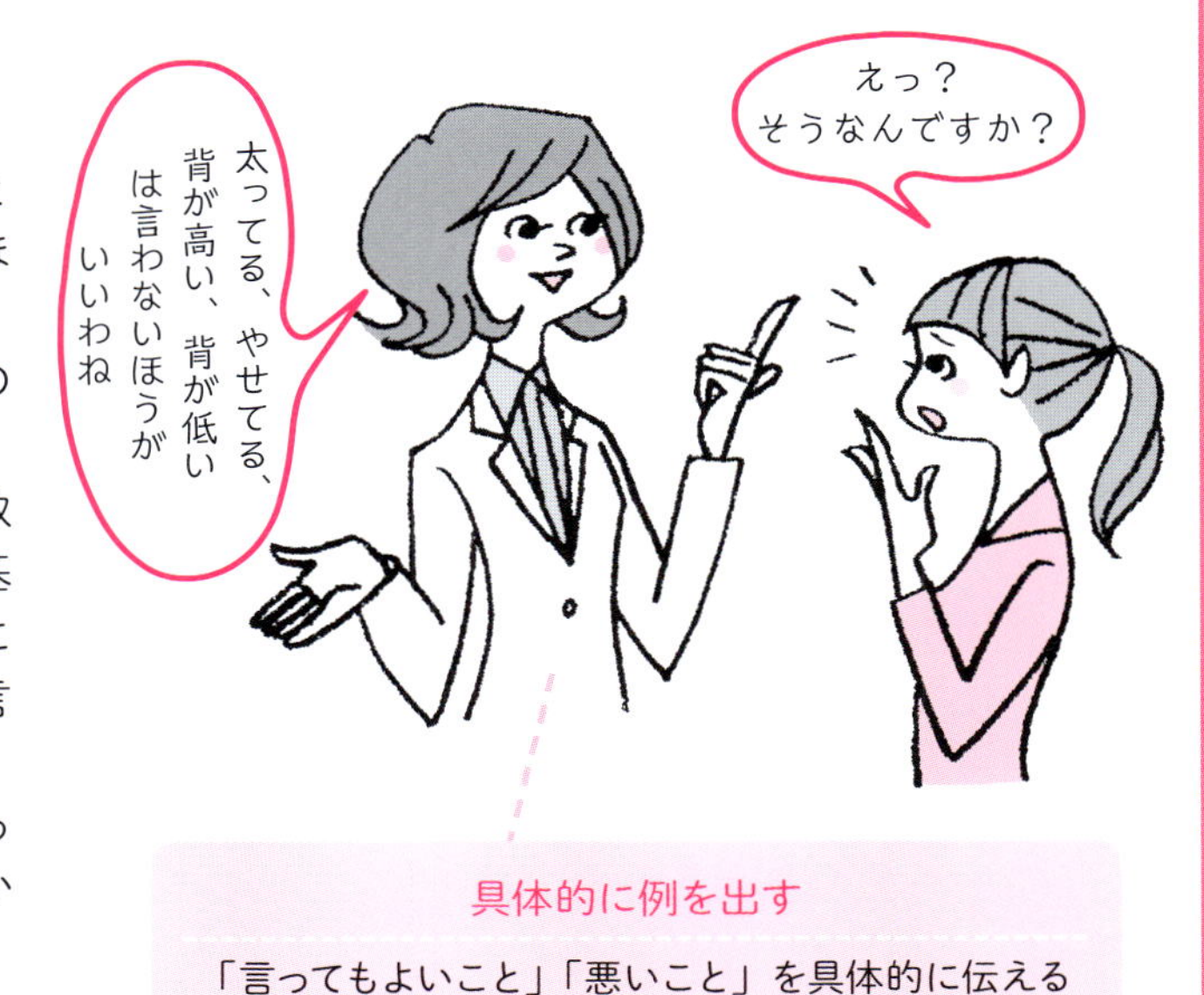

具体的に例を出す

「言ってもよいこと」「悪いこと」を具体的に伝える

周囲のサポート②

職場の上下関係について理解を促す

職場には上司、同僚、部下という「上下関係」があること、日本には年配者を立てる文化があることなどを説明します。

そのうえで、上司や年配者に対しては敬語を使い、礼儀正しいふるまいをするように指導します。

「職場のルール」を理解させる

- 上司が部下に指示や注意をすることはあっても、部下から上司にはしてはいけないこと
- 上司の指示には基本的に従うこと　など

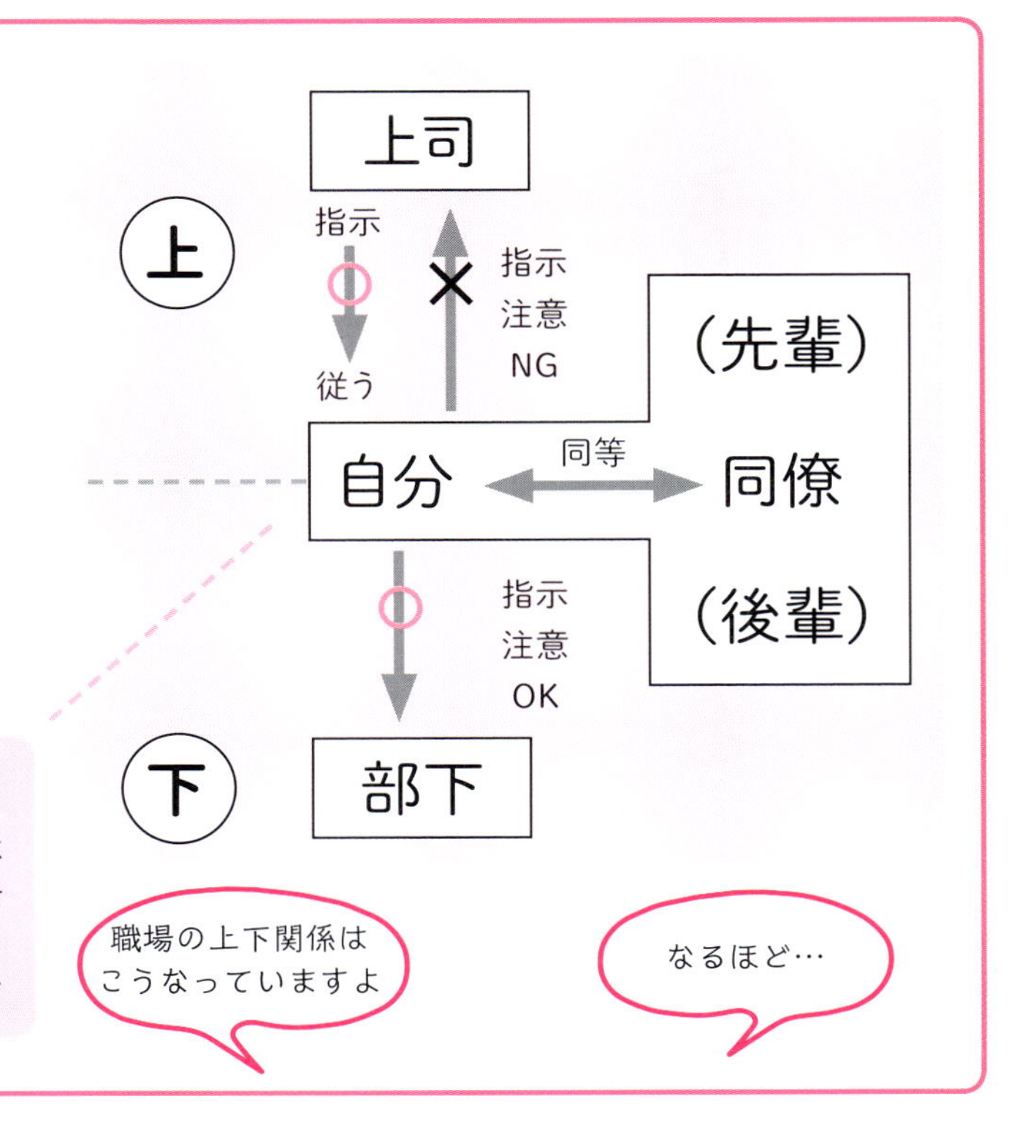

周囲のサポート

おれやお詫びのことばが言えない

「ありがとう」「すみません」がすんなりと出てこない人がいます。どういう場面で、どのタイミングで言えばよいのかを指導します。

よくみられるケース

- 親切にしてもらったのにお礼を言わず黙っている
- 遅刻してきたときなどに、「すみません」も言わずに着席する
- 周囲の人に「偉そうにしている」と思われてしまう

「ありがとう」くらい言えないのかしら？
残りの半分チェックしておいたわよ
あっ そこに置いておいてください

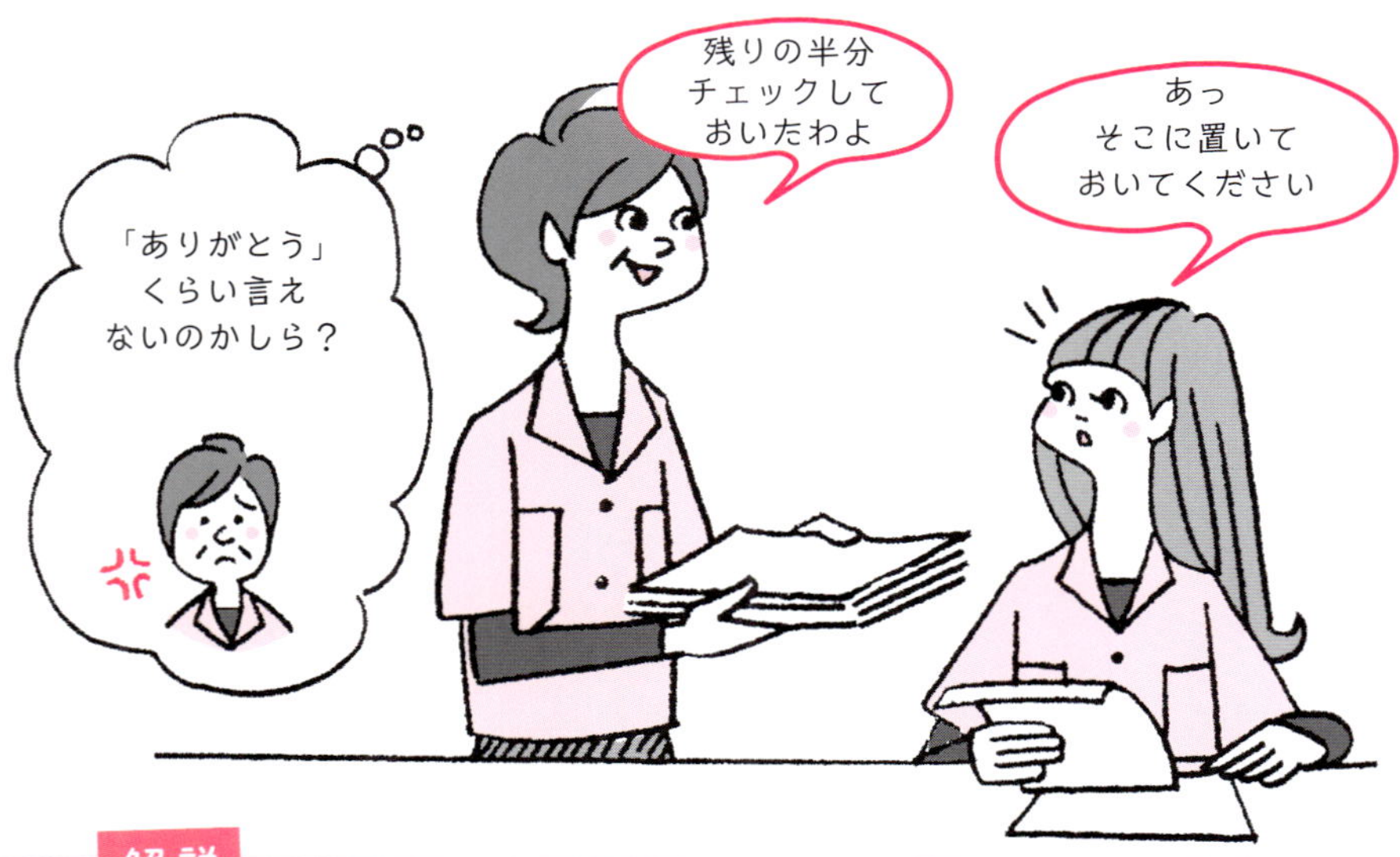

解説

どういうときに「ありがとう」や「すみません」を言うのか、きちんと理解していない可能性があります。感謝の気持ちやお詫びの気持ちがないからことばが出てこないのではなく、どこで言えばいいかわからないだけなのです。

どういうときに言うのか理解できていない

社会性の乏しさから、「ありがとう」や「すみません」がタイミングよく言えないケースがあります。どのタイミングで言えばよいのかわからないだけで、わざと言わないでいるわけではありません。悪気はないということを理解してあげる必要があります。

そのうえで、「こういうときには『ありがとう』と言うんだよ」「ミスを指摘されたら、すぐに『すみません』だよ」というように、その場その場でことばが出るように促す指導をしましょう。お礼やお詫びができないことで反感を買い、孤立してしまうおそれもあります。そうならないよう、周囲の人がサポートしてあげましょう。

周囲のサポート①

実際の場面で言うべき「ことば」を教える

ケース別に、お礼やお詫びすべき「場面」を教えるだけでは、実際の場面でうまく活用できないでしょう。言うべき場面に遭遇したときに、その場で「ことば」を教えるのが最も効果的です。

ことばとタイミングを教える

- 笑顔で「ありがとうございました」と言うよう指導する
- 時間が経ってからではなく、お礼やお詫びはその場ですぐに言うことが大切である点を強調する　など

仕事を手伝ってもらったときは「ありがとう」って言ったほうがいいわね
そうなんですか…
今度から気をつけます

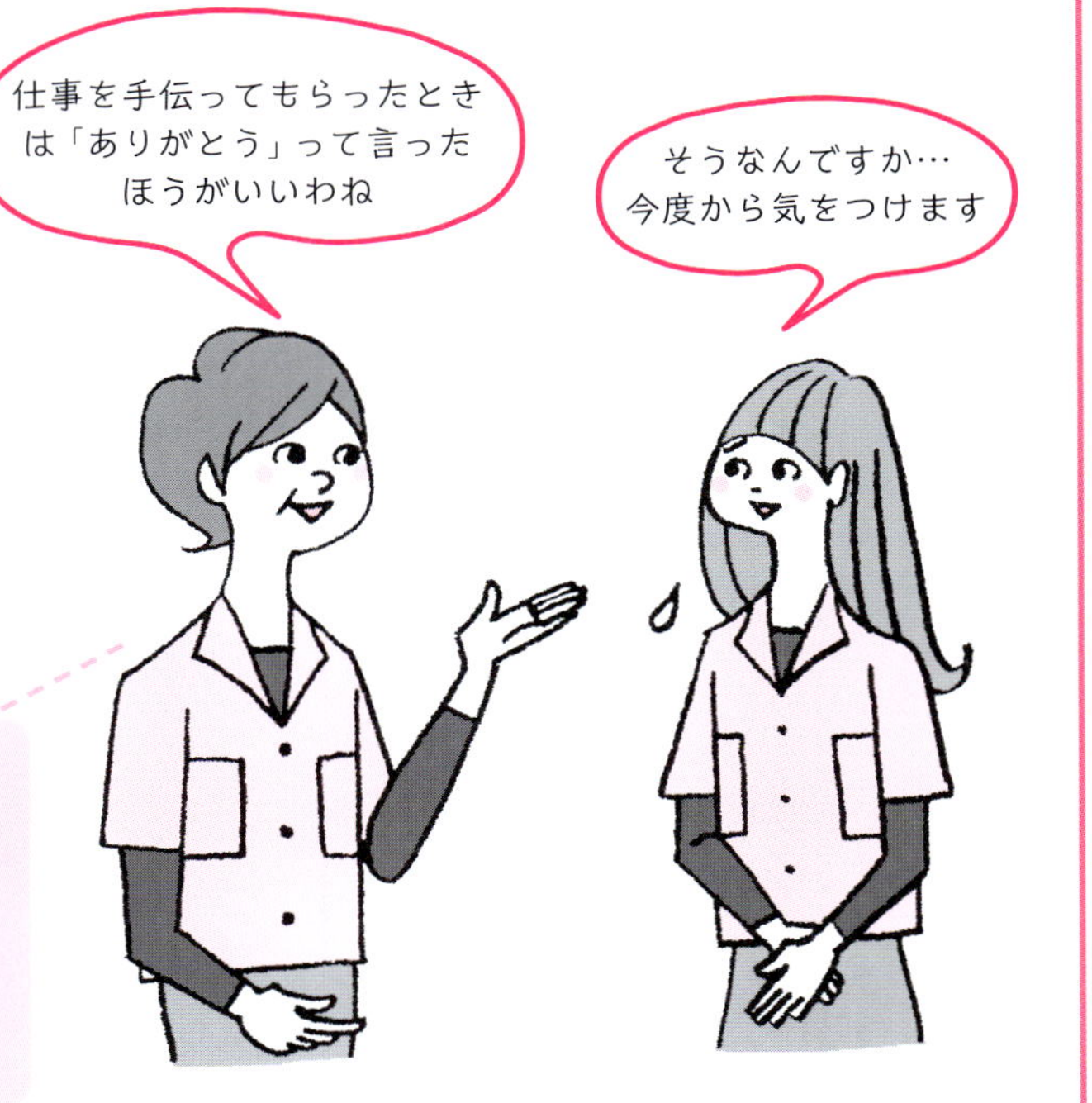

周囲のサポート②

孤立しそうなときは周囲に理解を求める

お礼やお詫びがうまくできないことで本人が周囲から孤立しそうな雰囲気があるときは、上司が周囲の人たちに理解を求め、職場のみんなで支援しようと促すことも必要です。

理解の求め方

- 社会性の乏しさがあること、本人もどうしてよいかわからず困っていることなどを告げる
- 「こういうときには『すみません』と言ったほうがいいよ」というように、アドバイスしてあげてほしいと話す　など

すみません
ありがとう
悪気はないんだよ
次は教えてあげてくれないか

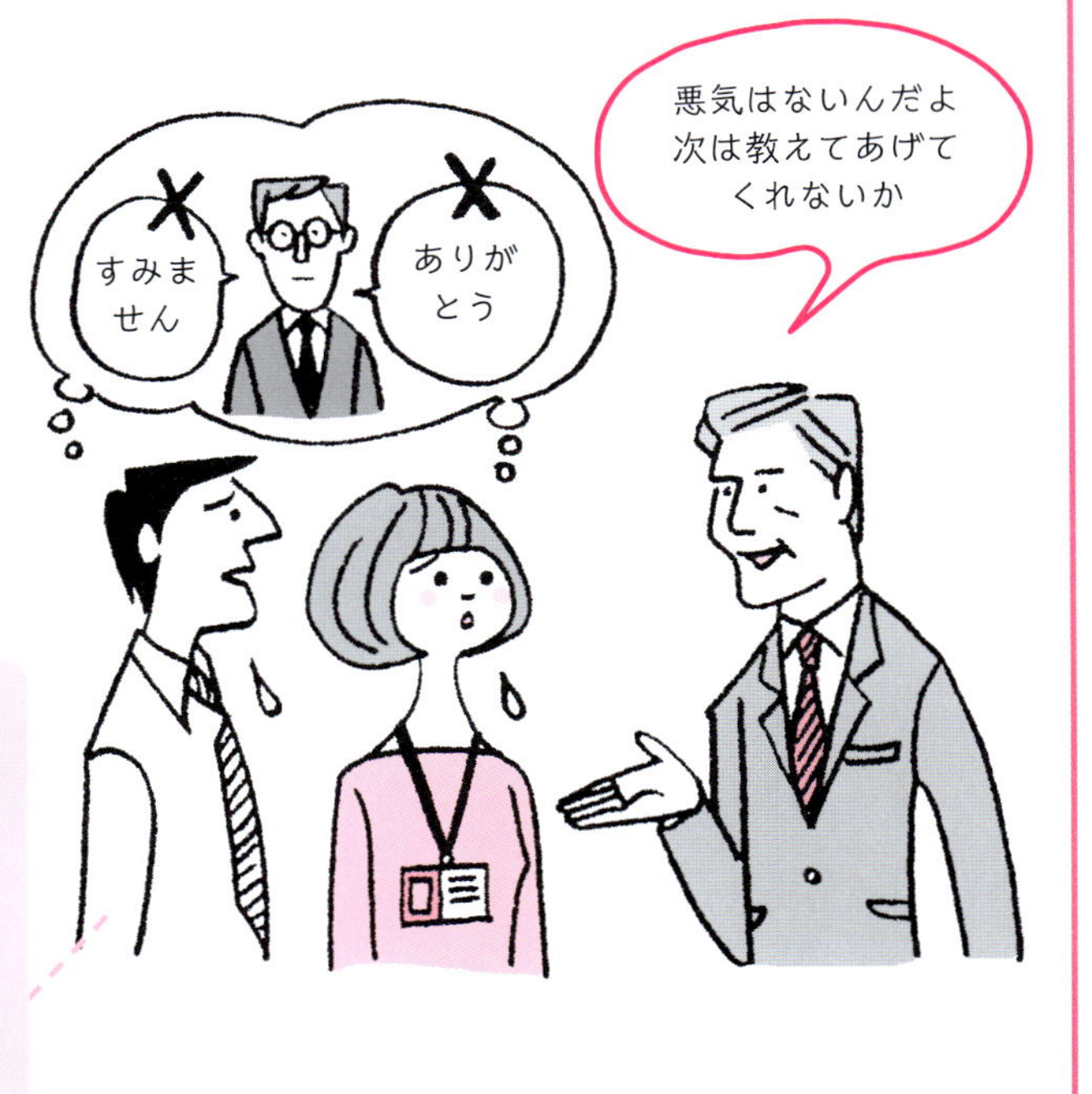

周囲のサポート

取引先とトラブルを起こす

自社と取引先の関係性が理解できていない場合もあります。「お客さま」に失礼のない言動を心がけることを指導する必要があります。

よくみられるケース

- 自社と取引先が対等の関係にあると考え、失礼な態度をとってしまう
- 取引先との約束より自分の都合を優先してしまう
- 取引先との交渉などでカッとなり、乱暴な言動をとってしまう

注文書は早めに出してもらわないと困りますよ！
なんだ！その口のきき方は！

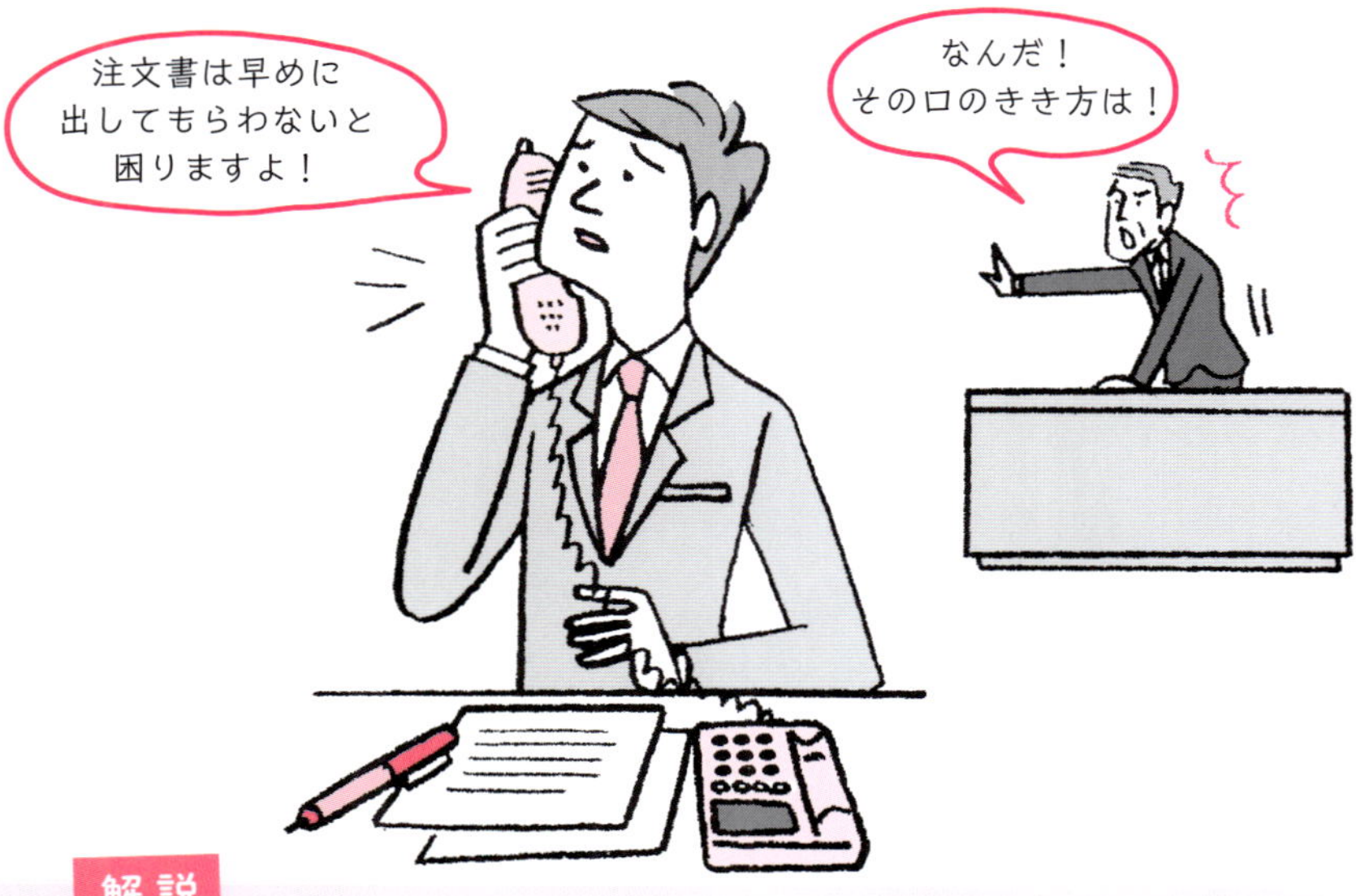

解説

取引先と自社、お客さまと自分の関係性を正しく理解しておらず、「人間はみんな平等なはず」と考えてしまいがちです。そのため、取引先に意見したり、指示を出したりして、相手を怒らせてしまうこともあります。

自社と他社との関係性がわからない

自閉症スペクトラムがある人の場合、社会での暗黙のルールがわからないため、取引先の会社が自社の「お得意さま」であり、大切な顧客であるという関係性が理解できていないケースが少なくありません。そうした複雑な力関係が理解できていないために、取引先で失礼な態度をとってしまう可能性があります。

また、ＡＤＨＤのある人では、衝動性のコントロールの難しさから、取引先に厳しいことを言われてカッとなり、乱暴な言動をとってしまう場合があります。トラブルを起こしやすい人には、一人で取引先に対応させるのではなく、上司や先輩が付き添いましょう。

周囲のサポート①

失言、失態に気づいたらすぐに謝罪させる

取引先に対して失言や失態をしたことがわかったら、すぐに先方に謝罪をさせましょう。

本人は、なぜ謝らなければならないのか理解できないかもしれませんが、顧客に不快な思いをさせたことに対し、謝罪することが最優先であることを強調します。

申し訳
ありませんでした
私の指導が
行き届かず
申し訳ありません

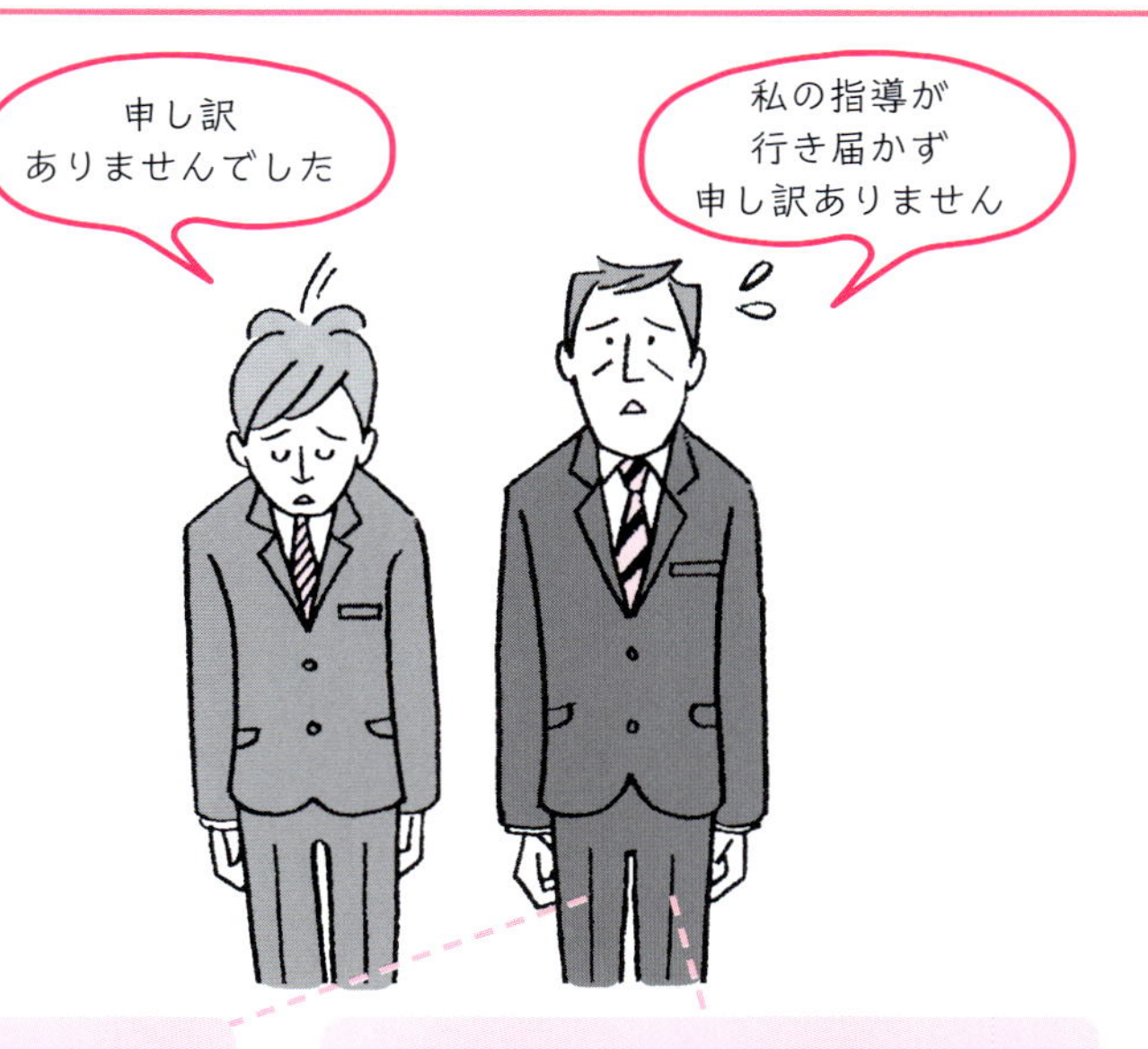

本人に対して　顧客を大切にすることが、自社の利益につながることを理解させる

取引先に対して　本人に謝罪させるだけでなく、上司が付き添い、指導が足りなかった点を詫びる

周囲のサポート②

会社を代表しているという自覚と責任をもたせる

取引はあくまで会社どうしで行うものであるということを理解させ、他社と交渉したり、契約を結んだりする社員は、「自社を代表してその場に赴いている」という自覚と責任をもたなければならないことを伝えます。

例　企業間の関係性が理解できていない場合

具体的な取引先の社名をあげて、その会社と自社がどういう関係にあるのかを説明して理解を促す

取引は会社どうしで行うもの

A社
B社
取引

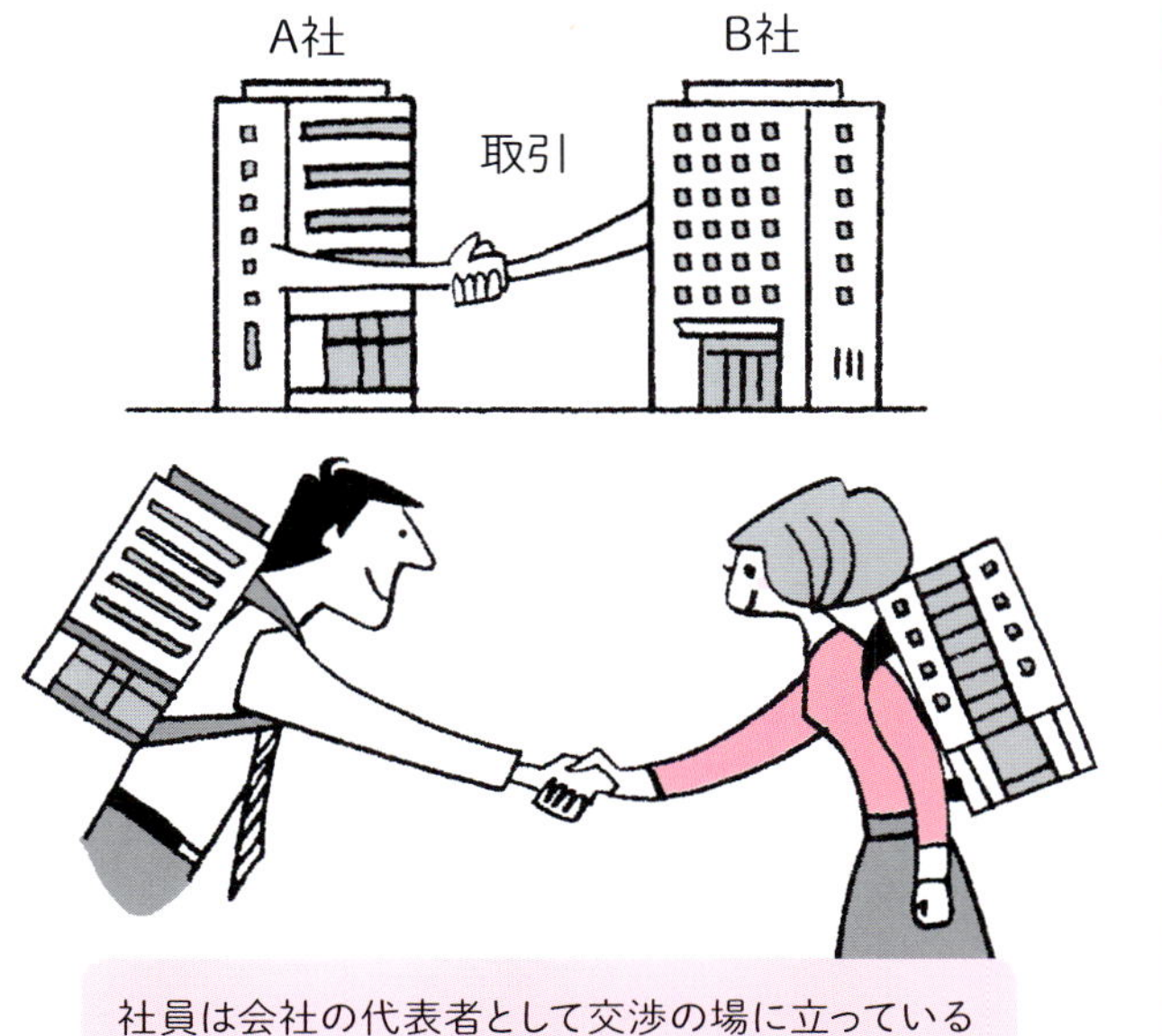

社員は会社の代表者として交渉の場に立っている

周囲のサポート

集中が続かず、仕事でのミスが多い

もともと集中しにくい特性がある場合は、環境を改善したり、仕事内容の見直しを行ったりして、本人が力を発揮できるように配慮します。

よくみられるケース

- さまざまな刺激で気が散りやすく、仕事に集中できない
- 不向きな仕事を担当したことにより、作業がはかどらない
- 適度な休憩を合間にとらないためミスが起こりやすくなる

受け取り
お願いしまーす！
3時に○○さんと
約束している
△△ですが…
ザワ
ザワ
ザワ
ザワ
はーい

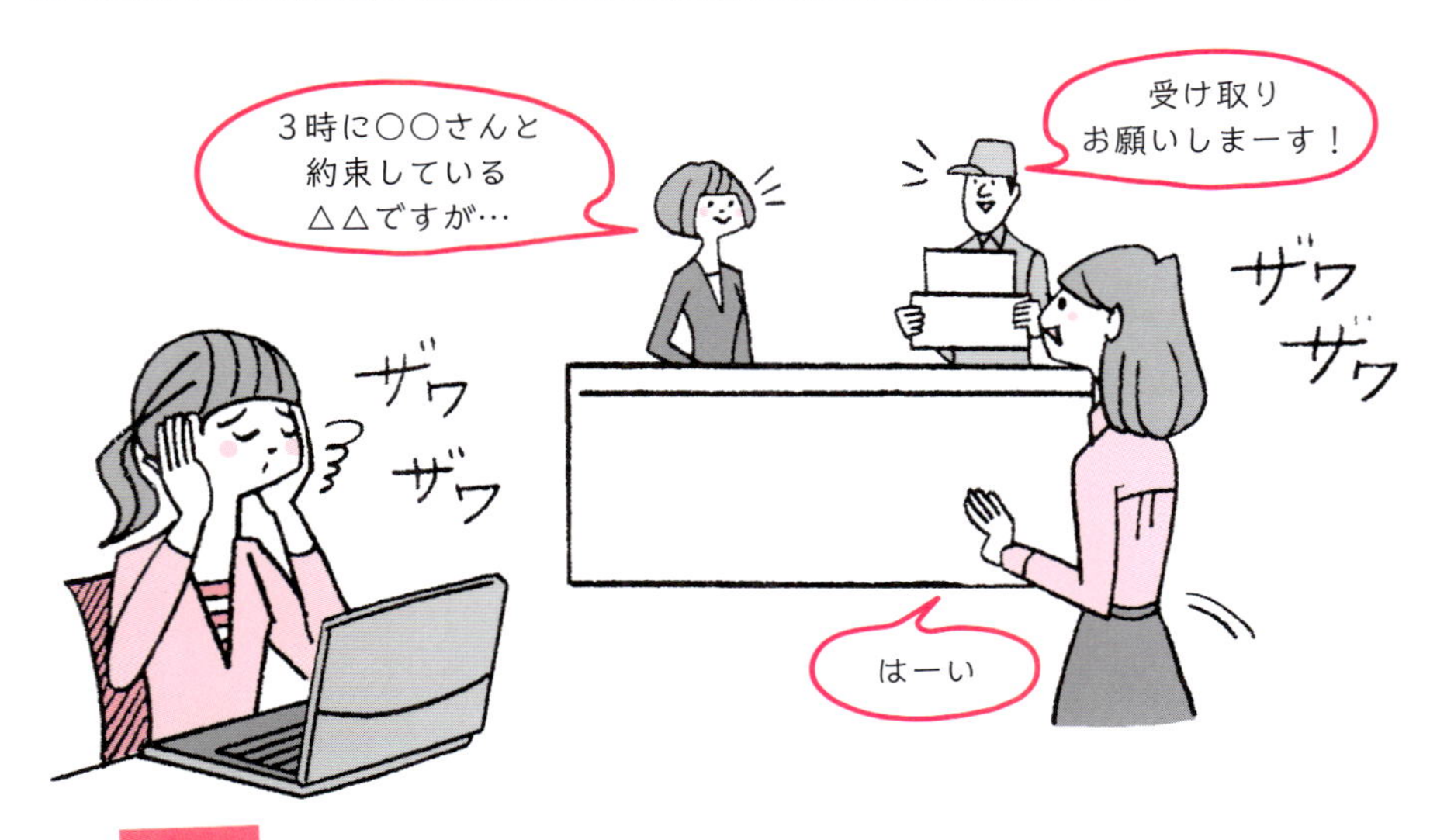

解説

発達障害がある人に対しては、視覚や音などの刺激が少ない場所で仕事ができるように配慮しましょう。人の出入りが多い入り口付近や、外の景色が気になる窓側は避け、部屋の奥のほうの人通りの少ない静かな席を用意します。

ADHDの特性があると集中しにくい

ＡＤＨＤのある人は、気が散りやすく、集中しにくい特性をもっており、デスクワークや検品作業などのように、単調で根気が求められる仕事は不向きといえます。そうした事情を踏まえずにＡＤＨＤの人に仕事を任せると、ミスも起こりやすくなります。本人に合った仕事内容の見直しを検討すべきでしょう。また、感覚過敏があるため、人の出入りが目につきやすい場所や人の声や物音が聞こえやすい環境では、仕事に集中できなくなります。刺激の少ない位置に机を移動させたり、パーテーションを設置する、集中力の必要な仕事の場合は静かな別室を用意するなどの配慮が求められます。

周囲のサポート①

適材適所を考え特性に合った仕事を与える

本人の特性や個性を踏まえ、力を発揮できる仕事に就かせることが、結果的に会社の業績にもつながります。

ADHDに向く仕事

×
工場のライン作業など

新しいデザイン評判なんですよ
○
CAR

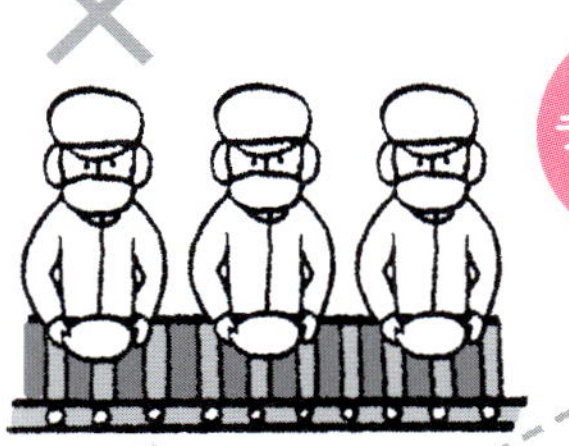

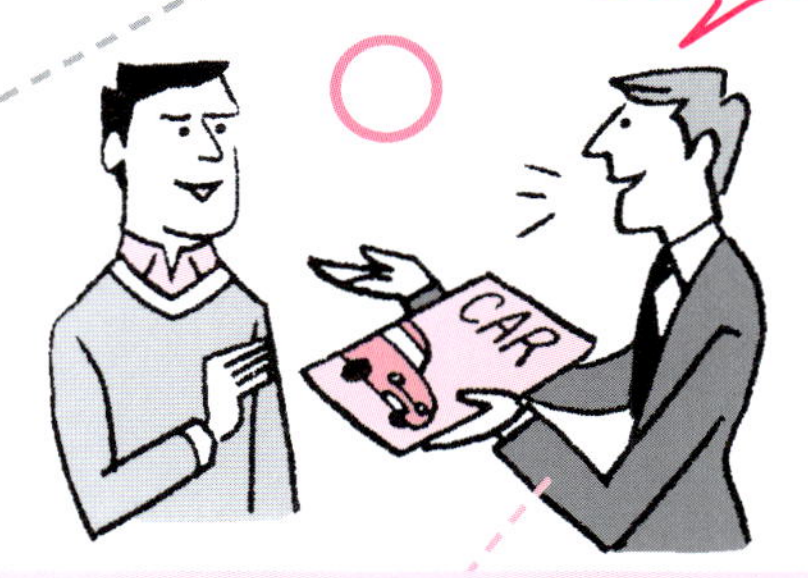

活動的な特性を生かした外回りの営業や、豊かな発想力を生かした企画や発案の仕事が向いている

例 ADHDのある人に適さない仕事や環境

不得意な仕事は、集中しにくくなる
- 長時間、座ったままのデスクワーク
- 単調な工程をくり返す作業
- 常に注意力が求められる検品作業

など

周囲のサポート②

集中しやすい環境を整備する

集中力を高めるためには、デスクや作業場の環境改善が有効です。

また、作業に取り組むときには、作業で使わない道具や資料は片づけ、常に必要最小限の物だけを机の上に出すように指導します。

- 周りの人の動きが気になってしまうケース
  →パーテーションで机を囲み、視界を遮る

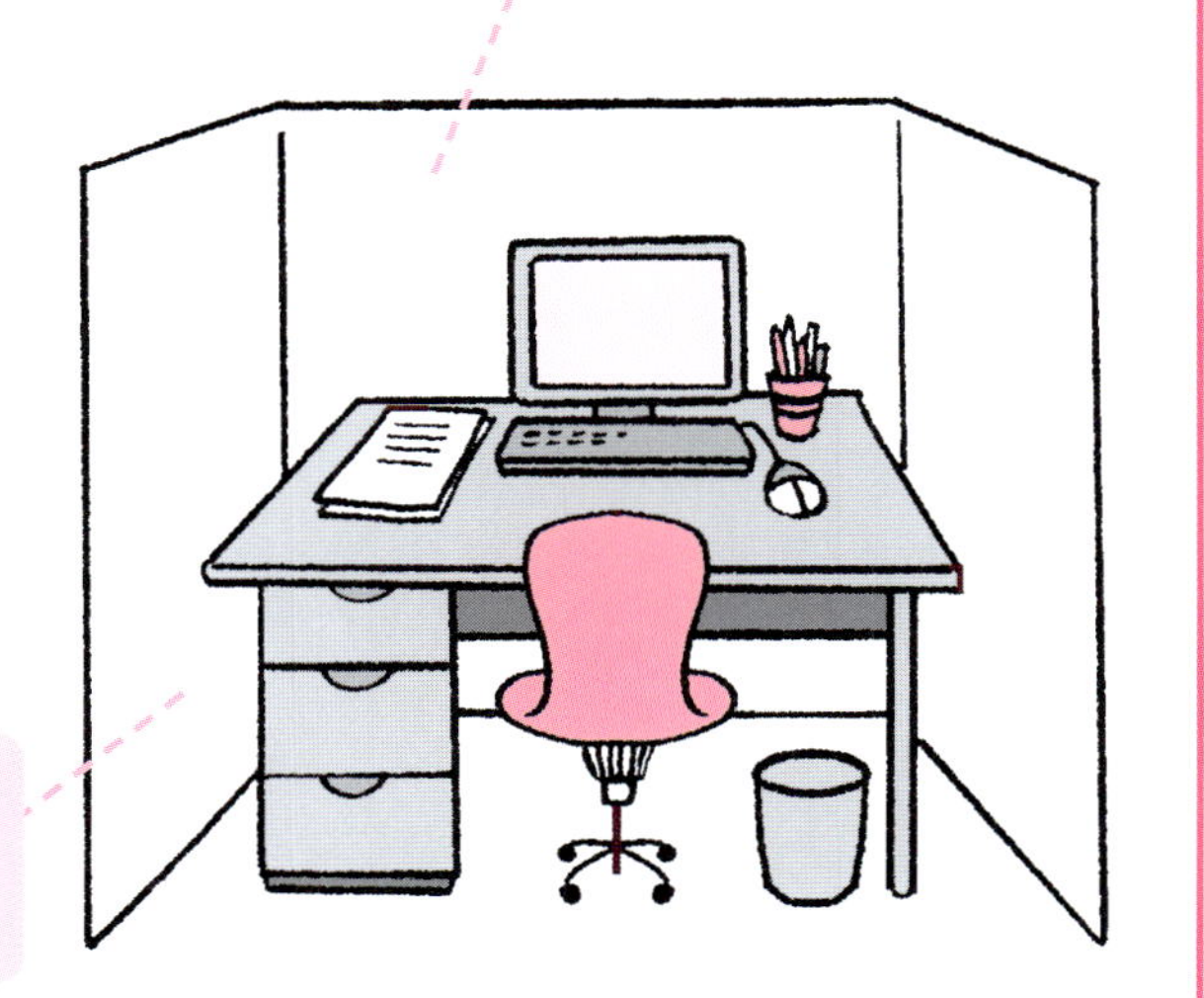

- ささいな視覚刺激、聴覚刺激でも気が散ってしまうケース
  →部屋の出入り口や窓に近い席にしない

周囲のサポート

指示通りにやらない・できない

指示通りに仕事をやらない場合は、指示内容を理解していない可能性があります。少しはじめたところで上司に確認を求めるように指導します。

よくみられるケース

- 指示を正しく理解せず、思い込みで進めてしまう
- 一度に複数の指示を出した場合、いくつかを忘れてしまっている
- 指示された方法ではなく、自分でよいと思った方法でやってしまう

えーと
これでいいん
だっけ…？
おーい
組み立て方
違ってるぞー
間違った方法で
進めてしまうことも

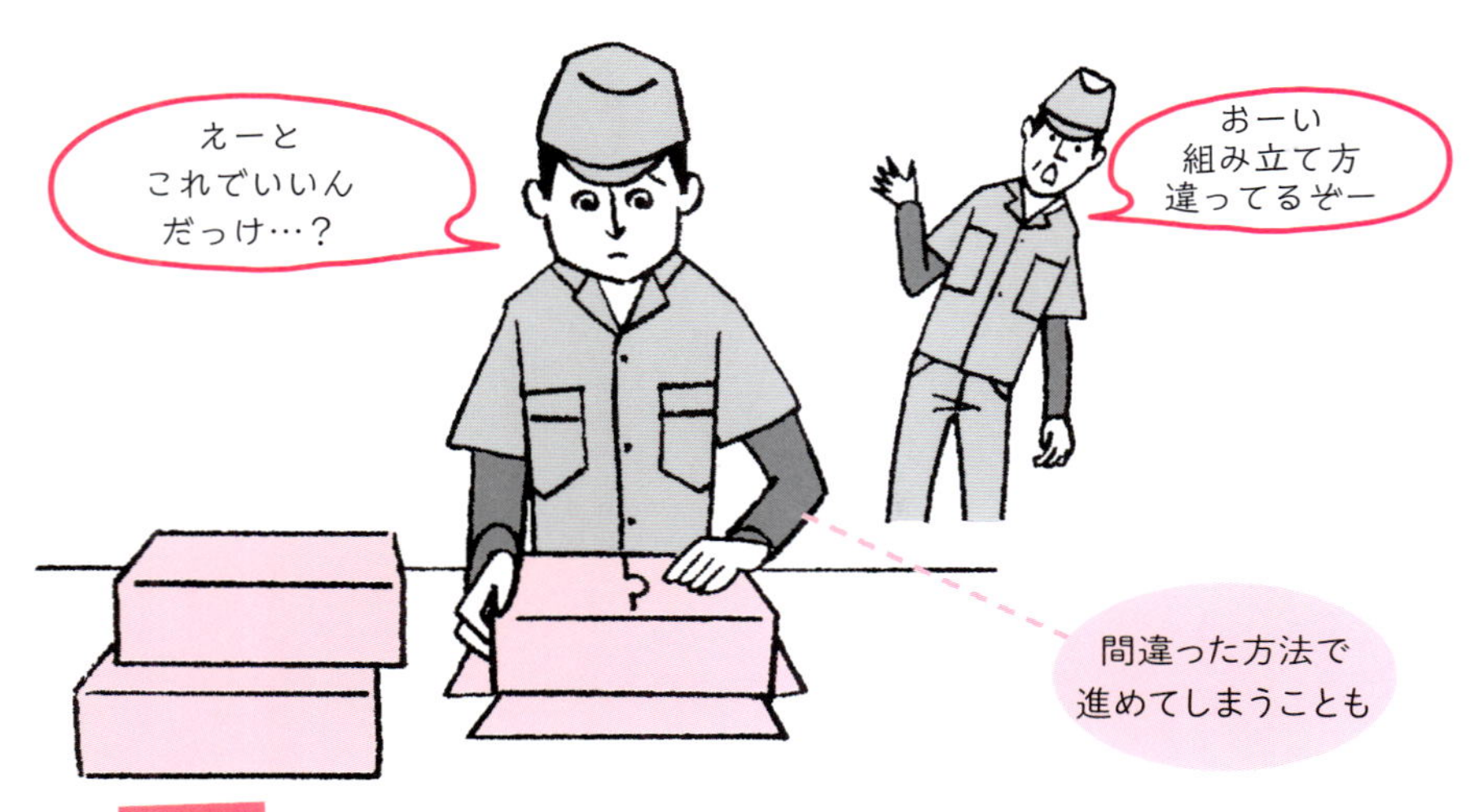

解説

やり方がわからないときに、上司や同僚に質問したり確認したりせず、自分の勝手な判断で進めてしまうことがあります。自分の考えたやり方のほうがよい、人に聞かないでやるほうが優れているといった思い込みがあるのです。

指示に従うことより自分のやり方を優先

ＡＤＨＤのある人のなかには、指示されたことを忠実にやるよりも、自分なりに創意工夫して、もっとよい方法を考え出すほうが高く評価されると考える人がいます。たとえば、はじめて取り組む仕事では、ふつう慣れるまで教わった方法に忠実に行うものです。しかし、仕事の全体像も把握できていないはじめのうちから、自己流で見当違いの工夫をしてしまい、上司から注意されるといった事態が起こり得ます。

一方、自閉症スペクトラムのある人では、手順が明確に細かく伝えられていないと、仕事が途中で止まってしまいます。具体的に手順を張り出すなどの工夫が必要です。

周囲のサポート①

指示に従ってやったあと上司に報告させる

最初のうちは指示通りにやることを約束させます。

本人が自己流の方法をやろうとした場合は、「仕事に慣れてきたら、もっと自分に合ったやり方を採用してもよい」と伝えつつ、やり方を変える場合は、前もって上司に相談しなければならないことをしっかり伝えておきます。

はい
わかりました
ひとつめを
組み立てたら
見せにきなさい

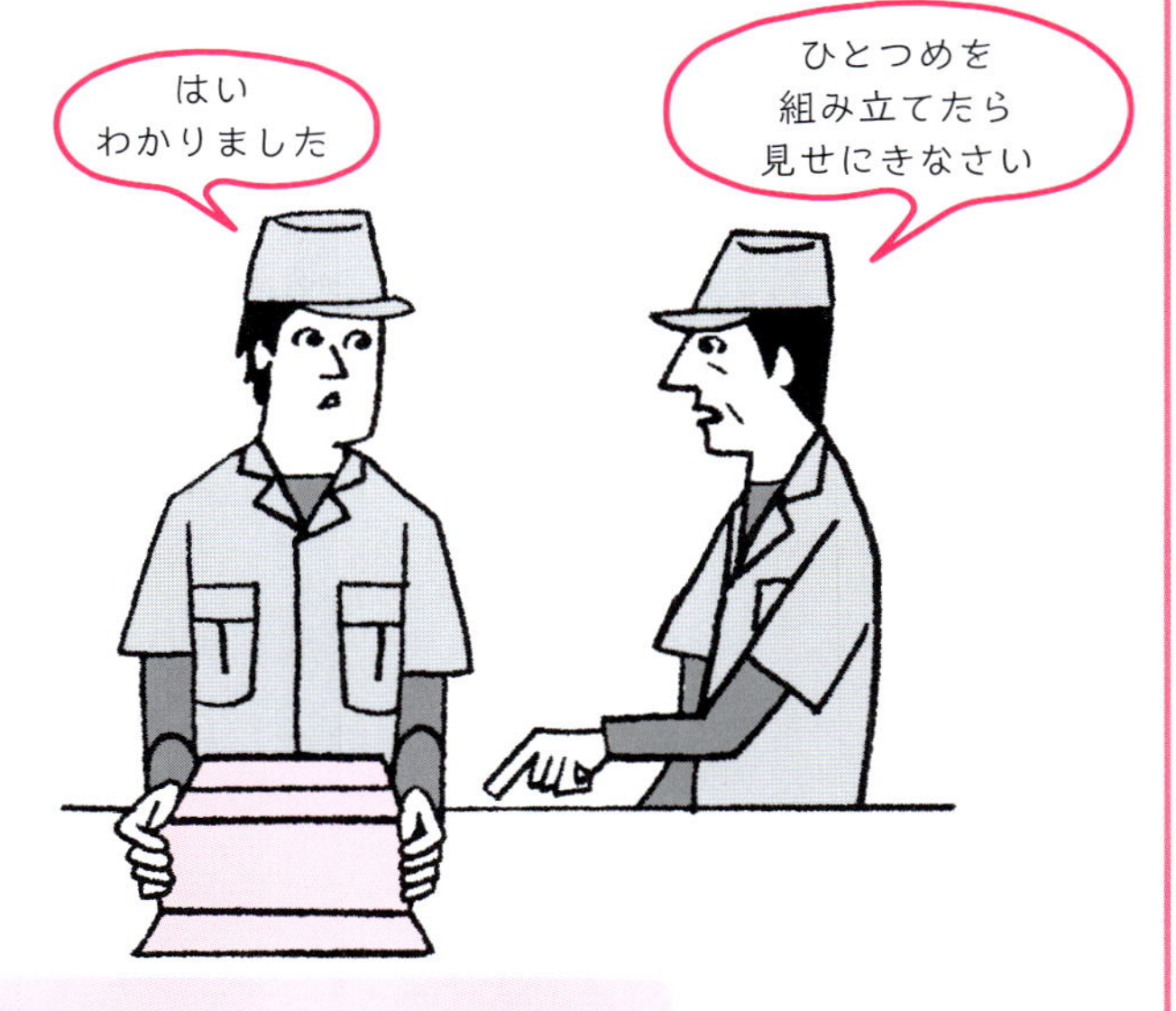

指示に従ってひと通りやった時点で、一度上司に報告させる。やり方が間違っていないかを確認し、違っていたらその場で直させる

周囲のサポート②

指示は一度にひとつそのつど出す

発達障害の人のなかには短期記憶の弱さがある人がいます。一度に複数の指示を出すと、最初のほうに聞いた指示を忘れてしまったり、仕事をしているうちに最後のほうの指示が思い出せなくなったりして、指示通りの仕事ができなくなることがあるため、指示は一度にひとつだけにします。

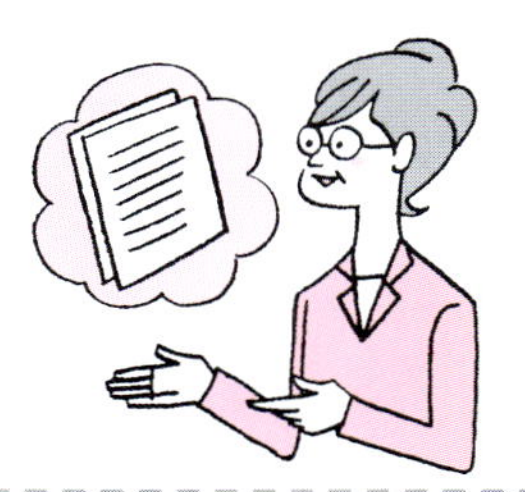

まず、お客さまの
リストを作って

- 指示は一度にひとつだけ出す

次にリスト
から宛名ラベルを
プリントして

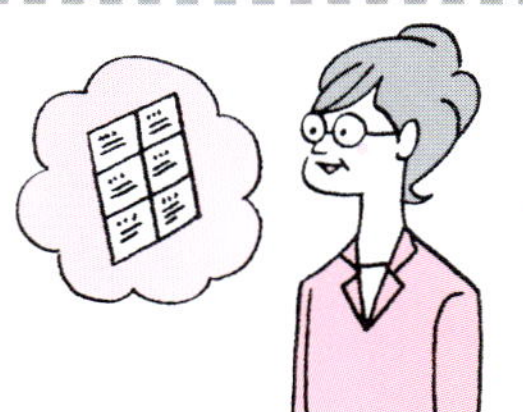

- 指示をやり終えたら次の指示を出す

それを封筒に
貼って

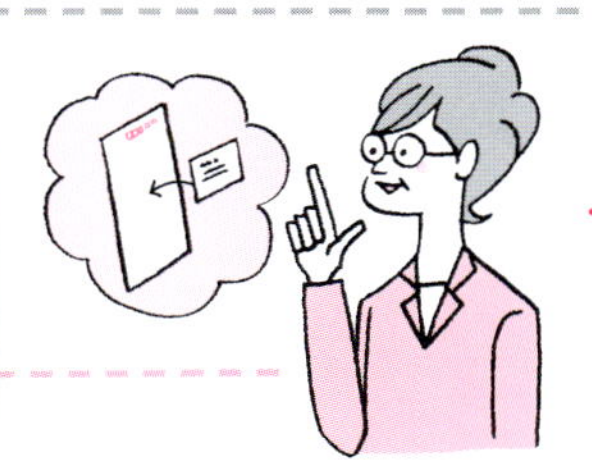

作業を小分けにする

指示と確認をこまめに行うことで、失敗を防ぎやすくする

周囲のサポート

指示されたことしかやらない

「考えて動く」ことが苦手で、「指示待ち人間」になりやすい人もいます。何をすべきか、そのつど具体的に教える必要があります。

よくみられるケース

- 指示されたことをやり終えたら、じっとして次の指示を待っている
- 何をしたらよいか、上司などに聞きに行くことをしない
- 手が空いたら忙しそうな人を手伝うといった機転が利かない

えっ？
仕事が終わったなら
ちゃんと言いにきてよ

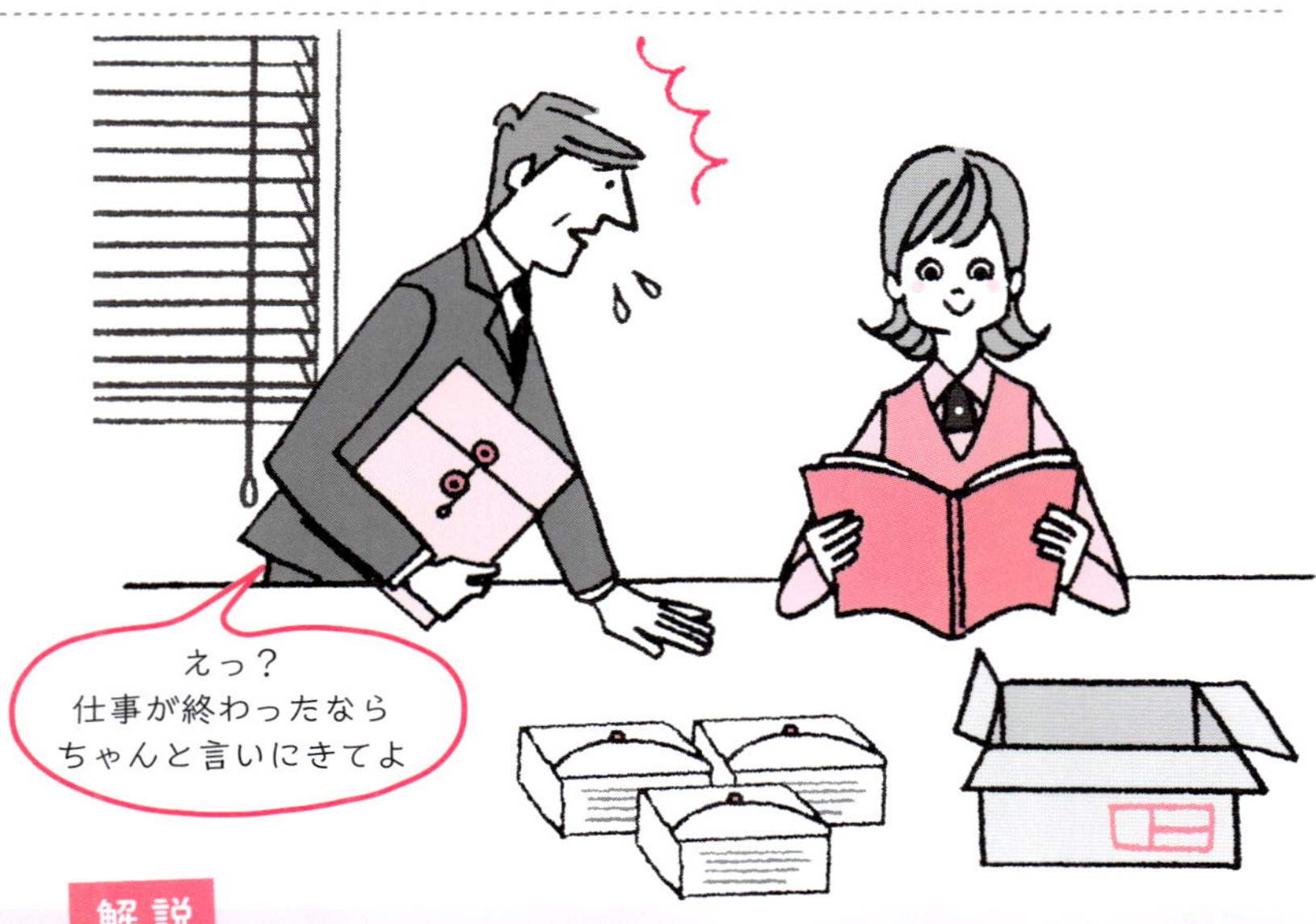

解説

指示された作業が終わっても報告せず、勝手に休憩してしまうことがあります。本人に悪気はまったくなく、「言われたことは全部やった」という思いがあります。作業が終わったあとは、報告を義務づける必要があります。

指示には忠実だが察して動くことができない

自閉症スペクトラムの人は、指示されたことは忠実に実行するものの、終わったら次に何をするのか聞きに行くことができません。なぜ言いにこないのか問いただすと、「言われていなかったので聞かなかった」といった答えが返ってきます。反抗心などはなく、ただ言われたことに忠実なだけなのですが、そうした融通(ゆうずう)の利かなさが他者からは理解されにくいといえます。

周りの状況を読むスキルも弱く、忙しそうな人を見て「手伝ったほうがいいかな」と気を利かせることも思いつきません。「察して動け」と言っても無理なので、そのつど何をすべきか指示する必要があります。

周囲のサポート①

批判的な見方はせず割り切って指示を出す

「こんなことは言われなくても、察して自分からやるだろう」と思われるようなことが、発達障害の人にはできません。周りの人はそのことを理解しておく必要があります。
「みんな忙しそうにしているのに、手伝おうともしないのか」と批判的にみるのでなく、障害の特性と割り切って接することが大切です。

忙しそうだから
手伝ってくれる?
あっ
わかりました

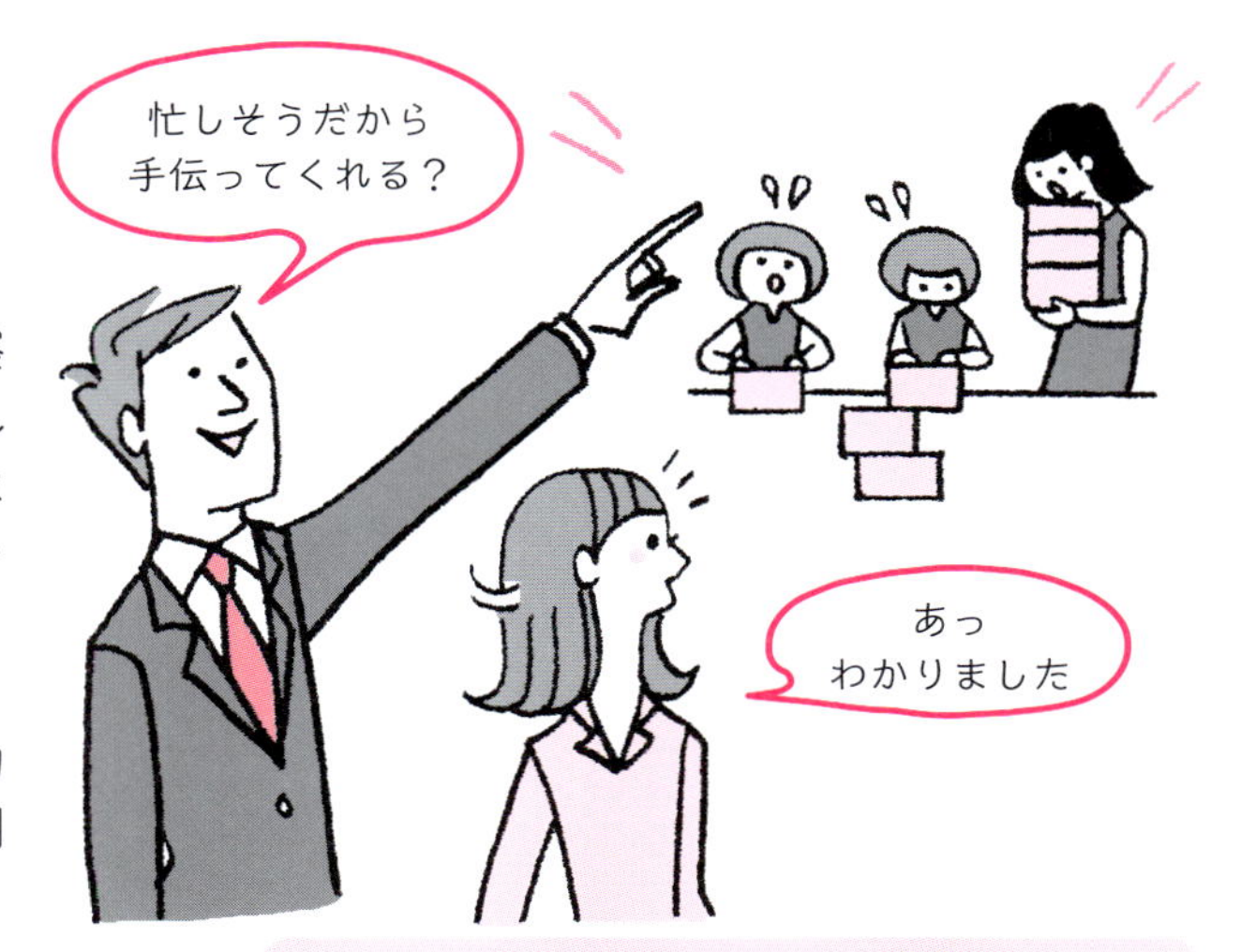

手持ちぶさたにしていたら…

「○○さんを手伝って」と具体的に伝える
⬇
指示されれば、気がついて動くことができる

周囲のサポート②

あいまいな指示は出さず具体的に伝える

自閉症スペクトラムの人に対しては、「きちんと」「ちょっと」といったあいまいなことばは使わず、具体的な範囲や到達度を示す形で指示を出します。

また、指示のあと、作業をはじめるタイミングがわからないことがあるので、「はじめていいよ」とひと声かけるとよいでしょう。

はい!
RRRR
みんな外回りだから
電話に出てね

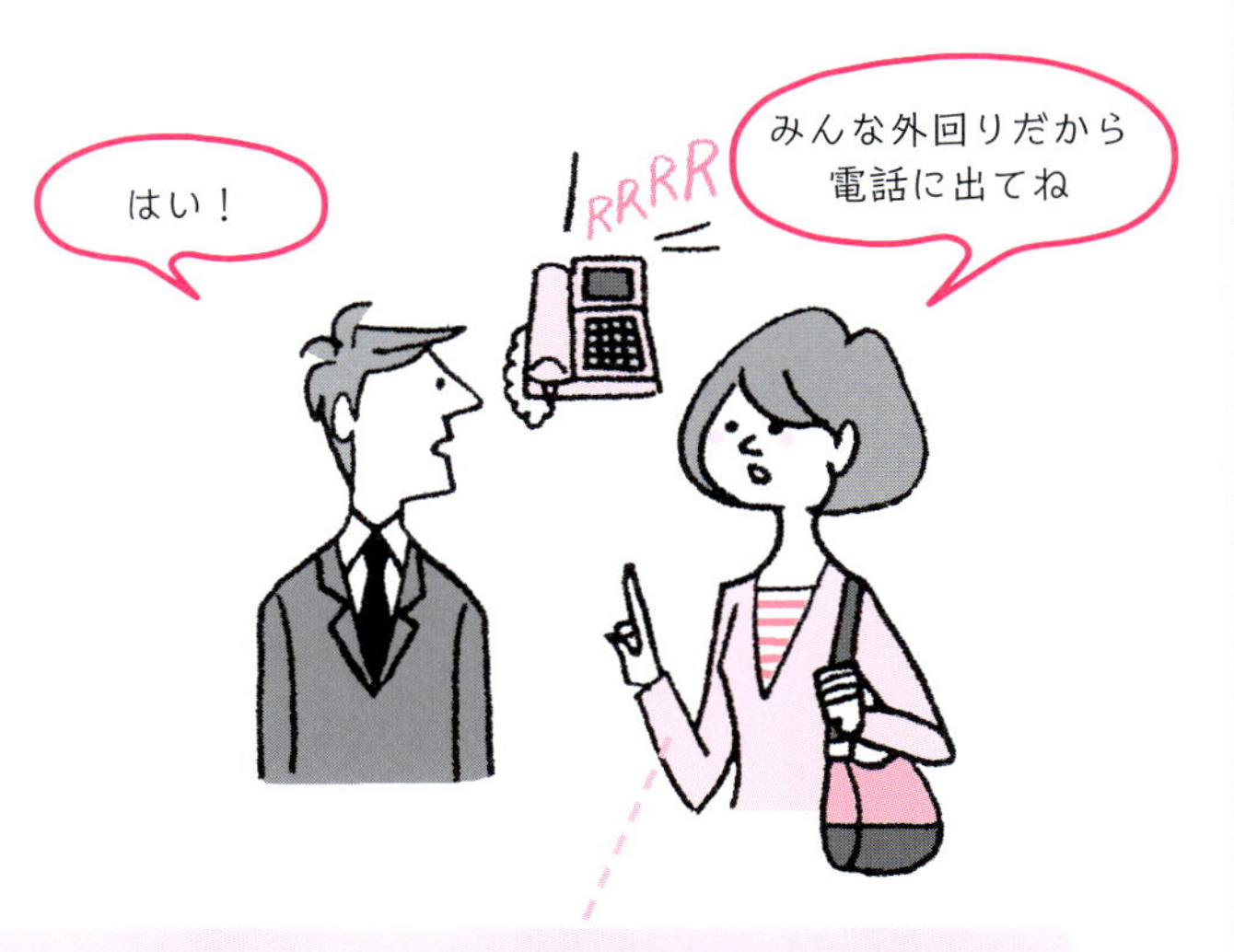

具体的にやるべきことを指示する

オフィスの留守番をお願いするときなどは、「電話に出て、相手の名前と用件をメモしておいて」などと指示する

周囲のサポート

仕事を計画通りに進められない

時間の見積もりや配分がうまくできません。時間の管理は本人任せにせず、周りの人が進み具合の確認を行うなどしてサポートしましょう。

よくみられるケース

- 複数の仕事に時間をうまく配分することができない
- 仕事が遅れぎみと気づいても、何とかなると思ってしまう
- 「できるだけ早く」と言われた仕事を翌日まで持ち越してしまう

昼からやってるのに、
まだ終わらないのか？

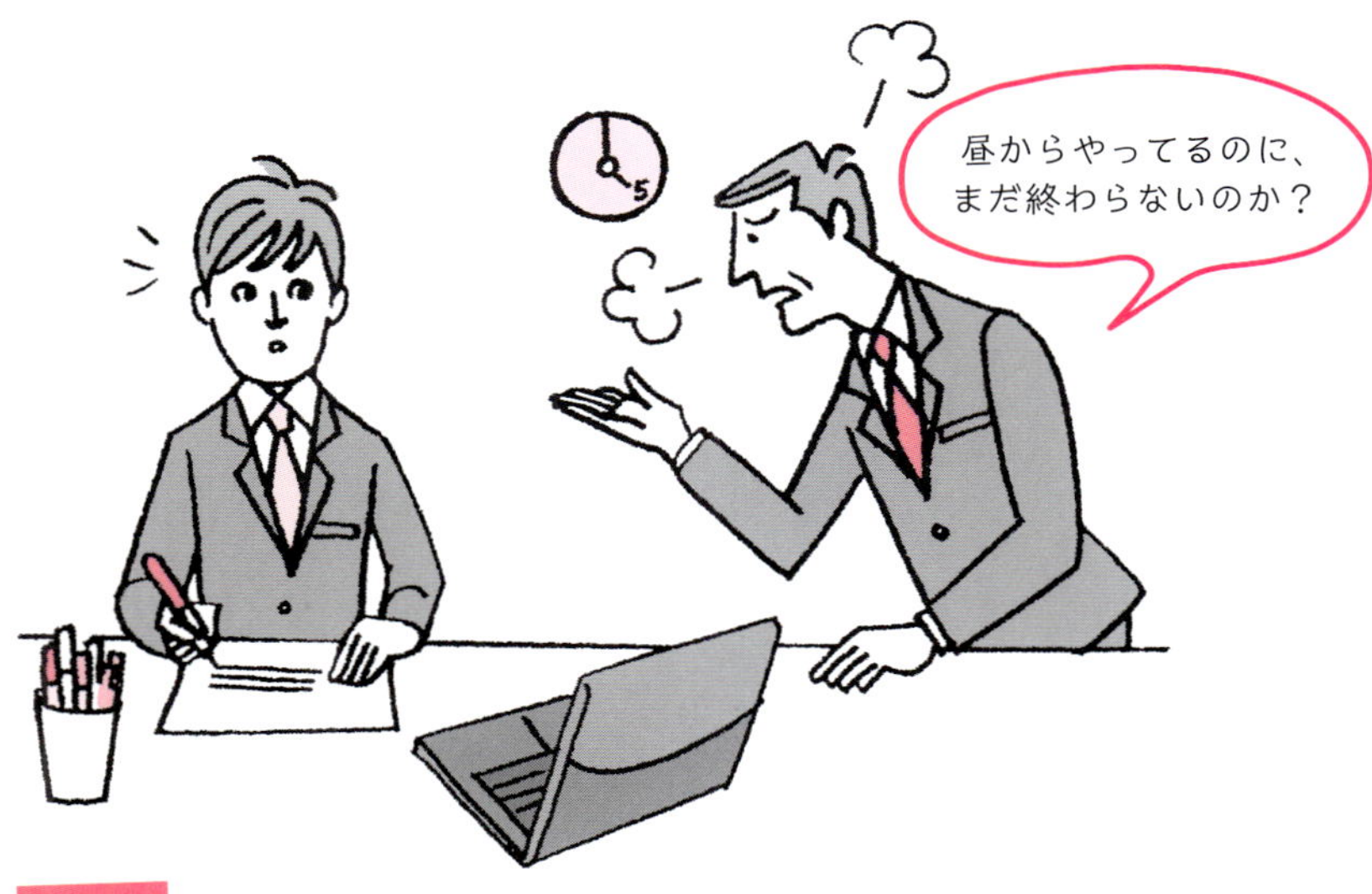

解説

急ぐように頼んだ仕事がいつまでも終わらないケースがあります。本人なりに急いでいるのですが、端から見ると「マイペース」としか言いようがなく、定時になると仕事を途中でやめて帰ってしまったりします。

時間の管理が苦手で期限に間に合わせられない

発達障害のある人は、時間の管理が苦手です。作業にかかる時間を短めに見積もってしまい、予定通りに終わらなかったり、多くの仕事を安請(やす)け合いした結果、どの仕事も期限に間に合わないという事態を起こしたりします。

また、自閉症スペクトラムのある人の場合、「できるだけ早くお願い」と言われた仕事を翌日まで持ち越してしまうことがあります。あいまいな指示の出し方では、具体的にいつなのかがわかりません。また、相手の切迫感がわからないことから、このようなトラブルが起こります。「今日中に」「5時までに」などというように、具体的に期限を示す必要があります。

周囲のサポート①

スケジュール管理は周りの人がサポートする

本人に複数の仕事を渡して段取りさせるのではなく、ひとつの仕事が終わったら、次の仕事を指示するようにします。また、遅れぎみだったら、少し期限を延ばしたり、手伝える人を手配したりするなどして調整を図ります。

どの順番にやればいいの？
F
D C
A B E
1 2 3 4
A B C D
ホッ
この順でやるといいよ

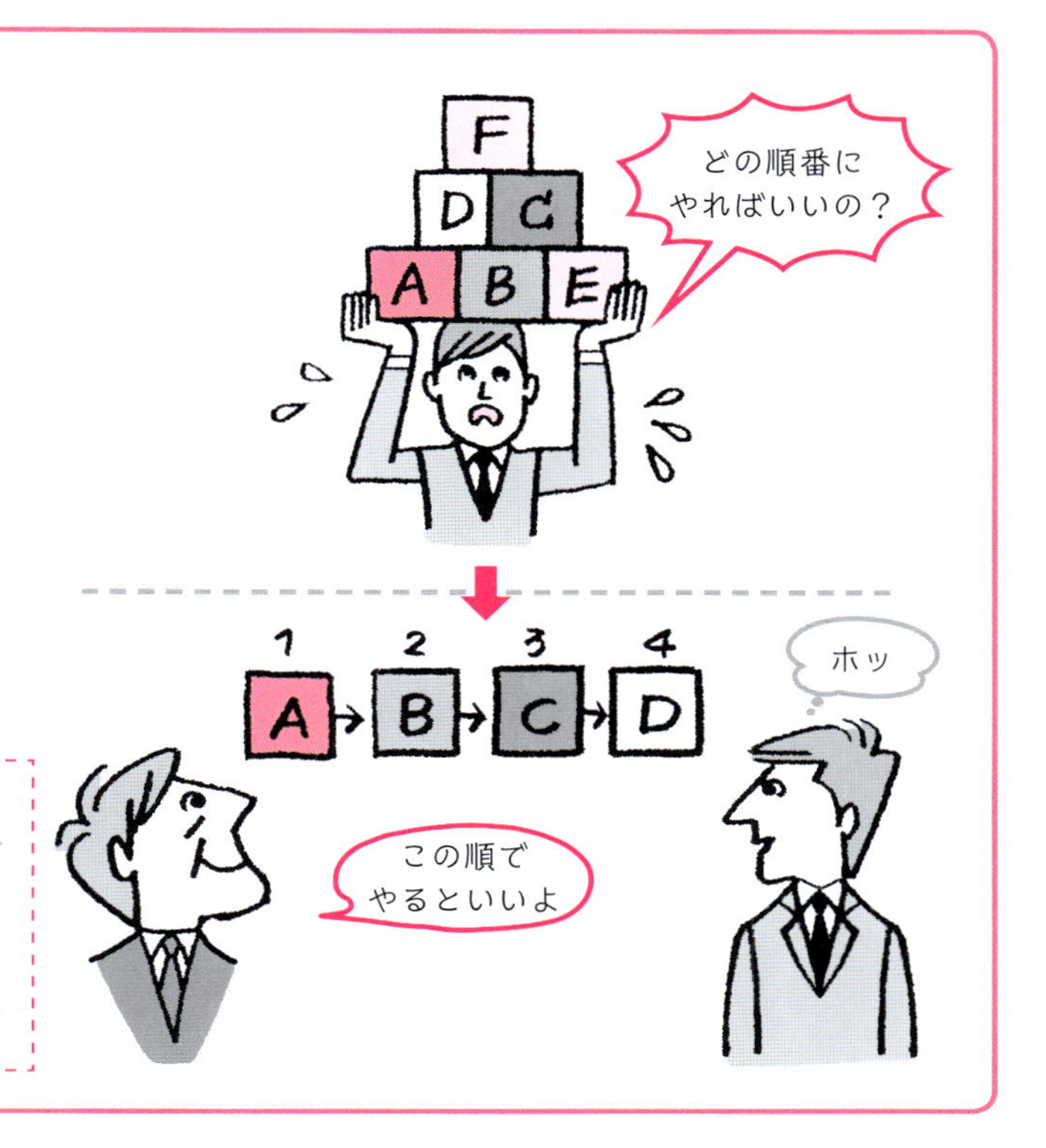

例　スケジュールの伝え方

- 期限の示し方
  →「今日の11時まで」「今日中」　など
- 進み具合の声のかけ方
  →「あと1時間だけど終わりそう？」　など

周囲のサポート②

スケジュールには余裕をもたせる

発達障害のある人の場合、集中力の維持ができず、短時間に多くの仕事を詰め込む形にすると、全部をこなせなくなる可能性があります。スケジュールには余裕をもたせる配慮が必要です。

また、締め切りに遅れてしまった場合も厳しく叱責することは避けて穏やかに注意し、改善点を検討します。

この仕事３時までにお願いね
はい　わかりました
本当は４時までかかってもＯＫ！

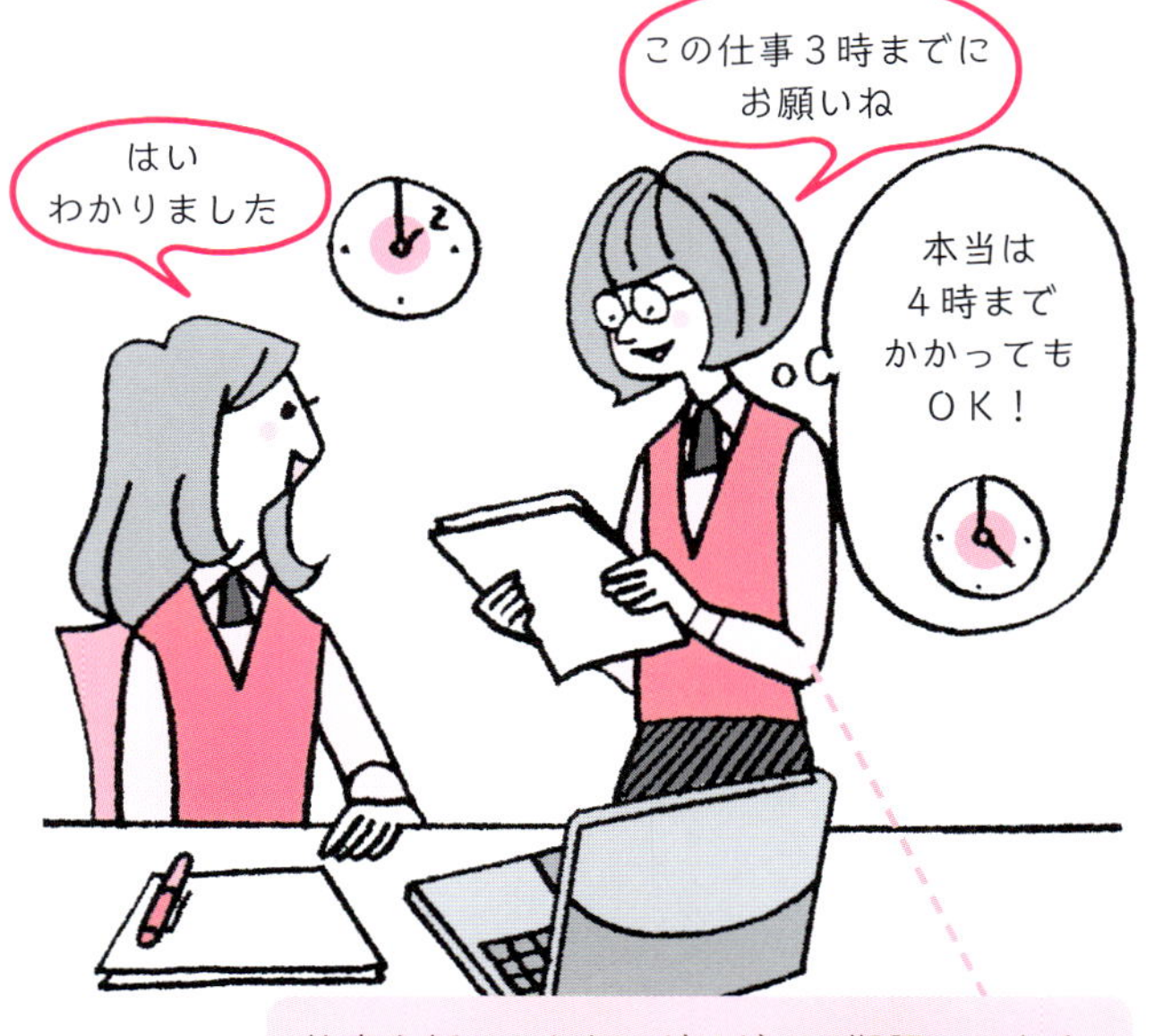

仕事を任せるときはギリギリの期限ではなく、少し遅れても大丈夫な時間を設定する

周囲のサポート

パニックを起こす

特有のこだわりや感覚異常が原因で、パニック状態になることがあります。パニックの原因となる問題が起こらないように、周囲も配慮します。

よくみられるケース

- 急な予定変更があると、不安が高まりパニックになってしまう
- 大きな声で注意されたことがきっかけでパニックになる
- 肩をポンとたたかれたことが原因でパニックになる

わあ〜〜
おいっ！
このデータ
どうなってんだ！
バンッ

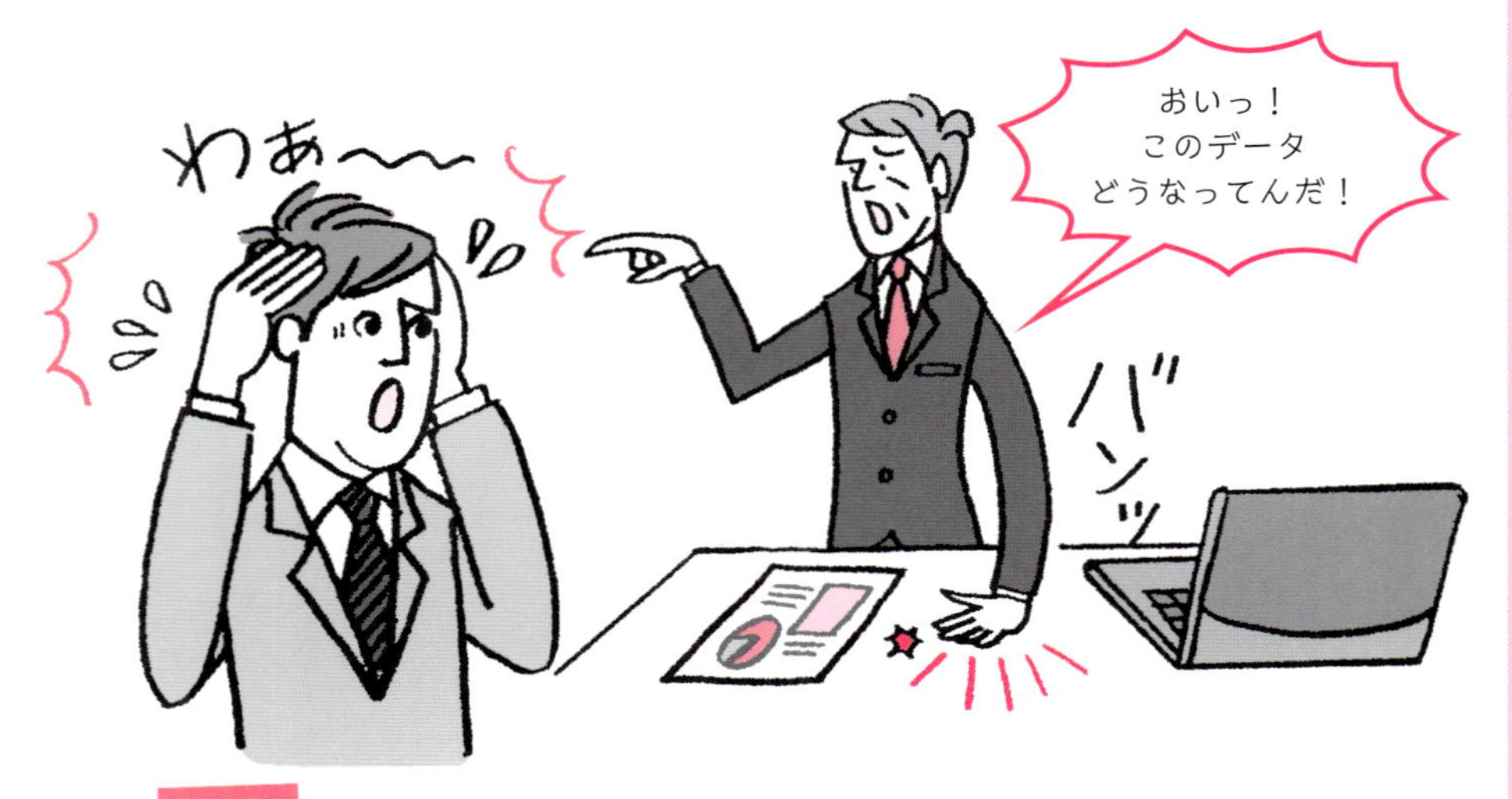

解説

突然に怒鳴られたり、大きな声で注意されたりすると、一瞬にして不安と緊張が高まり、大声で叫ぶなどのパニック状態になることがあります。いったんパニックになると、気持ちが落ち着いて冷静になるまでに時間がかかります。

ささいなことで不安になり混乱してしまう

自閉症スペクトラムのある人は、ささいなことで不安になりやすく、その不安や緊張が大きくなりすぎると、大声を上げたり、その場から走り去ったり、ときには自傷行為に至ったりといったパニック状態になることがあります。原因は、本人もある程度は自覚していることが多いと考えられます。

パニックになりやすい原因としては、急な変更をはじめ、突然に大きな声をかけられる、自分で決めたルールを曲げなければならなくなるということがあげられます。こうした予測できない状況に対する不安は周囲が受け止めてあげ、不安をあおらないように配慮することが求められます。

周囲のサポート①

変更があるときは早めに知らせる

不安感が強い自閉症スペクトラムの人の場合は、急な変更があると混乱してしまうことがあります。そのため、予定などが変わったときは、できるだけ早く本人にそのことを知らせます。発達障害のある人の場合は、口頭での伝達だけでは理解しにくいことがあるので、できればメモ書きをして一緒に渡すとよいでしょう。変更内容が複雑な場合は、変更前と変更後の違いがわかるように書き方を工夫します。

変更前 → 変更後

13:00	打ち合わせ
14:00	プレゼン資料作成
14:30	プレゼン
16:00	売上報告
16:30	A社訪問
⋮	⋮

13:00	打ち合わせ
14:00	売上報告
14:30	プレゼン資料作成
15:00	プレゼン
16:30	A社訪問
⋮	⋮

変更点が目で見てわかるように

どこが変わったのかがわかりやすいように書き出すなどして説明する

周囲のサポート②

独特の感覚があることを職場内に周知させる

発達障害の人のなかには、独特の感覚異常（過敏や鈍麻）をもつ場合があるので、こうした特性がないかどうかを前もって本人に確認しておきます。また、独特の感覚がある場合は職場内に周知させ、みんなにも協力を求めます。

例 感覚異常のタイプ

- 後ろから声をかけられるのが苦手
- 体を触られるのが不快
- ささいなことで痛みや不快を覚える

など

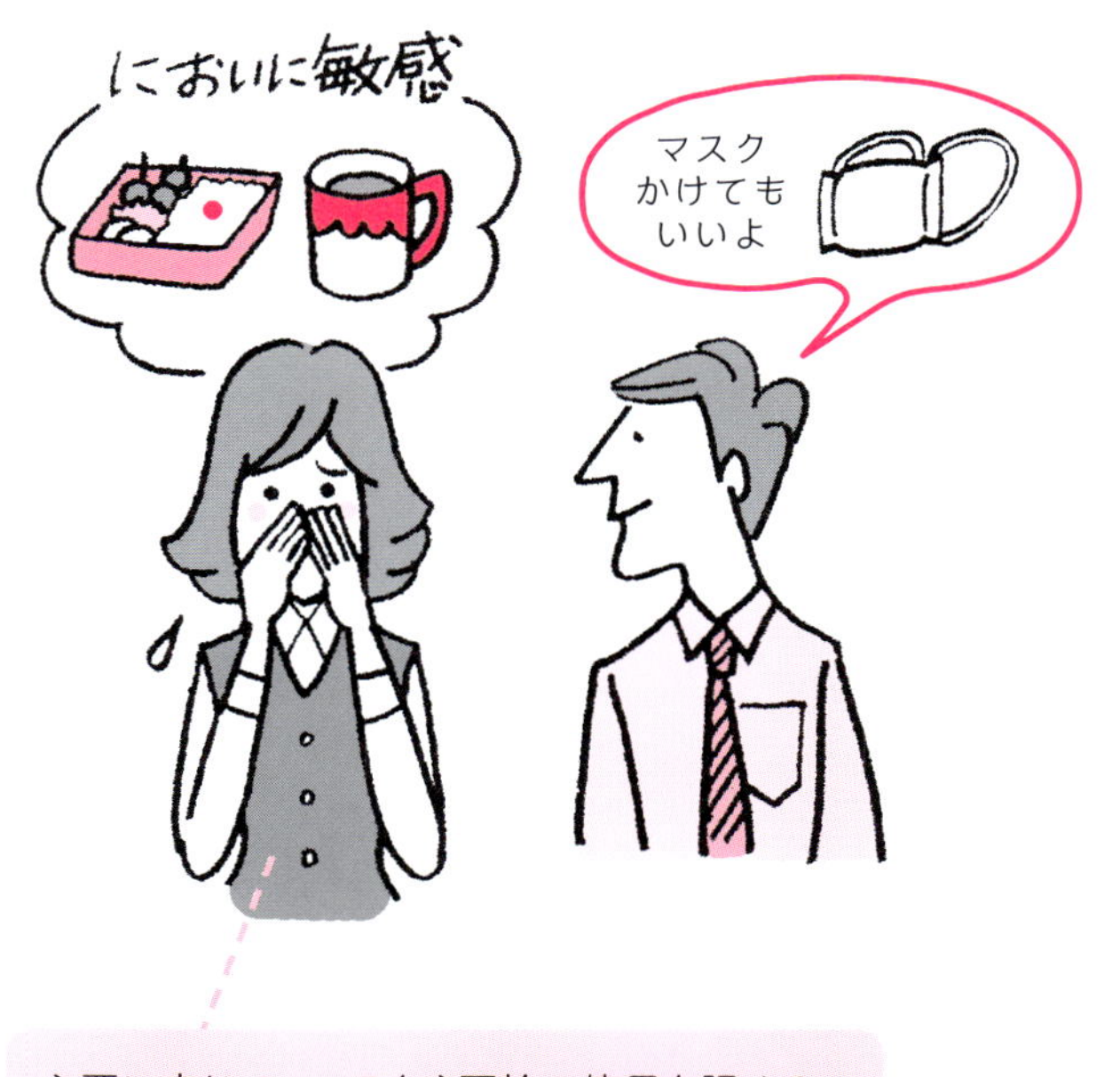

必要に応じて、マスクや耳栓の使用を認める

周囲のサポート

衝動的・攻撃的な言動がみられたとき

自制が利かなくなり、周囲に当たったり、乱暴な言動をとったりするケースがあります。過剰に反応せず、距離を置いてみるようにします。

よくみられるケース

- ささいなことでイライラして、周りの人に当たり散らす
- 怒りのコントロールが利かず、突発的に暴言をはいてしまう
- 後先を考えずに思いつきで行動してしまう

なんで
オレが怒られなきゃ
いけないいんだっ!!
バンッ!

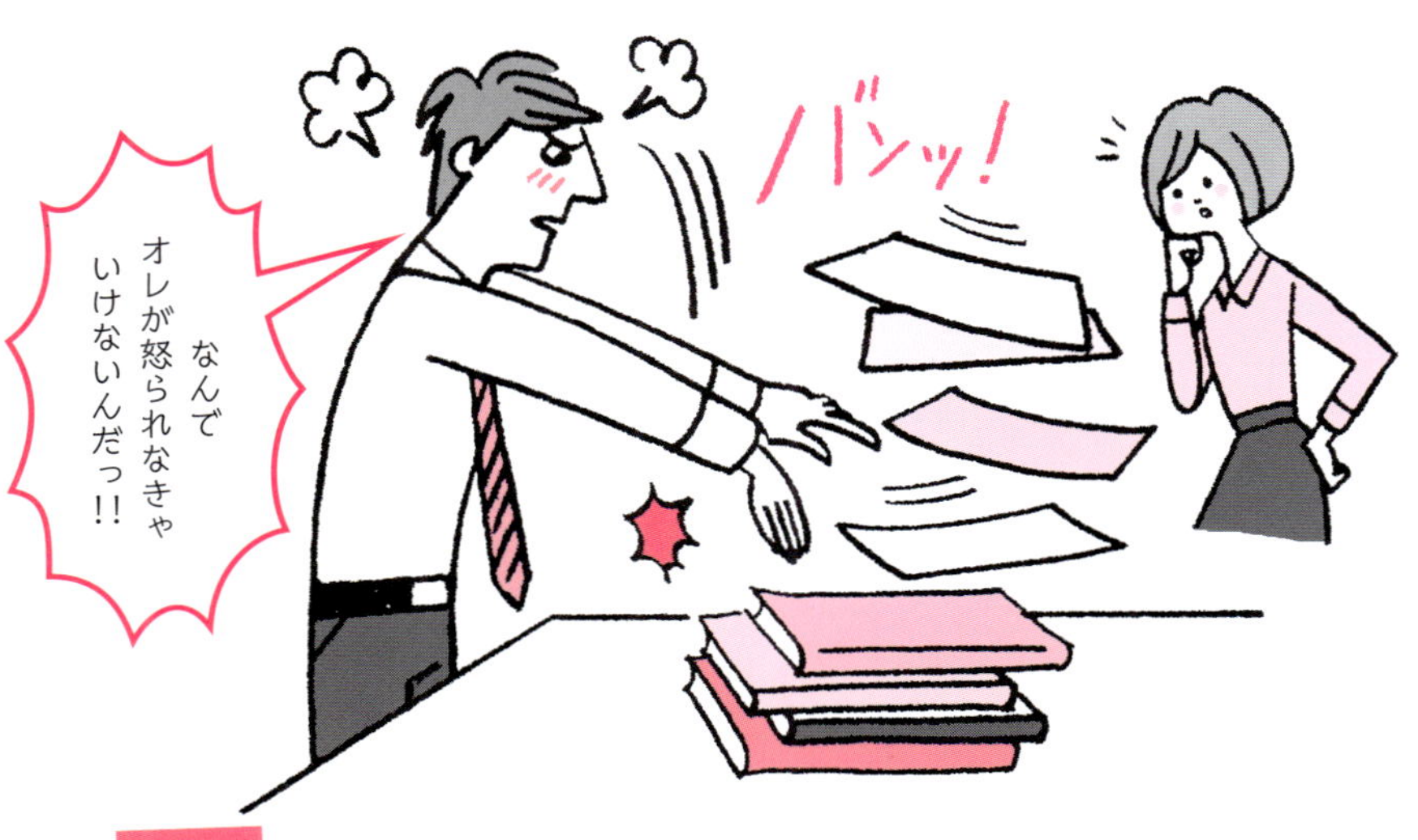

解説

短気ですぐに怒りが頂点に達し、だれかれかまわず当たり散らすため、周囲も巻き込まれてしまうことがあります。激しい怒りが続いているときはなだめても効き目はないので、声をかけたり目を合わせたりしないようにします。

カッとなりやすく周囲は振り回される

ＡＤＨＤの傾向のある人のなかに、衝動性の抑制が利きにくいタイプの人がいます。ささいなことでカッとなりやすく、攻撃的な態度をとったり、暴言をはいたりしてしまうことがあります。激しい怒りは20分程度でおさまりますが、その間、周囲の人は当たり散らされて、理不尽な思いをすることもあるでしょう。

また、衝動性の高さのために、思いつくとすぐに行動に移してしまうところがあり、上司の確認や許可をとらずに勝手に物事を進めて失敗することもあります。周りから〝気分屋〟で〝自分勝手〟とみられてしまい、職場で浮いた存在になりがちです。

周囲のサポート①

怒りが強いときは過剰反応しないこと

本人の怒りが爆発しているときは、暴言をはいても無視し、反応しないようにします。しばらくすると怒りもおさまり、自分の行為を後悔します。本人の気持ちが落ち着いてから、問題行動を起こさないための対応法を上司が一緒に考えましょう。

例 効果的な対応法

- 怒りがおさまるまで別室に移動させる
- 怒りが爆発しそうになったら外の空気を吸いに行かせる　など

こんなのゼッタイ
おかしいよ！
あいつバカじゃねーか!!
……
無視して反応しない
ようにする

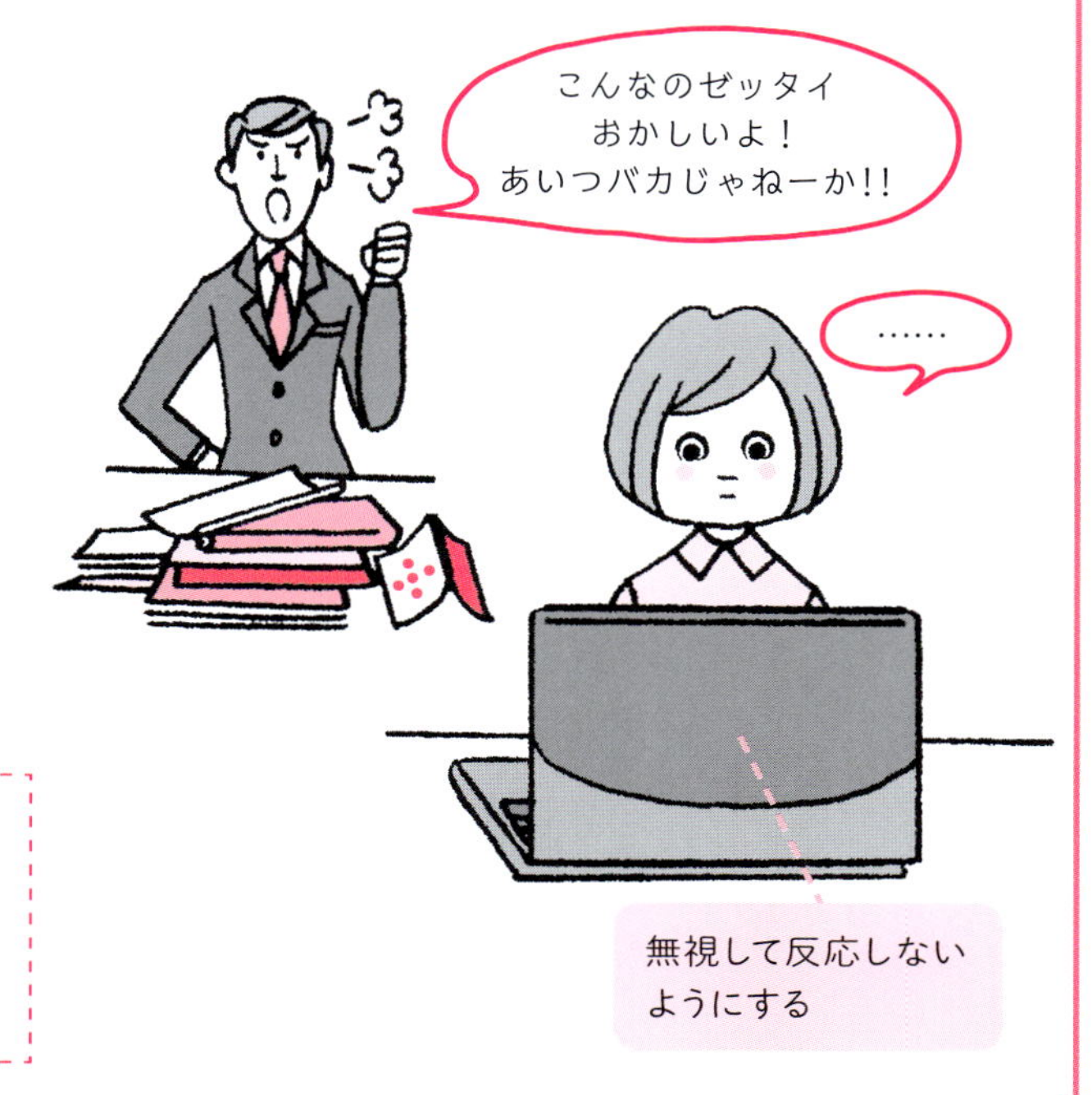

周囲のサポート②

ルールで縛りつけず臨機応変な対応を

思いつきで行動してしまうことはほめられたことではありませんが、ほかの人にはない卓越した行動力が、会社にプラスに働くこともあります。規則やルールにこだわりすぎて、その人の長所を押しつぶしてしまうのは、企業にとってももったいないことです。

発達障害に限らず、職場の一人一人が能力や個性を存分に発揮できるように導いてくれる、上司の存在が望まれます。

お客さまも
喜んでいることだし
今回は大目にみよう
がんばりなさい！
ときには多少の
逸脱行為に目を
つぶり励ますこと
も必要
勝手に進めて
すみませんでした

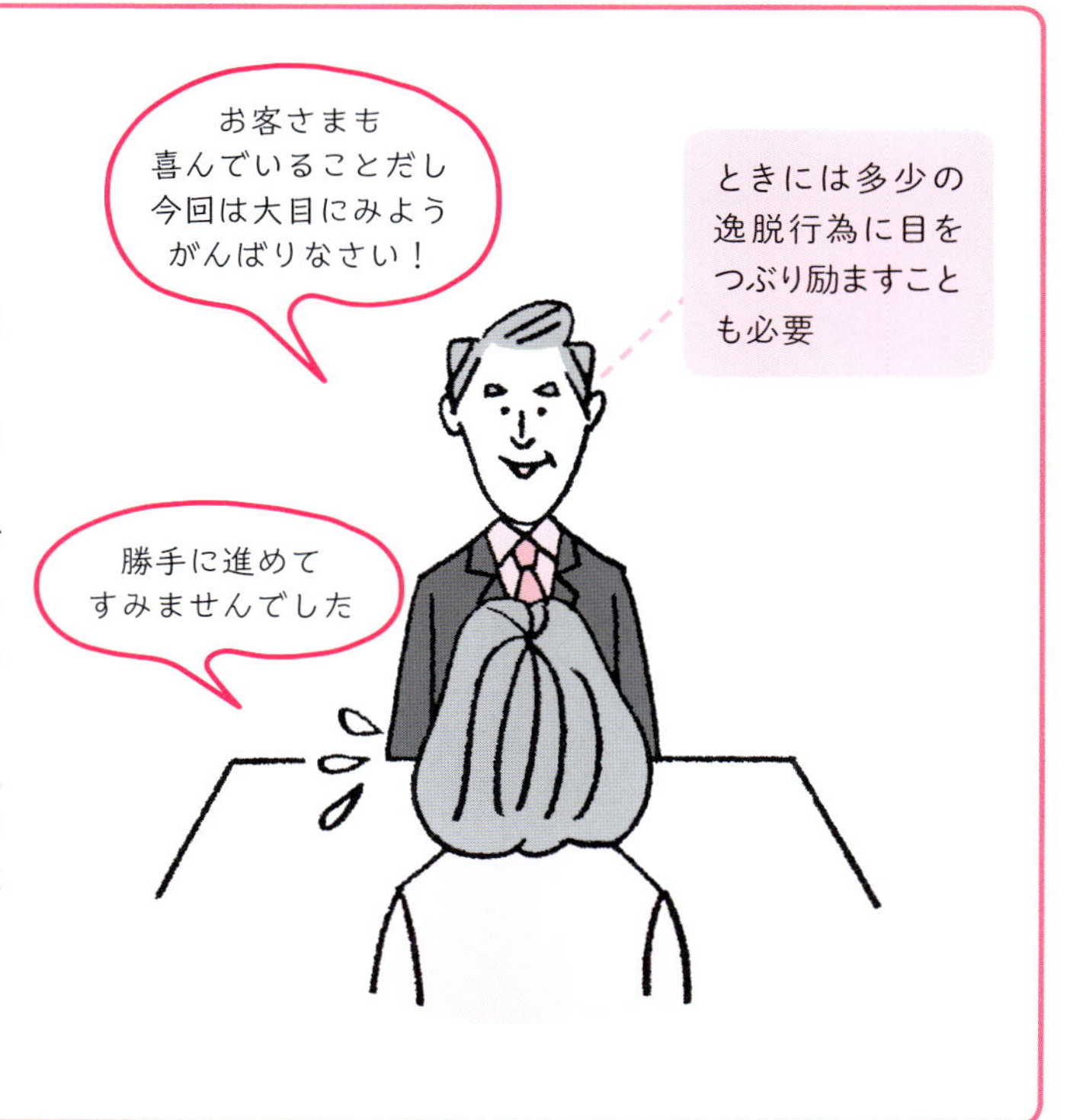

診察を待つ期間が社会的な問題になっている

できるだけ早く受診することが必要

発達障害は、子どものときに発見し、できるだけ早く適切な支援を受けていくことが重要です。

2005年に「発達障害者支援法」が施行され、乳幼児期や就学時期などに発達障害の可能性がある場合には、専門の医療機関での診断・支援を受けることができるなど、早期発見・早期支援の整備が進められてきました。たしかに最近は、以前に比べて発達障害についての社会的な関心も高まり、それとともに支援の幅も広がってきてはいます。しかし現在、発達障害の初診までにかかる期間の長さが、社会的な問題となっています。

1年近く待たされる場合も

総務省によって、子どもの自閉症やアスペルガー症候群、ADHD、学習障害を診断できる医師や医療機関に対し、受診状況を確認する調査が行われました。

その結果、申し込みをしてから実際に診察を受けられるまでに、3か月以上かかる機関が半数以上に及ぶということがわかりました。

さらに、初診までに10か月以上も待たされるというケースもあったのです。

医療機関が抱える問題

受診がスムーズに進まない背景には、医療機関が抱えるさまざまな問題も要因となっています。

発達障害が社会的に認知されてきているとはいえ、そのニーズに対して障害を熟知している専門医や、専門の医療機関はまだ圧倒的に不足しているのが現状です。また、発達障害は、一度の受診で診断がつくようなものではなく、確定診断には一定の期間が必要になります。

こういった状況のなかで、発達障害が疑われる子どもをもつ親は、早期発見・早期支援が必要と言われながらも、診断がつかないことで、子どもに対して何もしてあげられない辛さや行き場のなさ、どこへも相談できない不安などから、深い孤独を感じやすいといえます。

また、大人になってはじめて発達障害を疑い、医療機関を受診するという場合には、その時点で発達の課題からくる困難に直面していることも少なくありません。

大人の場合、子どもより診断に時間がかかることも多く、そういった面ではより深刻だといえます。

このような状況も踏まえ、国として発達障害の診断ができる医師の育成や、医療機関の拡大が検討されています。

5章

社会で「自立」していくために

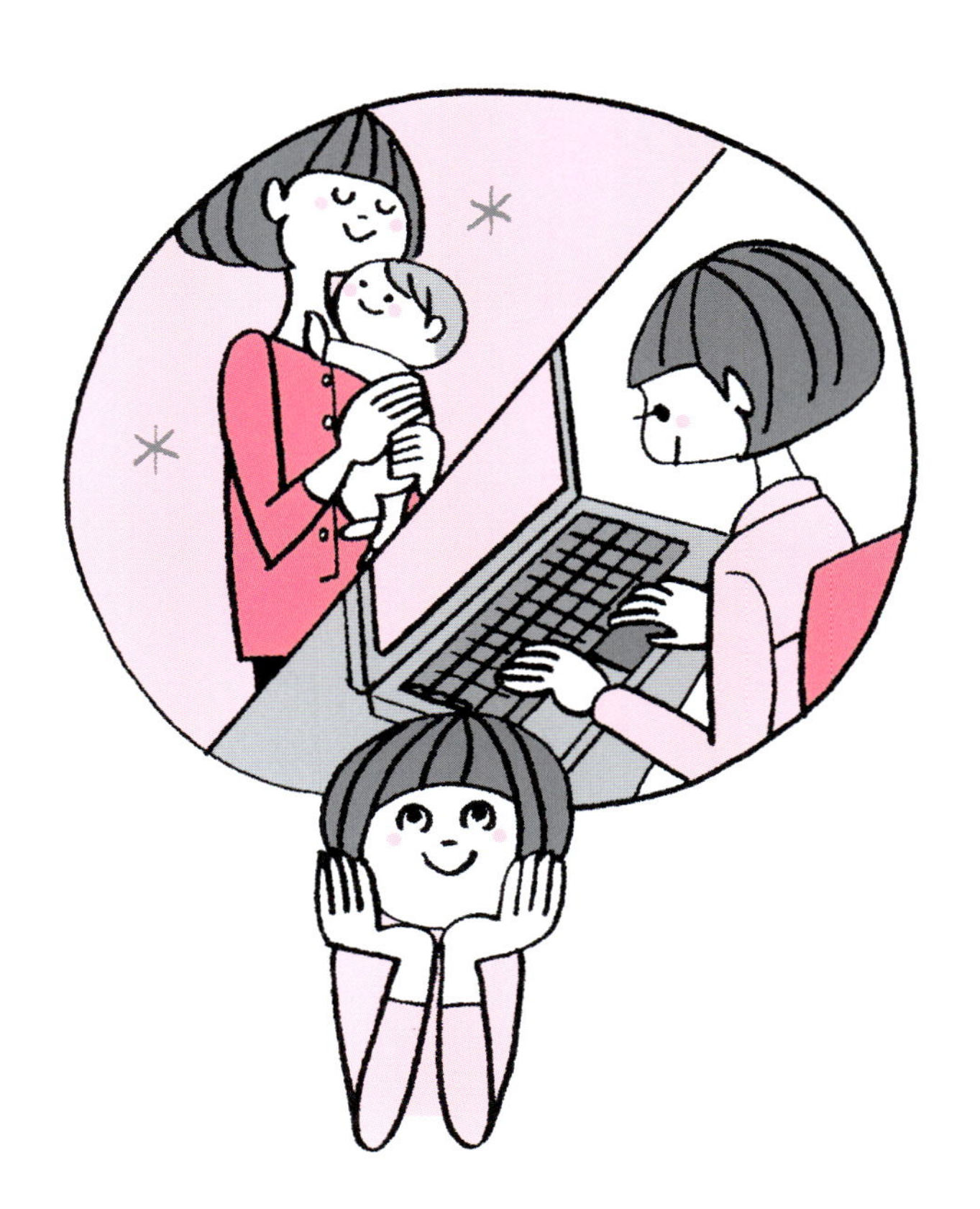

自分に適した仕事を選ぶために

「してみたい仕事」という基準だけで選ぶのではなく、自分の特性をよく理解したうえで「できる仕事」「続けられる仕事」を選ぶことが大切です。

抱えやすい就労の問題

発達障害の特性によって起こる社会への不適応から、将来に対して漠然とした不安を抱えている人も少なくないでしょう。しかし、自分の特性を正しく理解し、適切なサポートを受けながら、得意なことを生かせるような仕事に就くことができれば、社会で役割を果たし、活躍することができます。

一方で、学力が高く、仕事への意欲もあるのに、場の空気を読んだり、状況の変化に対応したりすることが苦手なために、就職試験の面接で不合格となり、就労になかなか至らなかったり、就職まではスムーズに進んでも、実際に職場で仕事をはじめたとたん、不適応行動が問題になり、つまずいてしまう事例が多いのも事実です。

理由のひとつに、良好な人間関係を構築することの難しさがあります。コミュニケーションをとるためのスキルが十分に身についておらず、上司や同僚、取引先とのトラブルが重なり、就労が継続できなくなってしまうのです。

もうひとつの理由として、その職種自体に適性がなかったという場合があります。たとえば、人と接することが苦手なのに営業職に就いたり、集中力が続かずミスをしやすいのに、正確な処理が求められる事務職に就いたりというように、自分に向かない職種を選んでしまうと、仕事を続けていくことが困難になります。また、そのような失敗やつまずきの積み重ねから、精神的に不安定になってしまい、会社を休みがちになり、結果的に解雇されるよ

就労でつまずきやすい問題

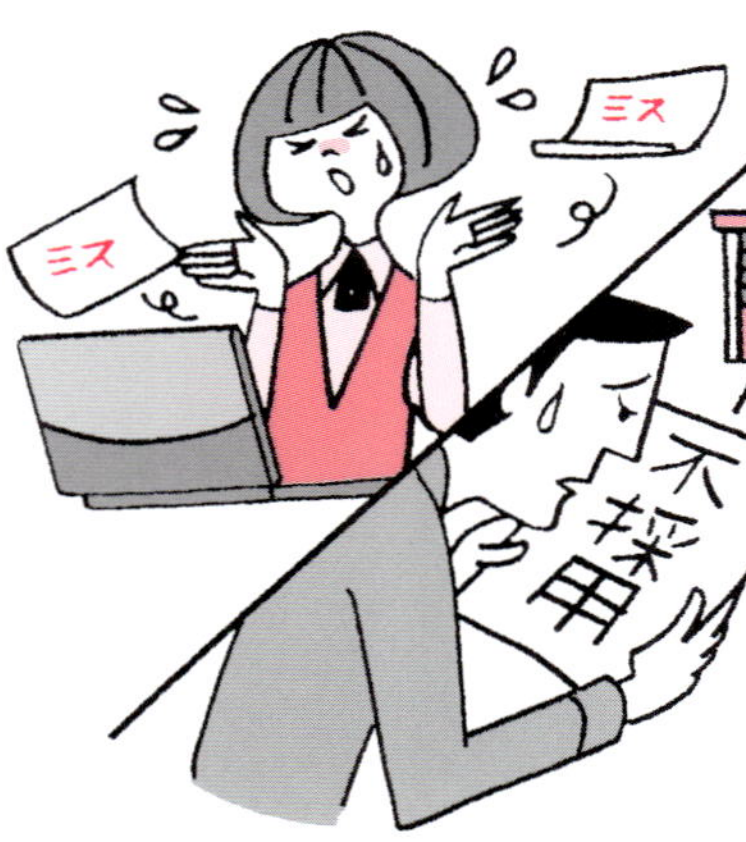

- 面接で失敗して就職できない
- 仕事に適性がなく続けられない
- 就業後に人間関係でつまずく

など

適した仕事の選び方

STEP 1
日々感じていたり、人に言われたりする自分の得意なこと、不得意なことを把握する

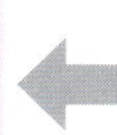

STEP 2
昔から好きなことや、興味のある職種をリストアップし、そのなかから絞り込んでいく

STEP 3
アルバイトなどで働いてみる。そうすると、その仕事への適性や課題がわかりやすい

STEP 4
見えてきた課題を参考にして、より具体的に職業を絞り、就職活動をはじめる

自閉症スペクトラムに向いている仕事・向かない仕事

向いている仕事
- 校正者
- 会計士
- デザイナー
- 駅員
- コンピューター プログラマー
- 事務や経理　など

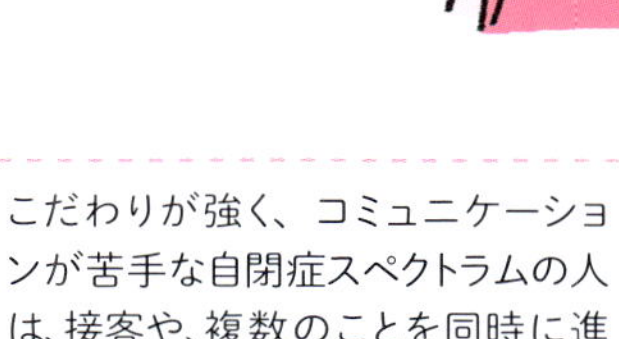

向かない仕事
- 営業職
- 接客業
- 窓口業務
- 調理師
- 旅行代理店の添乗員　など

こだわりが強く、コミュニケーションが苦手な自閉症スペクトラムの人は、接客や、複数のことを同時に進める仕事には向きにくい

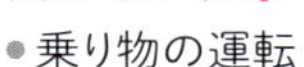

ADHDに向いている仕事・向かない仕事

向いている仕事
- 営業職
- 研究職
- 接客業
- 芸術家
- コピーライター
- 出版物や映像制作者　など

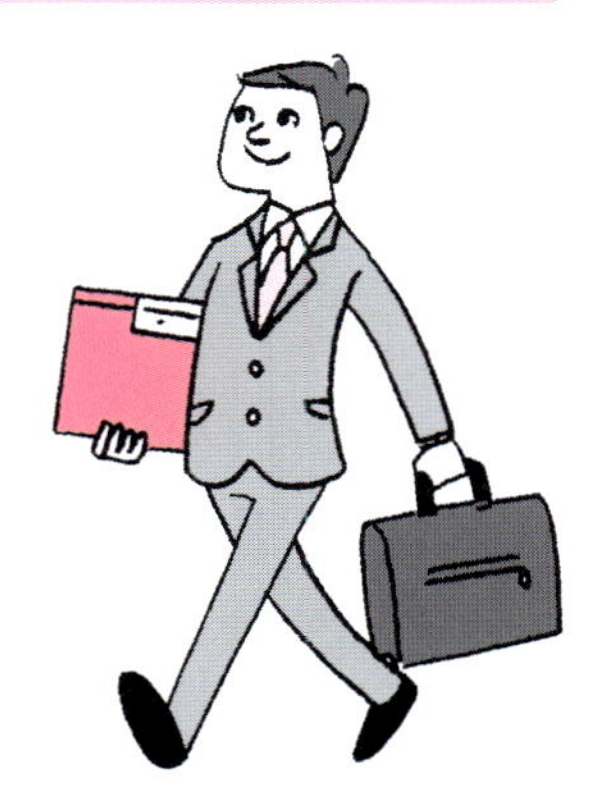

向かない仕事
- 乗り物の運転
- 機械の操作
- 工場などでの単調な作業
- 事務や経理
- 校正者　など

忘れっぽい、ミスが多い、集中することが苦手などの特性があるADHDの人は、正確さや集中力が求められる仕事には向きにくい

うなケースも少なくありません。そうならないためにも、自分の得意不得意を正しく理解して仕事を選ぶことが大切になります。

得意なことを仕事につなげていく

発達障害のある人は、得意なことと苦手なことの差が大きいのが特徴です。不得意なことは、どんなに努力しても上達しないことが少なくないのですが、得意なことには並外れた集中力をみせ、素晴らしい成果をあげることがあります。ですから、不得意なことよりも、得意なことや好きなことに思いきり取り組み、それを仕事につなげていくのがよいでしょう。そのためには、自分が興味をもてること、幼いころから好きだったこと、続けてこられたことは何かを考えて、そのなかから、自分が仕事にできそうなことをリストアップしてみます。

仕事にできそうなことが見つかったら、最初はアルバイトなどの就業形態で働きはじめてみましょう。

発達障害の人が利用できる支援機関

障害がある人をサポートする支援機関や制度には、さまざまな種類があります。就労や自立のために、制度やサービスを効果的に活用していくことも大切です。

発達障害の人が利用できる主な支援機関

生活全般の支援

発達障害者支援センター

対象：発達障害のある人

- 発達障害のある人の生活全般のことについての相談受け付けや支援
- ほかの就労支援機関との連携や紹介

就労の支援

障害者職業センター

対象：発達障害、知的障害、精神障害のある人、障害者を受け入れる企業

- ジョブコーチの派遣
- 就労相談や職業能力の評価、作業訓練、対人訓練、就業先の紹介

地域若者サポートステーション

対象：15 ～ 39歳までの、無業状態（ひきこもり、不登校など）にある若者

- 企業での就労体験やコミュニケーション訓練などを行い、就労と自立を支援

自治体や民間の就労支援機関

対象：障害のあるなしにかかわらず、学生～社会人まで

- 就労体験や訓練に関する支援
- 最近は、発達障害の人に特化した就労支援を行っている機関もある

ハローワーク

対象：基本的には一般就労向け

- 障害のある人からも「専門援助部門」で相談を受け付け、就労を支援

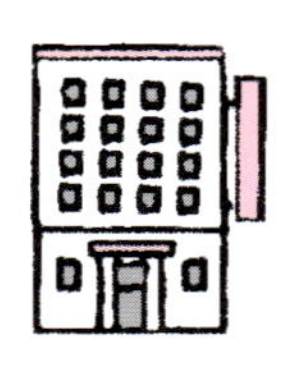

支援機関に相談することもできる

発達障害のある人の場合、自分の得意不得意を客観的に把握することが苦手な場合があります。そのため、自分の判断で仕事を選ぶとミスマッチが起こりがちで、就労の継続が困難になるケースがあるのです。適性に合った職業を選ぶためには、さまざまな支援機関を利用し、専門的な知識がある人に就労相談にのってもらうことが望ましいといえます。

支援機関の就労支援では、相談者の職業能力や課題を評価したり、就業や自立に必要なスキルを身につけるためのプログラムの提供なども行ったりしています。また、実際に就職先を紹介してくれる機関もあります。

発達障害に特化した就労支援も増えている

最近では、発達障害の人に特化した就労支援サービスを行っている自治体や企業も増えてきました。これらのサービスでは、履歴書などの書類作成の方法や面接の指導、必要なスキルを身につけるための職業訓練、障害の特性に合った職種の紹介など、幅広く対応してもらえます。

発達障害の人に向けたサービスを専門的に行っている支援機関には、発達障害者を受け入れてくれる企業の情報も豊富にあり、紹介を受けた発達障害者の就業率や定着率も高くなる傾向があります。また、就労後、ジョブコーチなどの継続支援を行っているところもありますので、調べて利用してみるのもよいでしょう。

状況によってはデイケアを活用する

就職や就労継続の失敗をくり返すことで、働く自信をなくしてしまったり、ニートやひきこもりの期間が長く続いてしまったりした場合には、そのままでは社会復帰が難しくなります。そのような場合は、社会へ出るための肩慣らしとして、「デイケア」を利用する方法もあります。

デイケアは、精神科などが実施する外来治療の一環で、医師や看護師、作業療法士、臨床心理士、精神保健福祉士などの指導のもと、社会生活を送るためのトレーニングを受けます。約半年の間、週1回や月数回といった形で専用のプログラムや所外活動、就労セミナーなどを受けながら、社会生活で必要なスキルや、人間関係の構築のしかたを習得したりします。デイケアを利用するためには、医療機関を受診して相談するか、すでに受診している場合は、主治医にデイケアを受けられる機関を紹介してもらいます。

デイケア利用までの主な流れ

受診	受診している医療機関、または保健所に相談する(医療機関を受診していない場合は、受診することからはじめる)
見学・参加	精神保健福祉センターに連絡・予約後に見学し、試しに数回参加する
面接・検査	デイケアの医師による面接や、援助の内容を決める検査などを受ける
利用開始	社会への適応力を高めるためのさまざまなプログラムを受ける

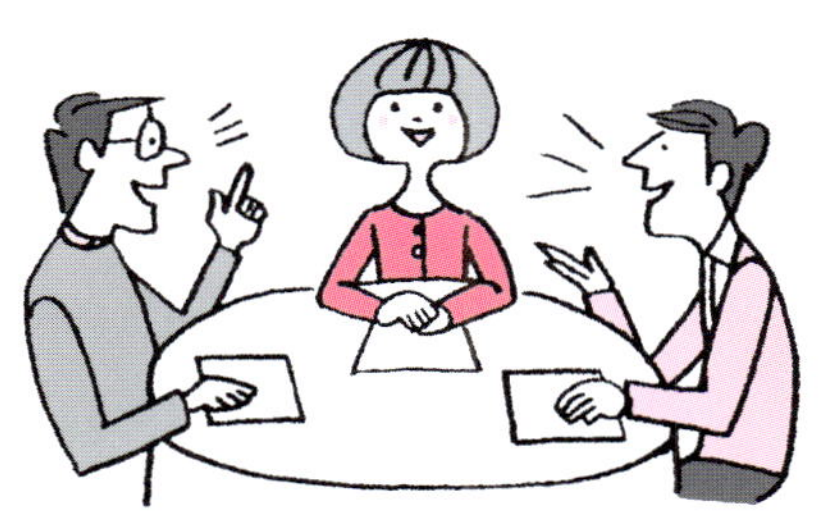

プログラムの例

- 就労セミナー
- 所外活動
- コミュニケーションの練習　など

障害者手帳を取得する方法も

障害者手帳を取得することで、さまざまな制度を利用できるようになります。また、障害者手帳があれば「障害者枠」で就労することも可能になります。

障害者手帳を取得する

身体的な障害がある人や知的障害のある人、精神疾患のある人の場合は、医師の診断書を添えて申請すれば障害者手帳を受けることができます。

一方で、発達障害がある人のための障害者手帳はありません。

しかし、発達障害者のなかにも、ふつうの人と同じように就労したり、安定した生活を送ったりすることが困難な人がいます。

こうした人たちにも手厚いサポートが必要であると考えられ、条件を満たせば障害者手帳を取得することができるようになっています。

現在、障害のある人に交付される手帳には、次の3つの種類があります。

身体障害者手帳

聴覚障害や視覚障害のある人、手足などに障害のある人、内臓の機能に障害のある人が対象。

療育手帳

知的障害のある人や、知的障害をともなう自閉症の人などが対象。

精神障害者保健福祉手帳

うつ病や統合失調症などの精神疾患や、てんかんなどのある人が対象。

この3つのなかで、発達障害の人が取得できる手帳は「精神障害者保健福祉手帳」です。

ただし、子どものころに発達障害の診断を受けていて、すでに「療育手帳」を取得している場合は、18歳以降も継続して療育手帳を更新することが可能です。

障害者手帳の発行手順

- 精神障害者保健福祉手帳の場合は、申請まで医療機関の初診から６か月が必要
- 通常、申請から2か月程度で交付される
- 手帳を取得すると、公共料金の割引や税金の控除・減免などのサービスが受けられる

顔写真、申請書、個人番号、医師の診断書などの必要な書類を用意する

福祉事務所や役所の福祉課に提出し、精神保健福祉センターなどの審査を受ける

発　行

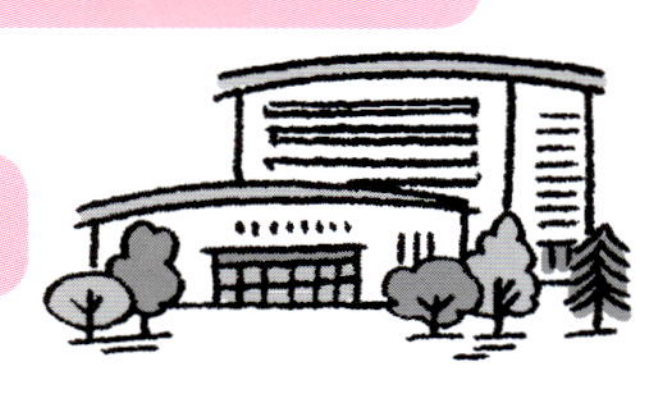

一般枠と障害者枠のメリット・デメリット

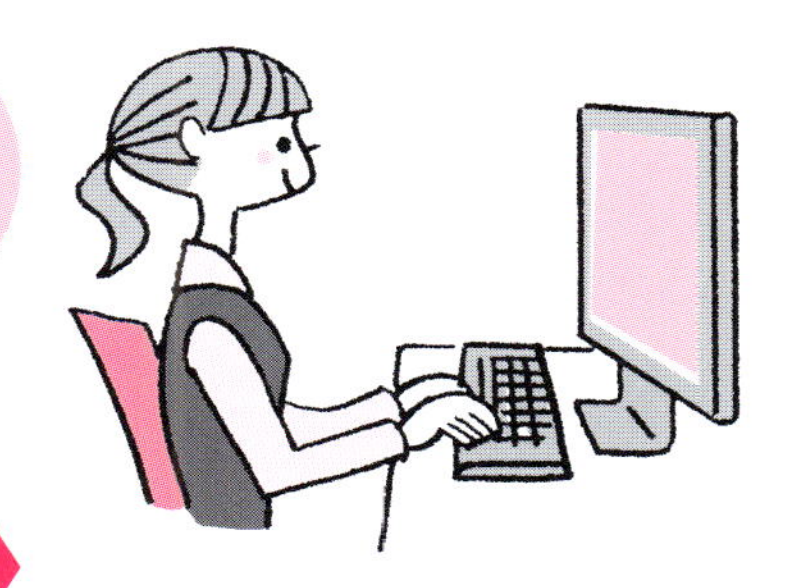

障害者枠での就労

メリット

- 特性に合わせ、仕事内容や勤務時間を配慮してもらえる
- 就労先は大手企業が多く、安定して就業できる場合が多い

デメリット

- 職場で障害者としてみられることへのストレス
- 一般に比べて、求人数や職種の選択肢が少ない
- 昇進や昇給がない場合がある
- 正社員ではなく、契約社員での募集が多い

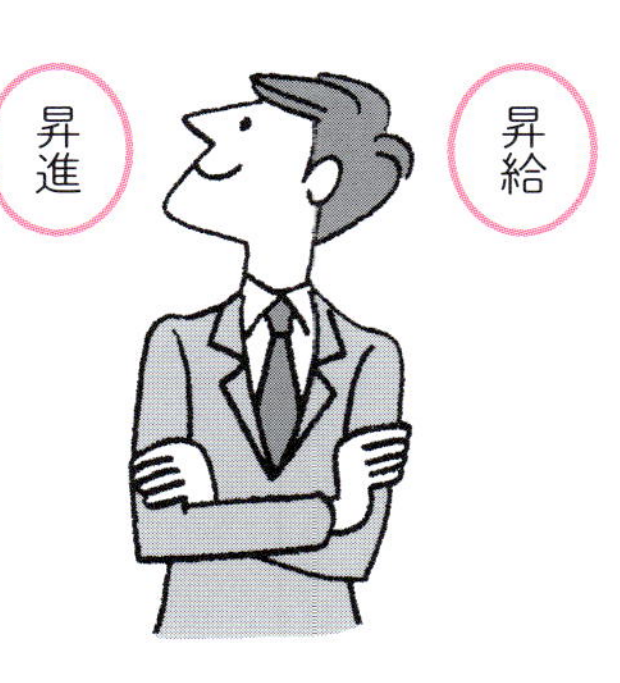

一般枠での就労

メリット

- 昇進や昇給のチャンスがある
- 発達障害であることを知らせずに就労できる
- 求人数が多く、職種も多様にある
- いろいろな仕事にチャレンジすることができる

デメリット

- 能力に見合わない仕事内容や責任を求められることもある
- 周囲に配慮しながらの通院や服薬が難しい（休みがとりにくいなど）

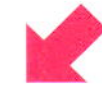

両方のメリット・デメリットをよく比較して選択する

最近では、障害者枠もさまざまな条件で一般枠に近づきつつある。
また、就労後に一般枠、障害者枠を選びなおすことも可能

障害者枠で就労するという選択も

障害者手帳を取得すると、障害者枠で就労することも可能です。障害者枠とは、「障害者雇用率制度」によって、民間企業や公的機関が雇用する労働者のなかに一定率以上（一般の民間企業では、従業員全体数の２％）、障害のある人を雇用することを義務づけている制度です。ハローワークには、「障害者枠」（障害者に限定した求人）と「一般枠」（一般の求人）があり、障害者手帳を持っている人はどちらの求人にも応募できます。

ただし、一般枠で就職した場合、勤務先では原則として発達障害への配慮はしてもらえません。

企業は、この制度を取り入れることにより、補助金を受けられるしくみになっています。

以前は、この制度を利用できるのは療育手帳と身体障害者手帳の取得者のみでしたが、精神障害者保健福祉手帳を持つ人も対象になりました。

支援を受けながら仕事を続けていく

より良い働き方を考えながら、就労を続けていくために、企業と本人を支援する「支援員」を派遣してもらうこともできます。

ジョブコーチとは

ジョブコーチとは?　障害のある人の働きやすさや、企業側の雇用上の問題を軽減するために、助言や指導をする就労支援の専門家

ジョブコーチ
企業と障害者の間に入り、双方を支援する

企業
ジョブコーチから助言を受ける
- コミュニケーションのとり方
- 特性への知識や配慮のしかた
- 仕事の進め方や指導方法　など

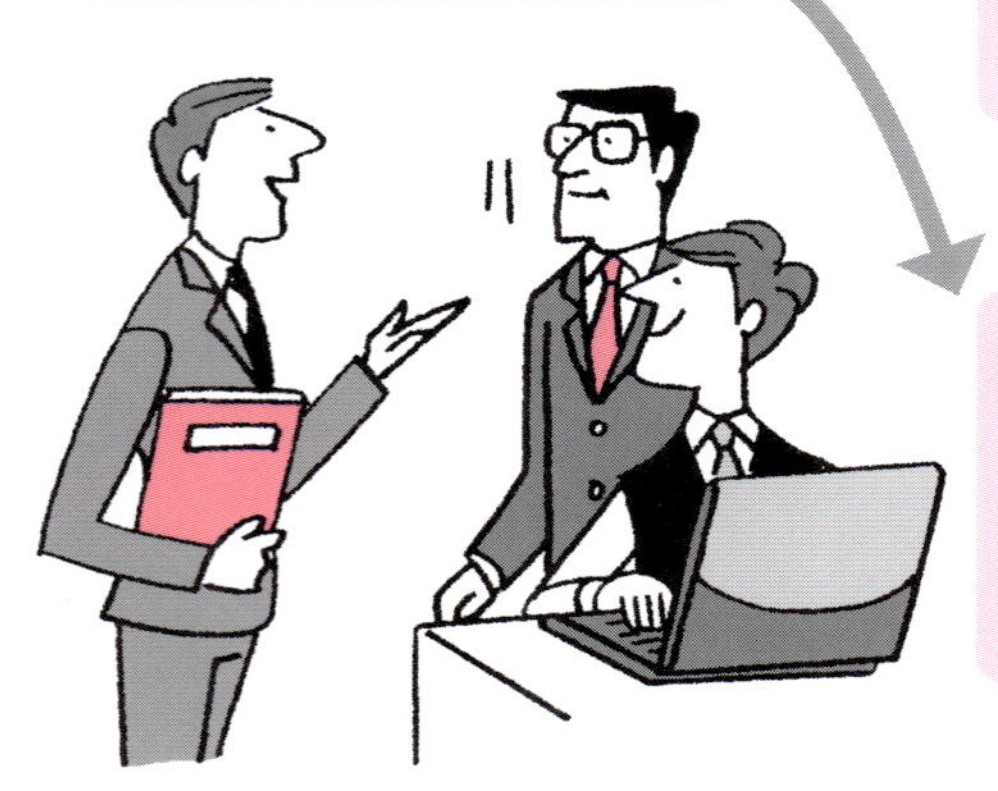

本人
ジョブコーチから指導を受ける
- コミュニケーションのとり方
- 仕事の進め方
- 自分でできる環境調整法　など

ジョブコーチの依頼先
- 発達障害者支援センター
- ハローワーク
- 福祉事務所
- 就業先の企業

など

ジョブコーチの支援を受ける

発達障害のある人の場合、通常の指導では、仕事を覚えられなかったり、社会性の困難さからほかの社員と意思疎通が図れなかったりといった問題が起こりがちです。

こうした状況を改善し、本人が安定的に仕事を継続できるようにするため、就業先に「ジョブコーチ」を派遣してもらうサービスがあります。

ジョブコーチとは、障害のある人が働きやすくなるよう、また企業側にも障害のある人の雇用上の問題を軽減できるよう、本人と企業の間に入ってさまざまな助言や指導をしてくれる就労支援の専門家のことです。

ジョブコーチは、発達障害者支援セ

ンター、ハローワーク、福祉事務所などが行っているサービスで、基本的に無償で利用することができます。派遣期間は、一般的には2～4か月ほどですが、そのときの状況によって異なります。

発達障害のある人に対しては、職場でのコミュニケーションのとり方や、仕事の進め方、ルールなどを指導してくれます。また、企業に対しては、発達障害についての知識や配慮のしかた、指導の進め方などを助言します。

会社のなかで、ジョブコーチの支援を受けることに対して抵抗を感じる場合があるかもしれませんが、少しでも早く職場に適応していくことが、仕事の継続につながります。

また、ジョブコーチの指導を通して、自分の課題や、就業での問題点を知ることは、能力を向上させる意味でも有効です。ジョブコーチは、就労開始時だけでなく、すでに在職している場合であっても派遣してもらうことができます。

本人も努力していくことが大切

発達障害のある人にとって、社会に適応しながら仕事をもち、自立していくということは、簡単なことではありません。しかし、適切な治療や支援を受け、周囲の協力を仰ぎながら、あきらめずに歩みを進めていってほしいと思います。

ここで紹介したサービスに限らず、発達障害の人が利用できる制度や支援はたくさんあります。また、障害の認知度の上昇とともに、年々充実してきています。それらを最大限に活用し、自立の方向へと一歩一歩進んでいくことが大切でしょう。長所や短所、得意不得意は、障害の有無にかかわらずだれにでもあるものです。また、どんな人にも、その人にしか果たせない社会のなかでの役割が必ずあります。

自分のもっている素晴らしい長所を磨きながら充実した人生を歩むために、さまざまな支援を受けると同時に、自分自身が努力を続けていくことも大切だといえるのではないでしょうか。

あきらめずに前進する努力を

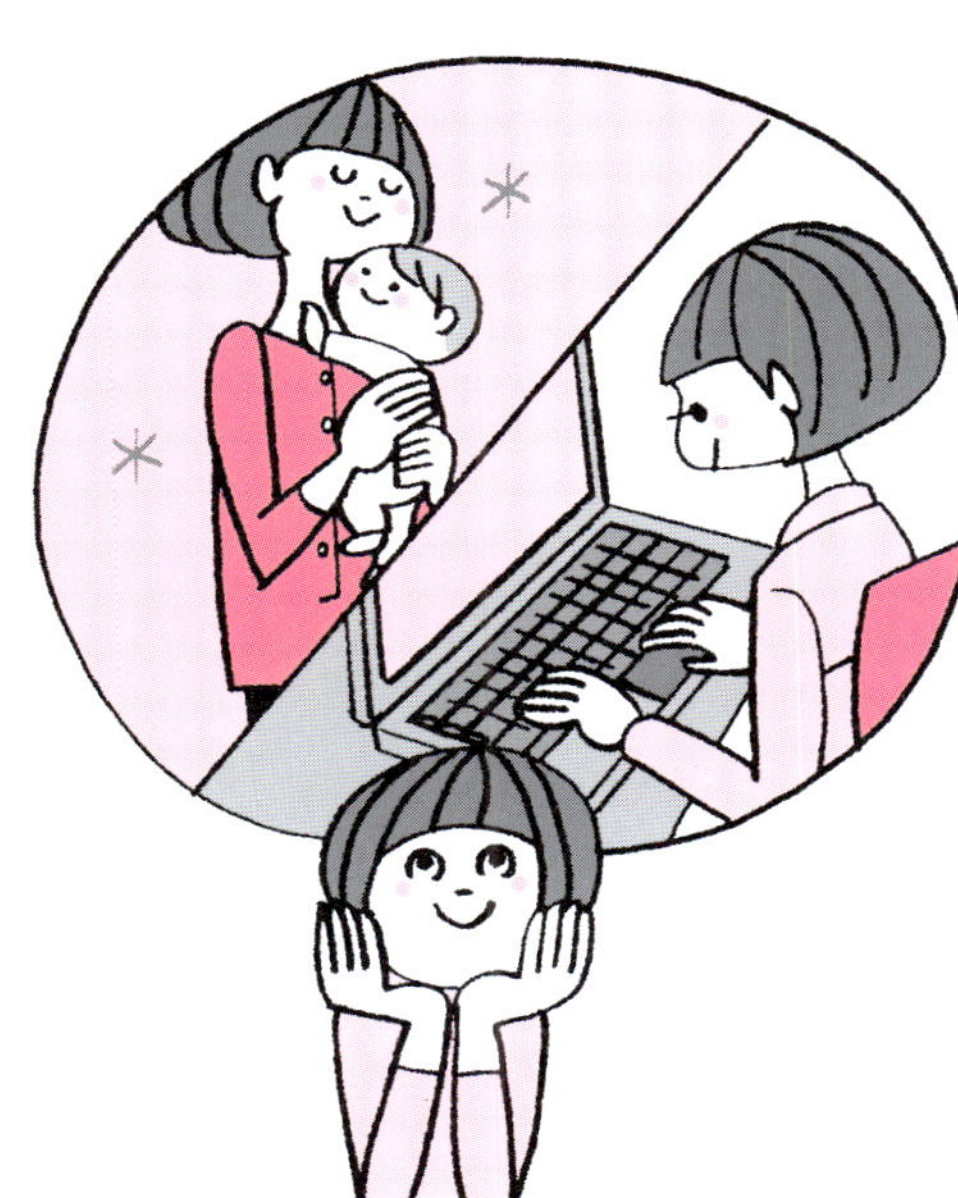

充実した人生を歩むためには、さまざまな支援を受けながら自分の長所を磨き、一歩一歩前進することが大切

●さくいんには、用語をとくに詳しく紹介しているページを掲載しています

さくいん

●著者

小野和哉（おの・かずや）

東京都生まれ。1990年香川大学医学部卒業。東京慈恵会医科大学精神医学講座入局。1992年成増厚生病院勤務。1993年東京慈恵会医科大学精神医学講座助教。2005年同大学専任講師、同大学附属病院精神科診療医長。2014年より同大学准教授を経て、現在、同大学客員教授。聖マリアンナ医科大学神経精神科学教室特任教授。医学博士。精神保健指定医、日本精神神経学会認定指導医、日本児童青年精神医学会認定医、社団法人全国幼児教育研究協会理事、日本ADHD学会事務局長、日本心身医学会評議員ほか。専門は、児童思春期精神医学、精神療法学。共著に『図解よくわかる大人の発達障害』（ナツメ社）、『マスコミ精神医学』（星和書店）。訳書にロロ・メイ著『失われし自己をもとめて』（誠信書房）、マーシャ・M・リネハン著『弁証法的行動療法実践マニュアル』（金剛出版）などがある。

●本文DTP　有限会社ゼスト
●本文デザイン　岩繁昌寛（有限会社ハートウッドカンパニー）
●執筆協力　石原順子
●イラスト　青山京子
●校正　大道寺ちはる
●編集協力　本庄奈美（株式会社スリーシーズン）
●編集担当　澤幡明子（ナツメ出版企画株式会社）

本書に関するお問い合わせは、書名・発行日・該当ページを明記の上、下記のいずれかの方法にてお送りください。電話でのお問い合わせはお受けしておりません。
・ナツメ社 web サイトの問い合わせフォーム
https://www.natsume.co.jp/contact
・FAX（03-3291-1305）
・郵送（下記、ナツメ出版企画株式会社宛て）
なお、回答までに日にちをいただく場合があります。正誤のお問い合わせ以外の書籍内容に関する解説・個別の相談は行っておりません。あらかじめご了承ください。

最新図解（さいしんずかい） 大人（おとな）の発達障害（はったつしょうがい）サポートブック

2017年5月1日　初版発行
2022年12月1日　第8刷発行

著　者　小野和哉（おのかずや）
発行者　田村正隆

発行所　株式会社ナツメ社
東京都千代田区神田神保町1-52ナツメ社ビル1F（〒101-0051）
電話　03（3291）1257（代表）　FAX　03（3291）5761
振替　00130-1-58661
制　作　ナツメ出版企画株式会社
東京都千代田区神田神保町1-52ナツメ社ビル3F（〒101-0051）
電話　03（3295）3921（代表）
印刷所　図書印刷株式会社

ISBN978-4-8163-6231-6　Printed in Japan
〈定価はカバーに表示してあります〉〈落丁・乱丁本はお取り替えします〉